呼吸系统疾病
诊断思维及临床治疗

李瑞书 著

吉林科学技术出版社

图书在版编目（CIP）数据

呼吸系统疾病诊断思维及临床治疗 / 李瑞书著. --
长春：吉林科学技术出版社，2018.4（2024.10重印）
ISBN 978-7-5578-3848-5

Ⅰ.①呼… Ⅱ.①李… Ⅲ.①呼吸系统疾病—诊疗
Ⅳ.①R56

中国版本图书馆CIP数据核字(2018)第075532号

呼吸系统疾病诊断思维及临床治疗

出 版 人　李　梁
责任编辑　孟　波　孙　默
装帧设计　韩玉生
开　　本　787mm×1092mm　1/16
字　　数　317千字
印　　张　16.5
印　　数　1-3000册
版　　次　2019年5月第1版
印　　次　2024年10月第3次印刷

出　　版　吉林出版集团
　　　　　吉林科学技术出版社
发　　行　吉林科学技术出版社
地　　址　长春市人民大街4646号
邮　　编　130021
发行部电话/传真　0431-85635177　85651759　85651628
　　　　　　　　　85677817　85600611　85670016
储运部电话　0431-84612872
编辑部电话　0431-85635186
网　　址　www.jlstp.net
印　　刷　三河市天润建兴印务有限公司

书　　号　ISBN 978-7-5578-3848-5
定　　价　88.00元
如有印装质量问题　可寄出版社调换
版权所有　翻印必究　举报电话：0431-85659498

前　言

呼吸系统疾病是严重危害人民身体健康的常见病、多发病。临床医学科技工作者对呼吸系统疾病的诊断技术进一步精确和简化,治疗方法更加多样化。也就是说呼吸系统疾病的防治研究进一步纳入了现代医学的 4P 模式(预测性、预防性、个体化和参与性),为了及时反映当前我国呼吸系统疾病的现代诊疗水平及学术动态并适应临床医疗工作的需求,作者撰写了这本《呼吸系统疾病诊断思维及临床治疗》。

在编写过程中,作者注重参阅多个相关专业文献,同时结合自己的临床实践经验,简明扼要地阐述了常见呼吸系统常见病和多发病的诊疗方法。本书主要对呼吸系统的病史采集、呼吸系统免疫学、呼吸系统感染性疾病、气管支气管疾病、肺疾病以及支气管镜检查和支气管肺泡灌洗做了详细的论述。

本书编写过程中,作者付出了巨大努力。但由于编写时间仓促,疏漏之处恐在所难免,恳请广大读者和同行批评指正,以期再版时予以改进、提高,使之逐步完善。

目　　录

第一章 呼吸系统疾病病史的采集

一、呼吸系统疾病症状

呼吸系统疾病的症状可分为两大类，即呼吸系统本身的症状和全身性症状。全身性症状有发热、盗汗、乏力和食欲下降等，呼吸系统症状有咳嗽、咳痰、咯血、胸痛和呼吸困难等。下面就询问呼吸系统疾病常见症状时应注意的问题做一阐述。

（一）咳嗽

咳嗽是呼吸系统疾病最常见的症状之一，是呼吸道黏膜受刺激引起的一种防御动作，具有防御异物吸入及清除呼吸道分泌物的作用。呼吸道分泌物或异物刺激、呼吸道受压或牵拉、呼吸道黏膜充血水肿或损伤、胸膜及其他内脏如心脏、食管、胃等刺激均可引起咳嗽。此外，大脑皮质也会影响咳嗽的发生，还可自主产生咳嗽动作。仔细询问有关病史和观察咳嗽的具体表现，有时可发现一定规律，对诊断有提示作用，下列各点可供参考。

1.咳嗽的病程及起病情况

急性咳嗽病程短的只有几小时或几天，长则几周，多见于急性呼吸系统感染性疾病，如急性支气管炎、肺炎等；还可见于胸膜疾病，如急性胸膜炎和肺淤血、肺水肿等。慢性咳嗽的病程多长达数月、数年或几十年，多见于一些慢性病，如慢性支气管炎、支气管扩张、肺结核等。

2.咳嗽的性质

干咳或刺激性咳嗽多见于呼吸道黏膜充血水肿、气道异物或气管受压、支气管内肿瘤等，还见于胸膜受刺激时。部分支气管哮喘患者也可表现为以夜间为主的干咳或刺激性咳嗽。此外，上呼吸道炎症也可引起干咳。湿性咳嗽则多见于感染性疾病，如慢性支气管炎、支气管扩张、肺炎、空洞型肺结核等。

3.咳嗽的节律

单声微咳多见于吸烟者及肺结核初期患者。阵发性咳嗽或痉挛性咳嗽多见于异物吸入、支气管肿瘤或气道炎性损伤等。连续性咳嗽则多见于慢性支气管炎、支气管扩张、肺脓肿及空洞型肺结核等。

4.咳嗽发生的时间

晨起咳嗽多见于上呼吸道慢性炎症、慢性支气管炎、支气管扩张等,且多伴有咳痰。夜间咳嗽多见于肺结核、咳嗽变异型哮喘或左心功能衰竭患者。

5.咳嗽的声音性质

短促轻咳、咳而不爽者多见于胸腹部活动受限或有胸痛者,如干性胸膜炎、气胸、肺炎、胸腹部创伤或手术后。犬吠样咳嗽多见于喉头、声带疾患,还见于气管异物或受压。嘶哑性咳嗽则见于声带炎症,如喉炎、喉癌或声带肿瘤等,以及由于喉返神经受压致声带麻痹。金属音调的咳嗽多由于气管受压所致,如纵隔肿瘤、主动脉瘤或支气管肺癌。

6.咳嗽与体位的关系

当体位变动时出现有痰的咳嗽多见于支气管扩张或脓胸伴支气管胸膜瘘时。体位变动时出现干咳则多见于纵隔肿瘤或大量胸腔积液。左心功能不全引起的咳嗽多在平卧位时加重,在坐位时减轻。

7.与咳嗽有关的职业与环境

长期接触有害粉尘而久咳不愈者,应考虑相应的尘肺。教师、大声说话较多的工作者、大量吸烟者的咳嗽多由慢性咽喉炎引起,也可能属习惯性清咽动作。初次去高原者发生难止的剧咳要警惕高原性肺水肿。吸入花粉、屋尘等引起的咳嗽应注意过敏性哮喘。

8.咳嗽患者的年龄与性别

小儿不明原因的呛咳要注意异物吸入。无吸烟史的青壮年长期咳嗽要考虑肺结核和支气管扩张。40岁以上的男性吸烟者应注意慢性支气管炎和肺癌。青年女性长期难以控制的咳嗽应注意支气管内膜结核、支气管腺瘤等。

9.咳嗽的伴随症状

咳嗽伴有发热者多见于呼吸道感染性疾病如肺炎、肺结核等;伴气急者多见于喘息性支气管炎、支气管哮喘、左心功能不全等;伴声嘶者多见于声带炎症或纵隔肿瘤;伴大咯血者应考虑支气管扩张、空洞型肺结核;痰中带血者注意肺癌;伴有胸痛者应注意胸膜疾病或肺部病变,如肺炎、肺癌侵及胸膜;伴大量粉红色泡沫样痰者,要立即想到急性肺水肿。

(二)咳痰

凭借支气管黏膜上皮细胞的纤毛摆动、支气管平滑肌的收缩及咳嗽时的气流冲动,将呼吸道内的分泌物从口腔排出的动作称为咳痰。正常人呼吸道一天可分泌黏液约100ml,用以润泽整个呼吸道黏膜并能黏着吸气时进入呼吸道的尘埃和微生物,这些分泌物一般由纤毛摆动送至喉部被咽下。在病理情况下,当咽、喉、气管、支气管或肺部发生炎症时,黏膜充血水肿,分泌物增多,毛细血管壁通透性增加,浆液渗出,渗出物与黏液、吸入的尘埃等混合而成痰液,借助于咳嗽动作经口腔排出体外。但有人习惯吐唾液,应加以区别。咳痰是机体的一种保护性生理功能。但有的人有咽痰的习惯,尤其是儿童及妇女,在询问时应注意。仔细观察痰的颜色、量、气味、性状等常可提示诊断线索,具体可参考下列各点:

1.痰液的颜色

无色透明或白色黏痰见于正常人或支气管黏膜轻度炎症。黄色痰提示呼吸道化脓性感染。绿色痰可因含胆汁、变性血红蛋白或绿脓素所致,见于重度黄疸、吸收缓慢的大叶性肺炎和肺部铜绿假单胞菌感染。红色或红棕色痰表示痰内含有血液或血红蛋白,如肺梗死、肺癌、肺结核出血时。粉红色泡沫样痰应想到急性左心功能衰竭。铁锈色痰见于肺炎球菌性肺炎。巧克力色或红褐色痰见于阿米巴肝脓肿溃入肺内致肺阿米巴的患者。果酱样痰见于肺吸虫病。胶冻样痰或带有血液者多见于克雷伯杆菌肺炎。暗灰色或灰黑色痰则见于各种尘肺或慢性支气管炎。

2.痰液的性状

浆液性痰或泡沫样痰常见于肺水肿时。黏液性痰见于支气管哮喘、慢性支气管炎时。黏液脓性痰是由于肺组织化脓性感染形成脓液,同时有大量黏性分泌物相混而成,见于慢性支气管炎急性发作期或肺结核伴感染时等。脓性痰常见于化脓性细菌引起的支气管肺泡炎症。此外,脓胸、肝脏、脊椎或纵隔脓肿溃穿入肺部造成支气管瘘时也可咳出大量脓液和痰液的混合物,类似脓性痰。血性痰则由于呼吸道黏膜受损、毛细血管破坏、血液渗入肺泡等而产生,见于结核、支气管扩张、肺脓肿、肺水肿、肺泡癌、脓胸或肝脓肿溃入肺部并发支气管瘘者。一般来说,痰量增多反映支气管或肺的化脓性炎症进展,痰量减少表示病情减轻,但也要注意有无支气管阻塞使痰液不能顺利排出,尤其在全身症状反而加重时。

3.痰液的气味

一般的痰无臭味,如痰有恶臭味,多提示厌氧菌感染或变形杆菌感染。

4.有无肉眼可见的异常物质

如肺石和硫黄颗粒。肺石是指表面不规则丘状突起的淡黄色或白色坚硬物质,多由肺结核干酪样物质失水后钙化而成,也可因异物侵入肺组织日久钙化所致。硫黄颗粒是指直径大小1～2mm的黄色颗粒,为放线菌菌丝聚集而成,见于肺放线菌病。

（三）咯血

咯血是指喉以下呼吸道及器官病变出血经口咳出。根据咯血量可分为痰中带血、少量咯血（<100ml/d）、中量咯血（100～500ml/d）和大量咯血（>500ml/d）。咯血常由于呼吸系统疾病所致，也见于循环系统或全身其他系统疾病，因此，在询问病史时不仅要考虑呼吸系统疾病，也要考虑其他系统疾病，以免漏诊。

1.首先要确定是否咯血

临床上患者自述咯血时首先要除外口腔、鼻腔或咽喉部出血，必要时做局部检查以明确诊断。其次，要鉴别是咯血还是呕血。还要排除出血性血液病等。

2.患者的年龄与性别

青壮年咯血要考虑支气管扩张、肺结核。40岁以上男性吸烟者则需要警惕支气管肺癌。年轻女性反复咯血要考虑支气管内膜结核和支气管腺瘤。发生于幼年则可见于先天性心脏病。

3.既往史

幼年曾患麻疹、百日咳而后有反复咳嗽咳痰史者首先要考虑支气管扩张。有风湿性心脏病史者要注意二尖瓣狭窄和左心功能衰竭。

4.咯血量

一般来说，不能以咯血量多少来判断咯血的病因和病情轻重。痰中带血多由于毛细血管通透性增加所致，持续数周，经抗感染治疗无效者应警惕支气管肺癌，只有在排除其他原因后才可考虑慢性支气管炎是小量咯血的原因。反复大量咯血要考虑空洞型肺结核、支气管扩张、肺脓肿和风湿性心脏病二尖瓣狭窄。突发急性大咯血应注意肺梗死。估计咯血量时应注意盛器内唾液、痰及水的含量，以及患者吞咽和呼吸道内存留的血量。

5.咯血的诱因

有生食溪蟹或蜊蛄史者要考虑肺吸虫病。在流行季节到过疫区者要考虑钩端螺旋体病或流行性出血热。与月经期有一定关系的周期性咯血要考虑替代性月经。

6.咯血的伴随症状

咯血伴刺激性干咳，老年人多见于支气管肺癌，青少年多见于支气管内膜结核；伴乏力、盗汗、纳差等全身性中毒症状者则肺结核病可能性大；伴杵状指（趾）者多见于支气管扩张、支气管肺癌、慢性肺脓肿等；伴全身其他部位皮肤、黏膜出血者多见于血液系统疾病和传染性疾病；伴局限性喘鸣音者应考虑气道不完全性阻塞，见于支气管肺癌或异物；伴水肿、蛋白尿或血尿者应注意肺出血-肾炎综合征。

（四）呼吸困难

呼吸困难是一种感到气短、呼吸气不够用须加强呼吸的主观症状,客观上表现为呼吸频率、深度和(或)节律的异常。临床上呼吸困难既是症状又是体征,有时诊断容易,有时非常困难,在询问有关病史时应注意以下几点：

1.呼吸频率

正常人呼吸频率为每分钟 16～20 次,与心搏次数之比约为 1∶4。呼吸每分钟超过 24 次称呼吸频率增快,多由于氧气供需矛盾所致,见于呼吸系统疾病、心血管系统疾病、贫血和发热等,呼吸每分钟少于 12 次称呼吸频率减慢,是呼吸中枢受抑制的表现,见于麻醉安眠药物中毒、颅内压升高(脑出血、脑水肿等)、尿毒症和肝昏迷等。

2.呼吸深度

呼吸加深(Kussmaul 呼吸)常见于糖尿病酮症酸中毒及尿毒症酸中毒患者。呼吸变浅见于肺水肿、呼吸肌麻痹和镇静剂过量等。

3.呼吸节律

呼吸节律的改变多为中枢病变或其他部位病变引起呼吸中枢兴奋性降低所致,具体可表现为潮式呼吸(又称 Cheyne-Stokes 呼吸)或间停呼吸(又称 Biot 呼吸),多发生于中枢神经系统疾病及某些中毒如巴比妥中毒。此外,还见于脑部血液循环障碍性疾病,如脑动脉硬化、心力衰竭等。

4.呼吸困难的时限

吸气性呼吸困难多为近端气道异物或肿瘤阻塞狭窄所致,也见于肺顺应性降低的疾病,如肺间质纤维化、肺水肿等。呼气性呼吸困难多为远端气道阻塞所致,如支气管哮喘和慢性阻塞性肺疾病等。

5.胸腹式呼吸情况

正常男性和儿童以腹式呼吸为主,女性以胸式呼吸为主。在病理情况下,胸式呼吸减弱、腹式呼吸增强多见于肺、胸膜或胸壁疾病,如肺炎、胸膜炎和肋骨骨折等。反之,腹膜炎、大量腹水、妊娠晚期时,膈向下运动受限,则出现腹式呼吸减弱,胸式呼吸增强。如胸腹部呼吸不同步(矛盾)运动,多见于呼吸肌疲劳。

6.起病情况

呼吸困难起病较缓者多见于慢性心肺疾病,如慢性阻塞性肺疾病、肺源性心脏病、肺结核、心肌病、先天性心脏病等。起病较急者有肺水肿、肺不张、气胸、重症肺炎、迅速增长的大量胸腔积液等。突然发生的呼吸困难应考虑呼吸道异物、张力性气胸、大面积肺栓塞或急性呼吸窘迫综合征(ARDS)等。

7.患者体位

端坐呼吸多见于左心功能衰竭患者。患侧卧位多见于胸腔积液,健侧卧位多见于气胸。慢性阻塞性肺疾病患者常缩唇呼气。

8.年龄与性别

儿童期呼吸困难应注意呼吸道异物、先天性心肺疾病和急性呼吸系统感染。青年则应多想到结核病、胸膜疾病和风湿性心脏病等。老年人应考虑慢性阻塞性肺疾病、肺癌、心力衰竭等。女性突发性呼吸困难还应想到癔症等。

9.基础疾病

心脏病患者出现呼吸困难应考虑心力衰竭。慢性阻塞性肺疾病患者突发呼吸困难应注意合并气胸。近期有胸腹手术史者要想到肺不张。长期卧床或广泛腹部盆腔手术后突发呼吸困难者考虑肺栓塞等。

10.诱发因素

与活动有关的呼吸困难多见于心脏疾病,但也见于慢性阻塞性肺疾病、尘肺、肺纤维化等。有过敏物质接触史者应考虑过敏性哮喘。初次去高原者应想到高原性肺水肿。饲鸽者、种蘑菇者应考虑外源性过敏性肺泡炎。

11.伴随症状

伴突发胸痛者应考虑气胸;伴哮鸣者应考虑支气管哮喘或慢性阻塞性肺疾病;伴咳粉红色泡沫样痰者多由心功能不全引起;伴有神志改变或偏瘫者要考虑神经系统病变或药物中毒等。

(五)胸痛

胸痛是临床上常见症状,一般由胸部(包括胸壁)疾病所引起,疼痛的程度不一定与病情轻重相一致。在询问病史时应注意下列几点。

1.疼痛的部位

带状疱疹的疼痛沿神经分布,不越过中线,多数有小水疱群。胸壁肌肉疼痛要考虑流行性肌痛。第2～3肋软骨疼痛伴局部隆起有压痛应考虑肋软骨炎。胸骨后疼痛要考虑食管疾病、膈疝、纵隔肿瘤、心绞痛和心肌梗死等。一侧胸部剧烈疼痛要考虑自发性气胸、急性胸膜炎、肺栓塞等。

2.疼痛的起病情况

逐渐加重的疼痛要注意肿瘤;反复发作者应考虑心绞痛;突发剧烈的胸痛应考虑自发性气胸、肺栓塞、心肌梗死、主动脉夹层。

3.疼痛的性质

阵发性灼痛或刺痛注意肋间神经痛;酸胀痛常见于肌源性疼痛;锥刺痛多为骨

痛；尖锐刺痛要考虑急性胸膜炎；绞窄性疼痛伴窒息感注意心绞痛；隐痛则要考虑支气管肺癌或纵隔肿瘤；撕裂样剧痛应注意主动脉夹层。

4.疼痛的影响因素

劳累或精神紧张时出现胸痛，而休息时缓解者应考虑心绞痛。胸痛于呼吸或咳嗽时加重而屏气时减轻者要考虑急性胸膜炎、自发性气胸、心包炎和肺炎球菌性肺炎。食管疾患的疼痛常在吞咽时加重。而心脏神经官能症的胸痛在活动时好转。

5.疼痛的持续时间

休息或含服硝酸甘油 3～5 分钟内即可缓解者要考虑心绞痛，无效者注意心肌梗死。持续性隐痛多考虑骨源性或肿瘤所致。

6.年龄与性别

青壮年多考虑胸膜炎、气胸、肋软骨炎和流行性肌痛；青年女性要注意心脏神经官能症；中老年则应注意心血管疾病和支气管肺癌等。

7.疼痛的伴随症状

伴咳嗽者多为支气管、肺、胸膜疾患；伴咯血者应考虑肺结核、支气管肺癌和肺栓塞等；伴吞咽困难者多为食管疾病；伴呼吸困难者要考虑自发性气胸、急性胸膜炎、肺炎球菌性肺炎等。

二、既往史的特点

在询问既往史时要注意以下各点：

1.职业史

特殊职业如接触石棉、矽尘、煤尘、铍以及有机粉尘等可诱发有关疾病。

2.个人史

有时一些个人的特殊习惯、嗜好对疾病的诊断有提示作用，如饲养鹦鹉、鸽、猫、犬可能成为支气管哮喘或过敏性肺泡炎的致病因素。吸烟与慢性阻塞性肺疾病和支气管肺癌密切相关，应详细询问，包括吸烟的时间、量和种类（如香烟或雪茄）。是否有到地方病或寄生虫病流行区旅行的经历，如到肺吸虫病流行区旅行并有生食或醉食石蟹史，有助于肺吸虫病的诊断。长期吸毒、同性恋的患者要考虑获得性免疫缺陷综合征（AIDS）的可能，同时也是诊断卡氏肺囊虫病的线索。此外，许多药物可诱发肺部疾病，因此，对于发病前服用的药物应详细询问，如使用血管紧张素转化酶抑制剂类药物可诱发干咳。

3. 家族史

如 α_1 抗胰蛋白酶缺乏和肺泡微石症有家族聚集现象。

4. 过去疾病史

如过去有结缔组织病病史可出现肺部表现,在陈旧性结核病灶基础上可发生瘢痕癌。

三、呼吸系统体征

呼吸系统疾病的体检不应只局限在胸部,范围要扩大至全身。虽然随着科学技术发展检查措施越来越多,但详尽、准确的体格检查仍有其不可替代的作用。如持续的局限性哮鸣音提示局部气道阻塞,有时是诊断肺癌的唯一线索,但一些特殊检查可无异常发现。同样,局限性湿性啰音也可在 X 线片上无异常发现,却可成为诊断支气管扩张的重要依据。下面就有关方面作一阐述。

(一)一般状态

要重点注意体型、语调、面容、体位和皮肤等。

1. 体型

临床上成年人体型可分为正力型、无力型和超力型。自发性气胸、肺结核患者多为无力型。

2. 语调

如声音嘶哑则提示咽喉、声带水肿或喉返神经麻痹等。

3. 面容

肺炎球菌性肺炎多表现为急性面容,结核病多为慢性病容。

4. 体位

强迫侧卧位应考虑到一侧急性胸膜炎或大量胸腔积液。重度支气管哮喘发作时为便于胸廓辅助呼吸肌易于运动,患者可能会采取强迫坐位。

5. 皮肤

尤其注意发绀情况,要仔细观察舌、唇、耳郭、面颊和肢端等皮肤,见于缺氧时。此外,要注意皮肤有无特殊病损或皮疹,有时对诊断有提示作用。

(二)头部

注意有无球结膜水肿、眼球下陷、上睑下垂、瞳孔缩小、鼻翼扇动、口唇发绀、口唇疱疹,注意观察口腔、牙齿、咽后壁及扁桃体等,如龋齿、齿槽溢脓可以是吸入性肺炎的诱因。

（三）颈部

重点应注意颈部血管、气管、淋巴结及皮下气肿等情况。

1.颈静脉怒张

多提示有上腔静脉压升高,可见于右心衰竭、心包积液、缩窄性心包炎和上腔静脉阻塞综合征。如同时看到颈静脉搏动,则提示有三尖瓣关闭不全。

2.气管移位

根据气管偏移的方向可以判断病变的位置,如大量胸腔积液、气胸气管移向健侧,而肺不张、肺纤维化和胸膜粘连可将气管拉向患侧。

3.淋巴结

颈部淋巴结肿大,除非特异性淋巴结炎外,要注意淋巴结核、淋巴瘤和恶性肿瘤的淋巴结转移。尤其锁骨上淋巴结肿大且坚硬者,要特别注意支气管肺癌的可能。

4.皮下气肿

常由于张力性气胸伴纵隔气肿所致。

（四）胸部

1.胸壁及胸廓

重点注意有无皮下气肿、胸壁及胸骨压痛,注意观察胸壁静脉血流方向。

2.肺部

呼吸系统疾病应重点检查。

3.心脏

注意心尖搏动位置、剑突下搏动、震颤、心界大小、肺动脉瓣第二心音强度及三尖瓣听诊区情况。

(1)心尖搏动位置:心尖搏动向左上移位提示右室肥大。心尖搏动向健侧移位见于一侧胸腔积液或积气;向患侧移位提示一侧肺不张或胸膜粘连。心尖搏动减弱除见于心肌或心包病变外,要注意肺气肿或左侧胸腔大量积液或积气。

(2)剑突下搏动:见于肺气肿、慢性肺源性心脏病时,但要与腹主动脉瘤的搏动相鉴别。

(3)肺动脉区第二心音:增强常提示肺动脉压力增高。

(4)三尖瓣区收缩期杂音:为右室扩大引起三尖瓣相对性关闭不全所致。

（五）腹部

应注意腹式呼吸情况、肝脏和脾脏大小、肝颈静脉回流征等。

1.腹式呼吸

正常男性与儿童的呼吸运动以腹式呼吸为主,而成年女性以胸式呼吸为主。腹式呼吸减弱提示腹膜炎症、大量腹水、腹腔内巨大肿瘤或妊娠等;腹式呼吸消失则提示胃肠穿孔所致急性腹膜炎或膈麻痹的可能。

2.肝脏触诊

首先要注意有无肝脏下移,肝下移除见于内脏下垂外,要考虑肺气肿或右侧胸腔大量积液导致膈下降。当肝大同时伴颈静脉回流征阳性时,可提示右心衰竭,如慢性肺源性心脏病失代偿期。

(六)其他

重点注意有无杵状指和骨关节肥大。杵状指提示肺脓肿、支气管肺癌、肺内动静脉瘘等。另外,还应注意腹部有无压痛、反跳痛以排除外科情况。不要忘记会阴部、四肢、神经反射等全身性检查。

第二章 呼吸系统免疫学

第一节 呼吸道黏膜免疫系统

一、概述

人体黏膜表面积约 $400m^2$,是病原微生物等抗原性异物入侵机体的主要门户。黏膜免疫系统(MIS)也被称为黏膜相关淋巴组织(MALT),主要是指呼吸道、肠道及泌尿生殖道黏膜固有层和上皮细胞下散在的无被膜淋巴组织,以及带有生发中心的器官化的淋巴组织,如扁桃体、小肠的派氏集合淋巴结(PP)及阑尾等。其细胞组分包括:黏膜上皮细胞、上皮内 T 淋巴细胞以及固有层淋巴细胞。MALT 主要包括肠相关淋巴组织、鼻相关淋巴组织(NALT)和支气管相关淋巴组织(BALT)等。鉴于本书读者对象,主要介绍 NALT 和 BALT。

二、NALT 的结构、组成及免疫应答特点

NALT 由鼻腔至咽道黏膜的淋巴样组织构成,包括咽扁桃体、腭扁桃体、舌扁桃体及鼻后部其他淋巴组织。由 T 淋巴细胞、B 淋巴细胞、树突细胞、巨噬细胞、高血管内皮静脉(HEV)以及包括 M 细胞的隐窝上皮细胞组成。许多研究者认为 NALT 是上呼吸道中唯一结构完善的 MALT,在上呼吸道的局部免疫反应中具有重要意义,是鼻腔免疫后诱导产生抗原特异性免疫应答的部位。

传统的免疫接种依靠有效诱导体液免疫和细胞免疫反应来抵御病原体侵袭,但清除黏膜表面附着的病原体效果并不理想。实验表明,小鼠鼻腔免疫后,除可在血清中检测到明显的抗体水平和 T、B 细胞增殖反应外,还能在鼻黏膜和其他黏膜部位(如生殖道、胃肠道)诱导分泌型抗体(SIgA)产生,从而提供了对黏膜附着病毒的第一道防御,而上述反应主要是由 NALT 诱导产生的。

NALT 除具有诱导部位特点外,还具有效应部位的特征。其主要是通过在 MALT 和远端黏膜表面之间细胞转运来构建共同 MIS,并以此来诱导远端黏膜部

位的免疫应答。效应组织细胞组分包括上皮细胞、Th1/Th2 CD$^+$ T 细胞以及 IgA 产生细胞等,此外尚包括上皮内淋巴细胞。其特点是当某抗原刺激黏膜某一局部时所引起抗原特异性应答的免疫细胞可以同等数量的出现于未接触此抗原的黏膜区域。如 Gallichan 等采用表达单纯疱疹病毒糖蛋白 B 的重组腺病毒载体进行鼻腔内免疫,诱导生殖道内生成特异的分泌型抗体。Hvalbye 等报道了使用热灭活的肺炎链球菌鼻腔免疫后,在粪便内检测到明显的 IgA 抗体水平,提示鼻腔免疫能够刺激胃肠道黏膜分泌中和抗体。

鼻腔免疫方便安全,免疫调节剂和疫苗传递系统等佐剂策略的应用使其成功诱导较高水平的系统和黏膜免疫应答,保护机体免受多种细菌和病毒等黏膜致病微生物的侵袭,是一种很有发展前景的非侵入性疫苗免疫途径。但限于鼻腔释放的蛋白抗原免疫原性较差、共同黏膜免疫的区域性以及环境暴露造成的机体对某些物质预先存在抗体滴度,鼻腔免疫并未广泛应用。相信随着对 NALT 机制及黏膜疫苗的进一步研究,新的抗原、佐剂及释药系统将有广阔的应用前景。

三、BALT 的结构、组成及免疫应答特点

BALT 主要分布于各肺叶的支气管上皮下,结构与 PP 类似,包括中心的淋巴滤泡、其上覆盖的黏膜细胞以及一些变异的上皮细胞。淋巴滤泡内主要为 B 细胞,周围为成熟的小淋巴细胞夹杂有少量的 CD$_4$$^+$ T 细胞和巨噬细胞,也可见 K167 阳性细胞及 HLA-DR 阳性细胞,同时还分布有亚型不明的树突状细胞。BALT 从胎儿期就开始出现,体内 BALT 的数量与抗原刺激的强度有显著的关系。BALT 细胞分化程度较 NALT 低,且滤泡发育不完全。而 BALT 引发的以局部 B 细胞和免疫球蛋白 IgA 应答为主的体液免疫应答是 MIS 的重要组成部分。

BALT 涉及机体对抗原和感染源的正常免疫应答,且可与远端相关淋巴组织(如肠相关淋巴细胞)构成共同 MIS。多数学者认为,对吸入抗原的初级免疫应答产生于胸腔淋巴结而非 BALT,这一点与肠相关淋巴组织是类似的。Zuercher 等指出肠黏膜感染过呼肠孤病毒的小鼠对后继黏膜改变具有抵御作用,而接受了肠衍生 T 细胞的免疫缺陷小鼠在感染病毒后可通过下呼吸道清除侵入病毒。借此得出了上呼吸道的保护是基于肠源性 IgA 和 IgG2a,下呼吸道的免疫清除依赖于肠衍生的 T 细胞这一结论。同时通过对 CCR7 缺陷小鼠的研究指出:调节性 T 细胞功能缺失可能是影响 BALT 发育的重要因素。不过对于调节性 T 细胞及树突状细胞的数量、分型和功能尚不明确。

BALT 作为 MIS 重要的组成部分,在保持上皮细胞完整、呼吸系统黏膜的抗

感染免疫、调节对外来抗原的免疫应答方面具有重要意义。鉴于目前对其发育与作用机制、上皮细胞对抗原的加工提呈以及 BALT 与相关疾病（如肺部低分化 B 细胞淋巴瘤）的作用机制仍不明确，故仍需进一步的研究和讨论。

第二节　参与呼吸系统疾病的免疫细胞及分子

呼吸道 MIS 中存在多种免疫细胞，主要是 T、B 淋巴细胞、上皮内淋巴细胞、固有层淋巴细胞以及有黏膜特殊功能的上皮细胞和 M 细胞等。它们对于维持呼吸系统稳定的免疫结构和免疫生理功能是必要的。另一方面，许多呼吸系统疾病亦与免疫系统的效应细胞参与相关。肥大细胞、嗜碱性粒细胞和嗜酸性粒细胞即属此类免疫效应细胞。这 3 种细胞在体液（抗体）介导的过敏性疾病中活化、释放介质和细胞因子等，最后导致急性、晚发时相及慢性过敏反应。这 3 种免疫效应细胞亦是保护性的抗寄生虫效应细胞。此外，尚有 Th2 细胞、单核细胞、巨噬细胞和中性粒细胞等。

一、肥大细胞

肥大细胞大量地存在于肺部，密切靠近许多控制肺内部自稳过程的结构细胞，包括脉管系统、内皮细胞、神经组织和黏液腺。它们并不转移至呼吸道管腔，故在支气管（BAL）或痰液中的含量极低。90% 的肺部肥大细胞表现为黏膜表型，而不是结缔组织表型，故其仅表现类胰蛋白酶，而不表达糜蛋白酶。与血液中的嗜碱性粒细胞相比较，肺部肥大细胞只表达较低水平的 FceRI 受体，但结合于细胞的 IgE 与抗原的交联是它们被激活并释放出介质的主要途径。结果是对其功能的认识主要集中于其对哮喘的作用上。而在纤维化疾病，特别是外源过敏性肺泡炎时，它们可在 BAL 中被大量发现。肥大细胞是肺部组胺的主要来源，也可分泌大量的其他炎症介质，包括类脂介质前列腺素 D_2（PGD_2）。这一介质对肥大细胞和白细胞三烯能刺激黏膜分泌，并可引起支气管平滑肌收缩。近期研究证明，肥大细胞也可生成许多细胞因子，特别是与 Th2 型应答有关的细胞因子，如 IL-4、IL-5 和 IL-13，但是也可产生 TNFα。

二、自然杀伤细胞

自然杀伤（NK）细胞具有淋巴细胞的形态，但却有不同的受体形态；它们是 CD3 阴性、CD16（FcγRⅢ）阳性、CD56 阳性、CD8 阳性和 CD4 阴性。之所以称之为 NK 细胞,是因为它们能对某些型别的靶细胞表现细胞毒作用。其细胞毒作用有一部分是通过抗体依赖细胞毒作用(ADCC)来完成的,此时包被靶细胞的抗体与 NK 细胞上的 Fc 受体结合,从而促使两种细胞的黏附并激发细胞毒过程的发生。此种过程涉及穿孔素和粒酶的形成,并且与 $CD_8{}^+T$ 细胞和通过 Fas 依赖性机制诱生凋亡所引起的细胞毒作用是相似的。一般认为 NK 细胞在肿瘤细胞的细胞毒作用上很重要,但对肺部免疫方面的作用尚不清楚。NK 细胞在肺组织中存在,但其数目较之 CD4 或 CD8T 细胞为少。

三、肺泡巨噬细胞

肺泡巨噬细胞(AM)来源于骨髓,沿单核细胞系发育成为成熟的单核细胞而进入血流,在此循环 24 小时以上,然后移入肺部。在肺部 AM 存在于肺泡间隙,黏附于肺泡上皮细胞以及大、小气道,并在黏膜层以及固有膜中发现。AM 与外周血单核细胞在细胞形态、受体表型、吞噬能力和介质产生上都有所不同。至于 AM 究竟是来源于单核细胞的某一亚群,还是来源于整个单核细胞群体,目前还不清楚。有关 AM 移动的机制也是所知有限。不过,它们是一种长寿命的细胞,当其活化后可以移动至淋巴结。

AM 可作为吞噬细胞而发挥其主要作用,能吞食吸入的颗粒、被调理的细菌以及衰老的细胞。与所有的白细胞一样,AM 也可以各种不同的活化状态存在。它们能产生许多介质,包括类脂(特别是 LTB4)和趋化因子、趋化吸引剂以及许多细胞因子。特别是与 Th1 免疫有关的细胞因子,如 IL-1、$TNF\alpha$、IL-12、IL-10、$TGF\beta$。IL-6 也可以因为 AM 的活化而大量产生。AM 可因许多介质的作用而活化,特别是由革兰阴性菌产生的 LPS 和 Th1 淋巴细胞产生的 $IFN\gamma$。虽然 AM 也可通过抗原呈递细胞而发挥作用,但多数的研究结果提示,它们能抑制 T 细胞应答,因而在防止对吸入抗原的不适当炎症反应上起重要作用。与此相一致的是,肺部炎症动物模型中 AM 的去除能促使炎症反应明显加强。

四、粒细胞

中性粒细胞存在正常人肺中,是痰液和 BAL 中的主要细胞类型,提示它们能通过上皮细胞进入支气管管腔。BAL 中的中性粒细胞生存时间不长,可能是因为它们一旦离开了黏膜下组织后,很快发生凋亡。正常呼吸道中的中性粒细胞在每一基膜长度单位上,较之淋巴细胞要少 10 倍。在细菌性感染时,大量的中性粒细胞移入支气管固有膜肺泡间质,再通过吞噬作用和被抗体调理细菌的裂解而在宿主的防御方面起重要作用。支气管扩张时的呼吸道内和细菌性肺炎时的肺泡内都有大量的中性粒细胞存在。致命性的细菌性肺炎是粒细胞减少症的重要并发症。不适当的炎症反应而导致的中性粒细胞的大量流入,可能引起有害的效果,如在急性的急性呼吸窘迫综合征和慢性的支气管扩张中所见者,此时过于激烈的宿主防御反应引起了大量的组织损伤。

嗜酸性粒细胞和嗜碱性粒细胞在正常肺中并不多见,但嗜酸性粒细胞可以是许多肺部疾病的明显特征,常与 Th2 型免疫应答有关,如哮喘时所见者。在蠕虫寄生虫疾病时亦可见到暂时性的肺部嗜酸性粒细胞浸润,此时常可见有通过肺部的移动期,如丝虫病(热带性肺嗜酸性粒细胞增加)。近年来,研究者深入研究了过敏性疾病中嗜酸性粒细胞进入肺部的分子机制,结果发现这主要是一种有细胞因子 IL-4、IL-5 和 IL-13 所控制的 Th2 淋巴细胞介导过程。与中性粒细胞相比较,嗜酸性粒细胞的吞噬能力较弱,一般是通过其所分泌的细胞毒介质,主要是髓磷脂碱性蛋白(MBP)的作用。

五、T 淋巴细胞

作为获得性免疫的主要细胞,T 淋巴细胞有协同和放大抗原特异性及非抗原特异性炎症细胞(如 B 细胞、嗜酸性粒细胞)反应的作用。因此 T 淋巴细胞被认为是支气管哮喘发生过程中的主要调节细胞。目前根据 T 淋巴细胞表面标记和效应的不同将其分为两个不同的亚群。表达 CD4 抗原并主要参与体液免疫的 T 细胞称为辅助性 T 细胞(Th 细胞),表达 CD8 抗原并主要参与细胞免疫的 T 细胞称为细胞毒/抑制性 T 细胞 Tc/s。CD_8^+ T 淋巴细胞通过与主要组织相容性复合体(MHC)Ⅰ类分子结合而识别其所提呈的内源性抗原,从而参与细胞介导的反应,CD_4^+ T 淋巴细胞可以识别专职抗原递呈细胞表面的 MHC Ⅱ类分子及其所提呈的外源性抗原。

Th 细胞在哮喘机制中占有重要地位,纤支镜活检和 BAL 证实哮喘患者气道黏膜 Th 细胞增多,这些 T 淋巴细胞表面表达 IL-受体(CD25),证实它们处于激活状态,这些激活的 T 淋巴细胞数量不仅与哮喘的严重程度、气道高反应相关,还与激活的嗜酸性粒细胞数量相关,另外发现循环中 CD_4^+ 细胞的激活也与哮喘的临床表现有关。糖皮质激素可以减少过敏性哮喘患者血液中和 BALF 中激活的 CD_4^+ 细胞数量。这种 CD_4^+ 细胞的减少与哮喘临床症状的改善相关。

根据分泌细胞因子的不同,Th 细胞又分为 2 个不同的亚型:主要表达 IFN-γ 和 IL-2 而不表达 IL-4 的 CD41-T 细胞称为 Th1 细胞,其所表达的细胞因子称为

Th1 型细胞因子;主要表达 IL-4、IL-5、IL-9 和 IL-13 而不表达 IFN-γ 的 CD41-T 细胞称为 Th2 细胞,其所表达的细胞因子称为 Th2 型细胞因子。另有一类细胞表达 TL-12、IFN-γ、IL-4、IL-5,它是 T 淋巴细胞的一个亚型。或者向 Th1 和 Th2 细胞亚群进行分化的前体细胞,称为 Th0 细胞。最近也有人将表达高水平 TGFβ 和大量 11-4、IL-10 的 CD_4^+ T 淋巴细胞称为 TH3 型细胞,根据 TGFβ 的潜在抑制性作用,Th3 型细胞被认为与口服耐受和调节 Th1、Th2 细胞效应有关。致敏的 T 细胞经抗原刺激后发生分化,受周围环境中细胞因子的影响,开始产生特定系列细胞因子。当 IL-12 和(或)IFN-γ 存在时,向 Th1 细胞分化并产生 Th1 型因子,主要参与病毒和细菌感染的防御反应。如果周围环境存在 IL-4,则向 Th2 细胞分化并产生 Th2 型因子,主要参与寄生虫感染的防御反应和过敏性炎症反应,具体机制包括诱导 IgE 产生、肥大细胞分化、嗜酸性粒细胞发育、迁移和激活等。目前,对不同 Th 细胞亚型的认识和定义主要来自对小鼠的研究,人体的 T 细胞尚缺乏清晰的分类界限,人 Th 细胞可以同时表达 Th1 和 Th2 型细胞因子(如 IL-4 和 IFN-γ),通常通过 IFN-γ/IL-4 的比值来区分人 Th1 和 Th2 细胞。人 Th 细胞正常情况下表达多种细胞因子,在过敏性疾病时,细胞因子范围有可能向 Th2 型倾斜。

六、IgA 合成及生物活性

尽管几乎所有类型的 Ig 均有分泌形式存在,然而 IgA 在黏膜免疫反应中的中心作用,被认为是其区别于其他 Ig 分子的显著特征,这是由于 IgA 在结构和生物活性方面的许多性质使其较他种 Ig 能更充分地在黏膜环境中发挥作用。

人类基因组 DNA 中,两个不同的基因编码分子量均为 60KD 的两种 IgA 重链,分别命名为 α1 和 α2,它们之间有 20 个氨基酸差异,其中 13 个发生于铰链区,为 α2 残基缺失。这种变异使 IgA2 分子对蛋白水解酶有高度抗性。多种病原菌产生 IgA1 蛋白酶,选择性裂解铰链区脯氨酸-苏氨酸或脯氨酸-丝氨酸间肽键,使 IgA1 降解为 Fab 和 Fc;IgA2 则不受影响。IgA2 还有 2 个同种型,即 IgA2(m1) 和 IgA2(m2),IgA2(m2) 的两个 L 链共价相接。而在 L-H 链间缺少链间二硫键,其 L-H 连接为非共价形式。

(一)IgA 合成

IgA 有两种形式,单体 IgA 和多聚体 IgA(pIgA)。单体 IgA 主要存在于 B 细胞的细胞膜及血浆中,属 IgA1 亚类,占"循环性"IgA80%。pIgA 末端有一尾片氨基酸顺序是由于 RNA 拼接方式不同而存在。其功能是接合 J 链(分子量 15KD 的酸性蛋白),并在 J 链参与下形成 pIgA,pIgA 为二聚体或三聚体蛋白。

循环性单体 IgA 由存在于骨髓中 IgA$^+$ B 细胞合成和分泌。pIgA 则来源于固有层黏膜免疫效应部位。但由黏膜吸收进入血液循环的抗原亦可被骨髓产生的单体 IgA 结合,形成较小的 Ag/IgA 免疫复合物,进而在肝脏内为表达相应的受体组织细胞识别和清除。显然由于此种抗原-抗体复合物分子量较小,通常不至于导致机体的病理状态。

pIgA 由黏膜免疫效应部位的 IgA$^+$ 浆细胞合成和分泌。这种浆细胞呈现某种因器官而异的亚类:扁桃体受抗原刺激诱导的 B 细胞分化产生的 IgA 抗体 95% 以上是 IgA1;呼吸道相关组织中 IgA1$^+$ 细胞占浆细胞约 90%～95%;而消化道黏膜固有层中 IgA 分泌细胞大多数为 IgA2$^+$ 浆细胞;但在大肠,IgA2 产生细胞仅有约 60%。

(二)IgA 的生物活性

IgA 的单体形式对于由黏膜组织进入循环的各种抗原分子具有清除作用,其原理是在循环中形成的 Ag/IgA 复合物可被肝脏细胞捕获,并通过胆管系统经肠道排出体外。这是单体 IgA 的特殊生物活性之一。

IgA 抗体的另一种特殊活性是其"抗炎"作用。IgAFc 区与 IgG、IgM 的 Fc 区不同,缺乏通过补体系统经典途径和旁路途径活化补体的反应能力。即使在形成免疫复合物条件下,IgA 亦不能结合补体 C3b 片段,因此 IgA 不具备增强炎性细胞和介质的作用。IgA 这一特性可能具有十分重要的生理学意义,因为黏膜组织在机体中可能是炎症诱导物最为丰富的部位。IgA 反而下调吞噬细胞的吞噬能力。此外,IgAFc 区有乳铁蛋白及乳超氧化酶受体,因此 IgA 可增强这些非特异性防御因子的活性。

IgA 显著的活性还表现在其特异性的抗病原体感染的能力。pIgA 结合分泌片使得 SIgA 凝集的抗原能力大为增强,且具有蛋白水解酶抗性并有亲黏液性。这些性质能使得 SIgA 可多价结合病原菌,抑制其在宿主上皮细胞的相互作用和侵袭。体外研究还提示,pIgA 具有对胞内病毒中和作用,这种中和作用不能由 IgG 抗体介导,说明 pIgA 经多聚体 IgA 受体(pIgAR)介导内化是此反应的必要条件。

由于 B 细胞本身异常,或由于 T 细胞及细胞因子异常可引起 IgA 缺陷,IgA 缺陷病是人类最多见的免疫缺陷病。其血清中 IgA 低于 50mg/ml,常为 IgA1 和 IgA2 均见减少。其临床现象主要为黏膜感染,如细菌或病毒引起的鼻窦炎、支气管炎和肺炎等。IgA 缺陷者,自身免疫病的发病率较高。此外,可能由于 IgA 缺乏,易出现以 IgE 介导的免疫反应,故此种个体易发生过敏反应,甚至支气管哮喘。

七、IgE 合成及生物活性

它的合成分为 3 个阶段。第一阶段为抗原特异性 CD_4^+ T 细胞的激活，其标志是识别特异抗原的 Th2 细胞的出现；第二阶段是抗原特异性 IgEB 细胞的诱导过程，其标志为出现分泌 IgE 抗体的浆细胞；第三阶段为 IgE 抗体的产生。在第一阶段中，特异性抗原被树突状细胞加工处理，以 MHC Ⅱ 类分子抗原肽形式递呈给表达相应 TCR 的天然 T 细胞识别。此种 T 细胞的活化及向 Th2 细胞的分化需要"早期 IL-4"的存在；它的潜能细胞可能是 $NK1^+$ CD_4^+ T 细胞、肥大细胞、嗜碱性粒细胞和嗜酸性粒细胞。这一阶段分化的 Th2 细胞开始表达 CD40L，获得了诱导特应性 IgE^+ B 细胞的能力。第二阶段，除树突状细胞加工递呈过敏原外，亦被 MHC Ⅱ$^+$、$CD40^+$ 的特异性 Ig^+ B 细胞通过 BCR 结合的方式递呈。Th2 与 B 细胞之间借 TCR-Ag-MHC-Ⅱ 及 CD40L-CD40 桥联，并释放细胞因子（IL-4、IL-13），诱导抗原特异性 B 细胞分化并表达细胞膜 IgE，后者进一步分化，成为 IgE 分泌性浆细胞。在此阶段，Th2 细胞亦分泌 IL-3、IL-4、IL-5 等细胞因子，活化嗜碱性粒细胞和嗜酸性粒细胞，促进其增殖或活化，当 B 细胞完成其抗原特异性 IgE 抗体生成浆细胞分化后，开始合成并分泌 IgE 抗体，即进入了第三阶段，IgE 抗体与免疫效应细胞膜结合（嗜碱性粒细胞、肥大细胞、嗜酸性粒细胞）使之致敏。

八、细胞因子和趋化因子

如同其他部位一样，肺部免疫系统受到免疫细胞和组织细胞所分泌肽类介质的控制，这些肽类介质总称为细胞因子。它们是一大类不同的分子，并可区分为许多基因家族，均与内稳功能和炎症反应有关。其主要的功能和生长因子、细胞活化剂和趋化吸引剂相同。它们是通过与细胞膜上的受体结合而表现其活性，并转导活化信号至细胞质。

与免疫系统有关的两个主要细胞因子家族为白细胞介素和趋化因子。白细胞介素是原被称为淋巴细胞生长因子的异质性多功能介质，分子量约为 20×10^3，其受体有两条链：一条链与白细胞介素结合；另一条链则与信号转导有关。信号转导常与其他受体共有，例如 IL-3、IL-5 和 GM-CSF，α-链各不相同，但是 β-链则是三者共有。同样，被认为是 IL-2 受体一部分的 γ-链可以和 IL-4 和 IL-9 结合，细胞因子的命名多按照定性的次序和原始的功能，而不是根据其结构上的特征。例如，IL-8 是趋化因子家族的一成员，而其他的生长因子和相关的细胞因子，如 TGFα、TGFβ、TNFα、血小板衍生生长因子（PDGF）和血管内皮生长因子（VEGF）则不包括在白细胞介素家族之内。

第三节　免疫应答与呼吸系统疾病

肺是呼吸器官,但也具有重要的免疫功能。与其他器官一样,肺的免疫应答亦包括两种机制:固有免疫是机体在种系发育和进化过程中形成的天然免疫防御功能,即出生后就已具备的非特异性防御功能,也称为非特异性免疫;与此相对应的是适应性免疫,指出生后通过与抗原物质接触所产生的一系列防御功能。这两种免疫机制在肺内常是协同作用,通过模式识别受体(PRR),肺内免疫系统可以判断哪种抗原分子危害更大。通常情况下,大多数感染因子或外来抗原物质的信号并不传导到宿主细胞从而启动特异性反应,而是直接由固有免疫反应清除。只有当侵入的感染因子或外来抗原物负荷过重时,才会启动肺内免疫活性细胞释放细胞因子等,募集炎性细胞、促发肺内抗原特异性免疫反应(即适应性免疫)(表 2-1)。

表 2-1　两种免疫应答的区别

固有免疫应答	适应性免疫应答
不依赖抗原活化的应答	依赖抗原活化的应答
立刻产生应答反应	在接触病原和产生应答之间有一个延长期(抗原处理呈递、T、B 细胞增殖和分化)
无抗原特异性	具有抗原特异性
无明显免疫记忆	获得免疫记忆

一、肺的固有免疫

固有免疫生物学的功能为对侵入机体的病原体迅速产生应答,发挥非特异性抗感染作用;参与清除体内损伤、衰老或畸变的细胞的过程;通过抗原呈递的方式激活适应性免疫。

肺内执行固有免疫的主要细胞包括巨噬细胞、中性粒细胞、自然杀伤细胞(NK细胞)、γδT 细胞、树突状细胞(DC)、肥大细胞等。这些细胞表面或胞内的受体识别多种"非己"异物共同表达的模式分子,经特殊的信号转导途径、表达效应分子产生的免疫效应。这种存在于固有免疫细胞的具有某些共有特定分子结构的受体称为 PRR,主要包括 Toll 样受体(TLR)、甘露糖受体和清道夫受体。TLR 通过识别外源性微生物启动固有免疫反应,清除侵入的病原微生物。同时,活化的 TLR 也能激活 T 细胞,启动适应性免疫反应。固有免疫系统可提供最初的迅速反应,但是缺乏特异性,没有免疫记忆。

二、肺的适应性免疫

由 T 淋巴细胞和 B 淋巴细胞介导的免疫作用称为适应性免疫。T 细胞可介导适应性细胞免疫应答,但在胸腺依赖性抗原(TDAg)诱导的体液免疫应答中也发挥重要的辅助作用;B 细胞可介导适应性体液免疫应答。

(一)肺 T 细胞介导的适应性细胞免疫

T 细胞表面表达可特异性识别抗原肽-MHC 分子复合物的受体(TCR)。TCR 为异源二聚体,其两条肽链的组成分别为 αβ 或 γδ。据此可将 T 细胞分为 αβT 细胞和 γδT 细胞两类。末梢血中 95% 为 αβT 细胞,是免疫应答的主要参与者,而根据表型不同其又可分为 CD_4^+ T 细胞和 CD_8^+ T 细胞两个亚类。

1.T 细胞应答的识别和激活

呼吸道中的抗原呈递细胞(APC)主要包括巨噬细胞和 DC,前者在清除病原方面有重要作用,但不能直接激活初始 T 细胞,后者则可直接活化初始 T 细胞,促进免疫应答向 Th1 方向发展。其中气道和靠近肺泡间质的 DC 是肺中最重要的抗原呈递细胞,存在于气道上皮基膜、肺泡间隙和肺血管周围结缔组织中,形成一个捕获抗原的巨大网络。

APC 通过 MHCⅡ类分子途径(外源性抗原的呈递)和 MHCⅠ类分子途径(内源性抗原的呈递)在其表面形成抗原肽-MHC 分子复合物,分别供 CD_4^+ 和 CD_8^+ T 细胞识别。而 T 细胞的完全活化有赖于双信号和细胞因子的作用。T 细胞 TCR 与抗原肽-MHC 分子复合物特异性结合,产生抗原识别信号,即第一信号。APC 与 T 细胞表面协同刺激分子 CD28 和 B7 相互作用,产生第二信号,此乃 T 细胞活化的必要条件。除上述双信号外,T 细胞的充分活化还有赖于许多细胞因子参与。

2.T 细胞应答的效应阶段

T 细胞应答主要发挥两类效应。

(1)CD_4^+Th1 介导的迟发型超敏反应(DTH):初始 CD_4^+ T 淋巴细胞活化后,在不同的条件下可分化成不同亚型的 T 淋巴细胞,包括 Th1 型、Th2 型、Th17 型效应细胞,甚至分化为调节性 T 细胞(Treg),执行不同的生物学功能(表 2-2)。CD_4^+ T 细胞在 DC 分泌的 IL-12、IL-18 等细胞因子共同作用调节下,分化为 Th1 类细胞,而这些细胞因子部分是由 TLR 激活诱导产生的。活化的 Th1 细胞分泌 IFN-γ,与巨噬细胞表面 IFN-γ 受体结合、激活巨噬细胞,介导以单核/巨噬细胞浸润为特征的局部炎症。而 Th1 细胞通过活化巨噬细胞又可使固有免疫得到正反馈增强，清除细胞内病原体，在宿主抗细胞内病原体感染中发挥重要作用。

表 2-2　Th1/Th2 反应比较

	Th1	Th2
优势因子	IL-2、IFN-γ、TNF-β	IL-4、IL-5、11-6、11-10、IL-13、TCF-β
促进因子	IL-2、IFN-γ、IL-12、IL-18	IL-4、11-10、IL-13、11-1
抑制因子	IL-4/IL-10	IFN-γ
机制	促进巨噬细胞吞噬和微生物清除；强烈的 DTH 作用；促进细胞毒作用。与炎症和组织损伤有关，偏向细胞免疫，参与部分体液免疫	促进嗜酸细胞、肥大细胞分化，IgE 生成；促进细胞分化和抗原形成；抑制免疫炎症，减少过度损伤，致疾病慢性化。与过敏和炎症抑制有关，偏向体液免疫
临床	宿主防御（胞内寄生菌、原虫、病毒），急性同种移植排斥反应、器官特异性自身免疫性疾病和慢性炎症性疾病	特应性疾病（过敏性哮喘等）、胞外寄生菌感染（如肠道线虫）、同种移植耐受、部分系统性自身免疫病及慢性炎症疾病

（2）CD_8^+ CTL 介导的特异性细胞毒作用：已发现肺病毒感染一周内肺实质出现大量 CD_8^+ CTL。CTL 可高效、特异性杀伤寄生细胞内病原体（病毒、某些细胞内寄生菌等）的宿主细胞和肿瘤细胞等，而不损伤正常组织。CD_8^+ CTL 一般识别 MHC Ⅰ 类分子所呈递的抗原，某些 CD_4^+ T 细胞中也有 CTL，可识别 MHC Ⅱ 类分子所呈递的抗原。

T 细胞效应的生物学意义为：CD_4^+ Th1 通过活化巨噬细胞而诱发炎症性迟发型超敏反应，在宿主抗细胞内病原感染中起重要作用；CD_8^+ CTL 细胞通过分泌细胞毒素或诱导细胞凋亡，杀死表达特异性抗原的靶细胞。特异性细胞免疫应答在清除细胞内病原体感染、抗肿瘤中发挥重要作用。同时，细胞免疫效应也是导致器官移植排斥反应和某些自身免疫性组织损伤的主要机制。

（二）肺 B 细胞介导的适应性体液免疫

1.B 细胞对抗原的识别与活化

B 细胞表达 B 细胞受体（BCR）复合物，可直接识别完整、天然的蛋白质抗原（TD 抗原）。抗原降解产生抗原肽并与 MHC Ⅱ 类分子结合，继而呈递给 CD_4^+ T 细胞 TCR 识别。另外 T 细胞还能识别荚膜多糖、脂多糖和小分子化合物等胸腺非依赖性抗原（TI-Ag），可无需 Th 细胞的辅助作用而直接启动 B 细胞应答。

2.B 细胞应答的效应

B 细胞所产生的抗体能与抗原特异性结合,介导 B 细胞增殖分化、克隆扩增,产生高亲和性特异性免疫球蛋白,介导体液免疫应答,在过敏性哮喘和感染性疾病,拮抗胞外病原体(如细菌、寄生虫)等方面具有重要作用。

三、肺的免疫调节功能

肺组织中 T 细胞、B 细胞、巨噬细胞等均具有重要的免疫调节作用。CD_4^+ T 细胞的两个新亚型 Th17 和 CD_4^+ CD25＋调节性 T 细胞(Treg)是近年来的研究热点。Th17 细胞的标志性细胞因子 IL-17,一直被认为是促炎因子,在各种自身免疫病、哮喘等患者的血清及组织中检测到了 IL-17 的高表达。与 Th17 细胞不同是 Treg 细胞是一类具有免疫抑制作用的 T 细胞亚群,可负调节 CD_4^+ T 和 CD_8^+ T 细胞活化与增殖,控制免疫应答的强度,减轻对机体组织损伤。Th17 和 Treg 细胞起着促进或抑制炎症反应的作用,促炎性 Th17 细胞与抑制性 Treg 细胞之间平衡状态的打破是很多炎症及自身免疫性疾病发病的是一个关键因素。

四、免疫应答与常见呼吸系疾病

(一)支气管哮喘

哮喘是以嗜酸性粒细胞、淋巴细胞和肥大细胞等浸润为主的气道慢性变态反应性炎症,其中 T 淋巴细胞在哮喘的发病机制中起着尤为重要的作用。

研究表明,过敏性哮喘的发病及演变主要受控于 CD_4^+ Th2 型细胞分泌的细胞因子。例如:IL-5 和 IL-13 在特异性抗原诱导的气道炎症反应中,对于嗜酸性粒细胞的聚集和气道的高反应性(AHR)至关重要的,而 Th2 细胞产生的 IL-4 刺激 B 细胞产生 IgE,IL-4 是 B 细胞激活 IgE 的唯一必需介导因子,在 IgE 的产生中起关键作用。据此提出哮喘发病的“卫生假说”,认为早期病原微生物的暴露可能对哮喘的发病起保护作用,原因可能是微生物负荷增加可以调节机体免疫系统的发展,使 Th1/Th2 的失衡向 Th1 方向偏移。然而,哮喘和 I 型糖尿病、炎症性肠病等 Th1 细胞占主导的自身免疫性疾病的发病率的同时逐年升高使得这一观点受到越来越多的学者的质疑。

而研究表明,临床上非嗜酸性粒细胞性哮喘占相当比例,而夜间哮喘发作与中性粒细胞有关,少数死于哮喘突发事件的患者中,其痰液中主要为中性粒细胞而不是嗜酸性粒细胞。中性粒细胞可以使急性哮喘恶化及哮喘急性发作的症状加重,慢性重症哮喘患者(相当于重度持续的哮喘患者)的气道中也存在大量的中性粒细胞,这说明中性粒细胞在哮喘气道炎症中起了很重要的作用。Th17作为一种 CD_4^+ T细胞的新亚型,与中性粒细胞在气道内的募集密切相关,因此认为其在哮喘的发病中起着重要的作用。

近年研究发现:Treg细胞可以抑制Th2对变应原的应答,在支气管哮喘和过敏性疾病的发病中发挥调节作用。研究认为Treg细胞可能只是抑制Th2细胞对环境抗原的不适当应答,故认为过敏性疾病的病因之一可能是在抗原刺激下,Treg细胞与活化的效应Th2细胞间出现不平衡。这种不平衡可能是由于Treg细胞抑制能力的缺陷,也可能是因为活化信号过强而超越了Treg细胞的调节能力。增强Treg细胞的应答或减弱Th2细胞的活化均有可能抑制过敏性疾病的发展,这为过敏性疾病防治的研究提供新的思路。

(二)慢性阻塞性肺疾病(COPD)

其病理特征是累及气道、肺实质以及肺血管的慢性炎症与组织结构重塑。研究表明:即使在戒烟很多年后,由T细胞介导的气道炎症仍然持续存在,认为T细胞介导的气道炎症是COPD发病中的一个关键性因素。由此认为免疫反应与COPD的发病有密切关系,甚至认为COPD可能是由吸烟所促发的一种自身免疫性疾病。

1.COPD中固有免疫特征

所有的吸烟者都存在固有免疫应答,香烟产生的有毒气体和颗粒可以引起上皮细胞损伤及结缔组织分解,由此产生的某些物质与固有免疫细胞表面的TLRs结合,激活NF-κB,使上皮细胞释放炎症因子,激活巨噬细胞、中性粒细胞等,释放大量蛋白酶等进一步破坏肺组织。

感染或环境的刺激、组织损伤、氧化应激或细胞死亡以及细胞凋亡都可以使细胞释放游离的自身抗原。而适应性免疫系统能把这些物质作为外来抗原来识别,并促发免疫反应。在吸烟者中,上述此类抗原可以从凋亡的上皮细胞和内皮细胞以及细胞外基质损伤中释放出来,而TLRs则可把固有免疫和适应性免疫连接起来,从而增加这类抗原的致病力。炎症性肺损伤可使细胞外基质裂解,释放出透明质酸和蛋白多糖等,而这些物质能与TLRs结合,使DC和巨噬细胞活化、产生激活适应性免疫所必需的细胞因子和趋化因子。而人们推测如果把初始炎症反应最小化,则不会产生T细胞活化及适应性免疫反应,则COPD的疾病过程有可能不会加重。因此可认为吸烟而肺功能正常者或慢性阻塞性肺疾病全球倡议(GOLD)1级的患者很有可能其炎症反应即为仅停留在固有免疫反应这一阶段。

2.COPD 相关的 T 细胞激活与增殖

目前普遍认为,COPD 和肺气肿浸润的 T 细胞存在 Th1/Th2 失衡,以 Th1 为主,并推论 COPD 的发展及严重程度与 DC 激活 T 淋巴细胞的能力相关。成熟 DC 又可分泌 IL-6,限制 Treg 细胞的免疫抑制作用,从而抑制免疫耐受。免疫调节或免疫耐受决定了效应 T 淋巴细胞的增殖、归巢,并进而影响疾病的严重度。如免疫耐受严重受损,则导致 GOLD3、4 级改变;中度受损则为 GOLD 2 级;如果免疫耐受正常,则疾病仅为 COLD1 级。

在 T 淋巴细胞活化后,肺内产生相应的适应性免疫应答,包括 CD_4^+ Th1 淋巴细胞、细胞毒 CD_8^+ T 淋巴细胞和产 IgG 的 B 淋巴细胞。Th1 细胞诱导的免疫炎症与活化的固有免疫细胞产生氧化应激和蛋白酶与细胞毒 CD_8^+ T 淋巴细胞和产 IgG 的 B 淋巴细胞协同作用,导致细胞坏死和凋亡、免疫和补体沉积、组织损伤、气道重塑和肺气肿以及释放出其他一些抗原性物质而使炎症过程得以长期存在。Treg 细胞和 γδT 细胞可以调节适应性免疫反应的程度。

近年研究表明:COPD 患者的支气管黏膜中表达 IL-17A、IL-22 和 IL-23 的细胞较不吸烟的健康者增加。小鼠肺气肿模型的 BALF 中分泌 IL-17A 细胞较对照组增加。这些均提示 Th1 和 Th17 可能同时参与 COPD 和肺气肿的慢性炎症过程。

(三)肺结核

参与宿主抗结核分枝杆菌免疫的细胞主要为单核巨噬细胞和 T 淋巴细胞。CD_4^+ T 和 CD_8^+ T 细胞在抗结核分枝杆菌感染中均发挥重要作用,而与结核保护性密切相关的主要为 Thl 类细胞因子。但近年研究表明,B 细胞可能通过产生抗体直接作用于病原体、作为抗原呈递细胞、产生细胞因子以及影响白细胞内的杀伤机制等多方面作用来调控抗结核免疫反应,故认为 B 细胞介导的体液免疫在结核发病过程中也可能起着很重要的作用。

1.常规 T 细胞免疫反应

APC 主要包括巨噬细胞和 DC,巨噬细胞是结核分枝杆菌的栖居场所,也是抗菌效应细胞通过自身的 MHC Ⅱ 类因子将抗原呈递给 CD_4^+ T 细胞的抗原识别受体,使之致敏、增殖。当抗原再次进入时,致敏的结核特异性 CD_4^+ T 细胞活化,产生各种细胞因子如 IL-8、IFN-γ 等,从而导致单核巨噬细胞向患处趋化、聚集,发挥其抗微生物活性。CD_4^+ Th1 细胞产生的 IFN-γ 是激活巨噬细胞抗结核活性的中心活性因子,因此对抗结核保护免疫是至关重要的。

最近研究发现,CD_8^+ T 细胞在机体抗结核免疫中也担负着重要作用。CD_8^+ T

细胞主要通过毒性分子发挥细胞毒效应,CD_8^+ T 细胞可释放 Th1 类细胞因子,如 IFN-γ,与巨噬细胞协同杀菌。受染巨噬细胞的直接 MHC I 类抗原加工在急性感染期是主要的方面,这样能促使 CD_8^+ T 细胞集中攻击受染靶细胞。

　　2.非常规 T 细胞免疫反应

　　除了经典的 TCR 抗原 MHCI 呈递途径,CD_8^+ T 细胞还存在 CD1 分子呈递抗原的新途径。与 MHCI 不同,CD1 只表达在专职 APC 表面,它是一种与 $β_2$ 微球蛋白相连的、非多态性穿膜糖蛋白,该类分子可将脂抗原呈递给 T 细胞,由 CD1 分子呈递的针对结核糖脂抗原的 T 细胞反应在人类结核免疫中具有独特作用。CD1 分子呈递的糖脂质在结核胞壁中大量存在,如甘露糖苷、LAM、分枝菌酸、磷脂酰肌醇等。CD1 分子在树突状细胞上表达丰富,而在巨噬细胞中缺乏,因此来自受染巨噬细胞的结核糖脂转移到旁侧 DC 构成了促进 CD1 呈递的抗原呈递重要途径。

　　在活动性肺结核(TB)血液和胸腔积液中,Th17 细胞数明显少于健康受试者或 TB 潜伏感染者。通过相关分析发现,Th17 反应的减低与 CD_4^+ T 细胞上表达的 IL-6R 的减少相关,与 TGF-β 和 IL-6 无关,而且在体外试验中也观察到 TB 菌产物可抑制 IL-6R 表达。因此认为通过下调 IL-6R 的表达而抑制 Th17 细胞反应是活动性 TB 发生发展的一种重要机制。

　　近年来研究表明:Treg 通过抑制 Th1 细胞免疫,导致 Th1 细胞因子如 IFN-γ 分泌的减少而影响结核分枝杆菌感染的巨噬细胞的激活,从而削弱了机体免疫系统对感染结核分枝杆菌的清除,使得感染慢性化。但与此同时,Treg 通过抑制过强的 Th1 细胞免疫反应而减轻其对机体造成的免疫病理损害。

(四)支气管肺癌

　　目前有资料表明,人体免疫系统对于起源于宿主自身的肿瘤细胞只能表达轻微的反应,相反因其能将病毒蛋白识别为外来抗原而对致癌病毒导致的肿瘤则会产生强烈的免疫反应。肿瘤还可以表达被免疫系统作为外来物识别的多种抗原物质,其来源包括:致癌基因突变、致癌病毒、癌胚抗原以及脂多糖和糖蛋白抗原等。在一部分个体,癌基因突变如 Ras 可激活 T 细胞反应,从而限制肿瘤增殖,而另一部分个体则不表达这种反应从而生长癌肿。在病毒感染宿主细胞后,肿瘤抗原就能表达在受染细胞表面,在缺乏适当的 T 细胞反应时癌肿就生长起来。

　　癌肿内除了肿瘤细胞外,还有很多类的细胞如 NK 细胞、T 细胞和巨噬细胞等。肿瘤中的淋巴细胞浸润是宿主对肿瘤的特异性免疫反应,研究发现肿瘤组织中淋巴细胞浸润的数量与肿瘤生物学行为有明显的关系,目前认为肿瘤免疫的关键性因素是细胞毒 CD_8^+ T 细胞。越来越多的证据表明:肿瘤内 T 细胞的浸润可在很大程度上改善卵巢癌、食管癌和小细胞肺癌(SCLC)的预后,从而说明适应性免疫在限制肿瘤生长中起了很重要的作用。在肺癌模型和肺癌患者的研究中发现:Th1 向 Th2 的异常漂移与抗肿瘤作用的减低有密切关系的。所以,Th2 型细胞因子优势状态将导致机体抗肿瘤免疫功能的减弱,将保护肿瘤逃避免疫监视和免疫攻击,被认为可能是肺癌发生发展的免疫机制之一。

另有研究发现:在胃癌中 NK 细胞的浸润是与疾病的预后有关的,而在人非小细胞肺癌(NSCLC)中亦观察到丰富的 NK 细胞浸润。然而,有关胰腺癌的研究发现:固有免疫细胞可通过促进血管生成和抑制抗肿瘤的适应性免疫来促进肿瘤的进展。NF-κB 作为一种转录因子、炎症和固有免疫反应的协同因子,亦表现出作为一种肿瘤促进因子的作用,而其部分是通过激活抗凋亡基因起作用的。

另外,肿瘤也可以通过肿瘤逃逸的过程来逃避免疫反应对其的杀灭作用,这种情况可能有以下几种机制:肿瘤诱导的抗原呈递减弱、免疫抑制因子的上调、肿瘤细胞释放某种物质如 TCF-β 而抑制抗肿瘤反应、增加或补充调节细胞的数量和负向共刺激信号的激活等。

近年来研究表明:Treg 细胞具有抑制 Th1 细胞增生的能力,而下调 Th1 介导的抗肿瘤免疫。肺癌患者的外周血和肿瘤局部的 Treg 细胞增加,提示肿瘤患者可能存在天然的免疫反应,并且具有促进局部免疫抑制的作用。肺癌局部浸润的 T 细胞中的 Treg 细胞可直接抑制自体同源的 T 细胞增生,但不能抑制同种异体 T 细胞的增生,即能选择性抑制宿主的免疫反应,说明这种有效的抑制作用是肿瘤抗原特异性的,并在反应性 T 细胞激活后仍存在,从而促进肺癌的发生发展。

第四节 变态反应(过敏反应)与肺部疾病

免疫系统一个重要的反应机制就是由免疫球蛋白 E(IgE)介导的,由肥大细胞、嗜碱性粒细胞以及其他循环物质参与的免疫反应。IgE 抗体与肥大细胞和嗜碱性粒细胞上的 Fc 受体结合,当这些细胞上的抗体与抗原发生交联后,细胞被激活并立即释放各种细胞因子。这些细胞因子引起周围血管通透性的增加、血管扩张、支气管和气道平滑肌收缩以及气道组织的炎症反应。这种免疫反应因为在接触抗原后的几分钟内迅速出现故被称为速发性过敏反应,这种反应会导致一系列的病理改变。而一种极端强烈的免疫系统反应、超敏反应或过敏性休克,是肥大细胞或嗜碱性粒细胞释放大量的细胞因子导致了窒息性的气道痉挛和心血管系统功能衰竭的危重状态,甚至导致死亡。除了速发性过敏反应外,在肥大细胞和嗜碱性粒细胞脱颗粒 2～4 小时后,出现了相应器官的嗜酸性粒细胞、嗜碱性粒细胞、中性粒细胞和淋巴细胞浸润的组织炎症反应——迟发性反应。反复的迟发性反应可导致组织的损害。

对于外周抗原的反应易产生 IgE 抗体以及易发生速发性过敏反应的个体称为特应性,这些个体亦易罹患各种过敏性疾病。

一、IgE 的分子生物学

(一)IgE 的合成

过敏反应发生的决定因素包括:初次接触的过敏原(致敏)、特定的主要组织相容性复合体(MHC)的等位基因和个体的遗传倾向。抗原进入气道后被气道黏膜拦截并由上皮细胞和朗格汉斯细胞又称为树突状细胞捕获并处理成具有抗原性的蛋白和肽类。某些抗原也可能穿过上皮黏膜层直接与巨噬细胞接触,然后进入淋巴系统,抗原呈递细胞(APCs)以各种酶降解抗原并将蛋白片段呈递给淋巴细胞。

通过细胞因子刺激和与 CD_4^+ T 淋巴细胞表面辅助分子相互作用,B 淋巴细胞转换抗体的表型并产生免疫球蛋白 E(IgE)抗体。白介素(IL)-4 或 IL-13 促使 B 淋巴细胞进行重链 ε 转录过程。在 IL-4 或 IL-13 的刺激下,抗原与 B 淋巴细胞表面受体结合后便产生 IgE 抗体进入组织,再进入气道与肥大细胞和嗜碱性粒细胞结合。CD154 即 T 细胞表面的 CD40 配体(CD40L),是针对 B 细胞 CD40 的 T 细胞表面配体,通过 NF-κB 的作用促进 IgE 的转录,促进 IgE 合成的完成。T 细胞受体被抗原-MHC 复合物刺激,诱导 CD40L 暂时在 T 细胞膜上表达。CD40L 与经 IL-4 预处理后的 B 细胞表面的 CD40 受体相互作用,再通过细胞质内的肿瘤坏死因子受体-相关因子(TRAFS)激活下游的信号传导通路,最终完成向 IgE 同型转换。近年来的研究发现 IgE 合成中不仅需要 IL-4 受体的 α 链,还需要核因子 NF-κB 等的参与。

(二)IgE 的结构和受体

IgE 是一种糖蛋白,分子量为 190kD,沉降系数为 8S,和其他免疫球蛋白一样,IgE 也由四条链组成,包括两条轻链和两条重链。重链共有五个区(一个可变区和四个恒定区构成),其中具有独特性、抗原特异性的部分,称为 ε 决定簇,这些独特的抗原结构也就决定了这种蛋白的特殊类别。经木瓜蛋白酶水解后,IgE 会产生一个含有 ε 决定簇的 Fc 片段和两个 Fab 片段,其中 Fab 片段包含抗原结合位点,而 Fc 片段的三级结构对于这种蛋白与肥大细胞和嗜碱性粒细胞表面的 IgE 受体(FCεRI)的结合力具有重要的意义。FcεRI 是存在于肥大细胞、嗜碱性粒细胞、嗜酸性粒细胞和人类皮肤朗格汉斯细胞表面的能和 IgE 结合的高亲和力受体。近年来的研究显示,循环中 IgE 分子在决定肥大细胞和嗜碱性粒细胞表面 FcεRI 的数量以及这些细胞随后的介质释放过程中均起着十分重要的作用。变态性疾病的基础是 I 型超敏反应,是变应原和肥大细胞及嗜碱性粒细胞表面相邻的 Fab 片段相结合,引起 IgE 之间的桥联,FCεRI 受体并置,最后导致这些细胞中炎症介质的释放,从而引起变态反应的相应症状。

(三)IgE 的主要生物学功能

IgE 具有与同种细胞的高度亲和力,通过其 Fc 段(CH3 和 CH4)与靶细胞的 IgE 受体(FcεRI)结合。IgE 的二硫键中含有较多的半胱氨酸和甲硫氨酸,易与皮肤组织、肥大细胞、血液中的嗜酸性粒细胞和血管内皮细胞结合。与细胞结合后可黏附数月或数年之久,然后逐渐消失。IgE 的亲细胞性具有明显的种族特异性,只能在同种或亲缘关系很近的异种间转移。当二价以上抗原与细胞上 IgE 结合时,可使 IgE 分子桥联,在 Ca^{2+} 存在下触发细胞内生物活性物质释放。

IgE 的 FcεRI 除表达于上述细胞表面外,还可以表达于 B 细胞和一部分 T 细胞、巨噬细胞表面,这在调节 IgE 抗体产生和防御感染上可能有重要作用。IgE 的 Fc 段不耐热,56℃、加热 30~60 分钟,其生物性能就被破坏,即失去致敏能力。IgE 不能通过经典途径激活补体,但在很大量或聚合的情况下,能通过旁路途径激活补体。IgE 不能通过胎盘,故脐血及新生儿血清中 IgE 浓度极低,婴儿期缓慢上升,学龄期迅速升高,10 岁左右可达成人水平。IgE 可被动致敏皮肤,致敏状态维持 24 小时以上。IgE 的 Fab 段是与过敏原结合的部位,具有抗寄生虫作用,如 IgE 可使嗜酸性粒细胞向局部游走,而且能介导 ADCC 作用而杀死蠕虫。

二、参与过敏反应的主要细胞和介质

参与过敏反应的主要细胞包括肥大细胞、嗜酸性粒细胞、T 淋巴细胞等。下面主要介绍参与过敏反应的主要介质。

(一)组胺

组胺是组氨酸在组胺酸脱羧酶作用下脱羧后生成的,是迄今发现的人类肥大细胞内唯一胺类介质,其分子量低,为 111D。组胺生物活性虽然比白三烯、血小板活化因子弱,但因释放量大且释放较早,故被认为是过敏反应中的最重要的炎性介质。近几年研究发现,组胺作为一种血管和气道平滑肌活性物质和细胞趋化活性物质参与过敏性炎症的调节。组胺除具有血管平滑肌、气管平滑肌活性和趋化活性外,还有扩张皮肤、支气管黏膜、消化道黏膜等处的毛细血管,增强其血管通透性,促进支气管平滑肌的痉挛以及趋化嗜酸性粒细胞向炎症部位浸润等作用。另外,组胺还有刺激 T 淋巴细胞、嗜酸性粒细胞和中性粒细胞释放细胞因子或介质的作用。

组胺在人体内的分布,除小部分呈游离状态外,大部分以结合形式分布于除骨髓之外的全身组织中,其中以气道黏膜、消化道黏膜皮肤分布较多。人体中的组胺主要储存在肥大细胞内和嗜碱性粒细胞的蛋白聚糖和胞质颗粒中(含量分别为 $5mg/10^6$ 细胞和 $1mg/10^6$ 细胞),其次为嗜酸性粒细胞,含量约 $1\mu g/10^6$ 细胞。组胺的循环浓度约为 300pg/ml,在清晨的最初几个小时达到最高峰。组胺的排泄率超过 10mg/24 小时,一小部分以原形排泄,其余的以醋酸咪唑或甲基组胺的形式排泄。组胺可作用于特异性的 H_1、H_2 和 H_3 受体。H_1 受体主要存在于皮肤和平滑肌;H_2 受体主要存在于皮肤、肺、胃和多种白细胞中;H_3 受体主要存在于大脑中。近年还发现尚有 H_4 受体的存在,其分布及作用还有待进一步研究。

(二)前列腺素(PGs)

PGs 是花生四烯酸衍生脂类,在变应性反应中具有重要作用,环氧化酶(COX)参与前列腺素合成的初始阶段。迄今为止,已知的环氧化酶的有两种形式:一种为原形(COX-1),另一种为诱导形(COX-2)。IgE 受体活化及通过钙离子载体改变钙通量能激活人类肺部肥大细胞并产生前列腺素 D_2(PGD$_2$),同时产生少量血栓素 A_2(TXA$_2$)。PGD$_2$ 和 TXA$_2$ 都有广泛的致炎作用,包括使平滑肌收缩、血小板聚集和细胞脱颗粒,增加血管通透性,产生瘙痒和疼痛。COX-2 似乎也参与了减轻炎症的过程,如 TGF-β_1 对气道平滑肌的影响似乎是在 COX-2 和其后续产生并具有"抗炎"作用的前列腺素 PGE$_2$ 的诱导下出现的。

(三)白细胞三烯类(LTs)

白细胞三烯简称白三烯,是花生四烯酸的 5-脂氧化产物,进一步代谢可形成具有组织和细胞活性的白三烯 LTB 或半胱氨酸白三烯 LTC4 及其代谢物 LTD4 和 LTE4,这些产物被称为组织炎症的慢反应物质。总的来说,半胱氨酸白三烯主要由肥大细胞、嗜碱性粒细胞和巨噬细胞/单核细胞产生;而 LTB4 则主要由中性粒细胞和肺泡巨噬细胞产生。半胱氨酸白三烯是已知的致平滑肌痉挛物质中最强的一种,它还有其他重要的生物活性,包括能刺激黏液分泌、增加血管通透性、募集体内的炎症细胞聚集到炎症部位等,半胱氨酸白三烯在哮喘气道炎症过程中扮演重要的角色。人类 LTD4 的活性最强,LTC4 只是中间代谢产物,LTE4 的活性最弱。LTE4 曾被用于诱发非特异性气道高反应性。有证据表明,LTC4 能促进气道重建,其作用可能是通过刺激基质金属蛋白酶释放或活化来完成的。在变应性鼻炎或哮喘患者的鼻冲洗或支气管灌洗液中可以检测到 LTC4、LTD4,而在尿中可检测到 LTE4。目前已有 5-脂氧化酶和半胱氨酸白三烯受体抑制剂应用于临床,结果显示治疗鼻炎和哮喘有效。

（四）血小板活化因子（PAF）

PAF 是一种脂质介质,其结构为 1-烷基-2-乙酰基-sn-丙三基-3-磷酸胆碱,肥大细胞、嗜酸性粒细胞及单核细胞能合成该介质。PAF 通过乙酰水解酶将乙酸从 sn-2 位置降解。PAF 能够引起人类血小板聚集、风团、潮红、血管通透性增加、趋化嗜酸性粒细胞。PAF 亦能引起肺及肠道平滑肌收缩并收缩血管,是一种强效加压剂。PAF 还可以引起肺动脉高压、肺水肿及肺总阻力增加,使肺顺应性降低。此外,在体内 PAF 能够引起非特异性气道高反应性增高并延长反应性增高的持续时间。

三、过敏性炎症中的黏附分子

黏附分子在哮喘和过敏性炎症中起重要作用。白细胞黏附、迁移和聚集到炎症发生部位是通过一系列黏附分子介导的,而这种现象发生在细胞外基质蛋白（ECM）、内皮细胞、上皮细胞与白细胞之间。黏附分子根据功能可以分成三种类型:整合蛋白、免疫球蛋白大家族和选择蛋白。

（一）整合蛋白

整合蛋白是带有非其价 α 和 B 亚基的跨膜糖蛋白异二聚体,有一个胞外配体结合点,并与胞内骨架相连。白细胞的表面整合蛋白（如具有渗透作用的嗜酸性粒细胞 VLA-4）是细胞膜与细胞基质相互作用的介质,对内皮迁移功能有重要作用。

（二）免疫球蛋白大家族

免疫球蛋白大家族受体由具有同源性的胞外域的单链分子组成,它们在细胞与细胞间黏附时非常重要,包括细胞间黏附分子-1（ICAM-1）、ICAM-2 和血管细胞黏附分子-1（VACM-1）。ICAM-1 在内皮细胞、上皮细胞和白细胞上表达;IL-1 和 TNF-α 可以上调 ICAM-1 在内皮细胞上的表达。ICAM-1 可以与整合蛋白淋巴细胞功能相关抗原-1（LFA-1）结合,这种现象发生在大多数白细胞中。经炎症细胞因子和 IL-4 诱导,VCAM-1 由内皮细胞产生,VACM 可以通过它的配体 VLA-4 来募集嗜酸性粒细胞、嗜碱性粒细胞、单核细胞和淋巴细胞。中性粒细胞不表达 VLA-4,并且 VACM 对它们之间的游走没有影响。

（三）选择蛋白

选择蛋白是一个带有氨基（NH_2）末端的血凝素区域以及表皮生长因子（EGF）区域的单链糖蛋白。选择蛋白是根据细胞的以下特点来命名的：E-选择蛋白位于内皮细胞，P-选择蛋白位于血小板，L-选择蛋白位于淋巴细胞。E-选择蛋白在接触内毒素、IL-1 或 TNF-α 后在内皮细胞上表达，并且促进白细胞与内皮细胞结合。P-选择蛋白储存在血小板和内皮细胞的 α 颗粒中。某些介质如凝血酶、H_2O_2 以及组胺促使选择蛋白移动到细胞表面。选择蛋白在内皮细胞上的表达时间很短暂，且只能与白细胞结合。L-选择蛋白决定炎症细胞沿着内皮的滚动和活动范围。

（四）炎症细胞的募集：黏附分子的作用

嗜酸性粒细胞的募集是变态反应性炎症级联所必需的一个过程。单核细胞、淋巴细胞、中性粒细胞和嗜酸性粒细胞原发性表达 L-选择蛋白，而 L-选择蛋白介导炎症细胞向内皮细胞流动和黏附。P-选择蛋白和 E-选择蛋白由内毒素或细胞因子激发内皮细胞表达，促使中性粒细胞和嗜酸性粒细胞的附着。E-选择蛋白在毛细血管后小静脉上表达，可能在炎症过程的血管渗漏和白细胞外渗上起作用。E-选择蛋白的表达也与皮肤过敏性炎症相关。

在哮喘病的体内试验中发现 VCAM-1 表达与嗜酸性粒细胞浸润数量相关。对过敏性鼻炎和哮喘患者行分段支气管过敏原激发（SAC）后可以观察到 BAL 嗜酸性粒细胞数量增加，可溶性 VCAM-1、IL-4 和 IL-5 的水平显著增加，并且与嗜酸性粒细胞数量呈正相关，这些观察强调了过敏性炎症嗜酸性粒细胞募集过程中 VCAM-1 的作用。嗜酸性粒细胞聚集到气道并被激活，加速了过氧化物的生成、CD-11b/CD-18 和 HLA-DR 受体的表达，降低 L-选择蛋白的表达，促进各种炎症底物的黏附，并且延长了外周血的嗜酸性粒细胞存活时间。

四、气道过敏性炎症的病理学特征

气道过敏性炎症是支气管哮喘的主要病理学特征。当给过敏性哮喘患者吸入相应的过敏原后可以诱发气道的过敏性炎症，其病理学特点除包括炎性细胞浸润、毛细血管充血扩张和通透性增高外，还具有气道黏膜的分泌增多、气道纤毛上皮细胞破坏和脱落性损伤，导致黏液纤毛清除能力的减弱或丧失，甚至造成黏液栓形成。气道过敏性炎症时炎性细胞浸润以嗜酸性粒细胞为主，故许多病理学家称支气管哮喘为慢性嗜酸性粒细胞增多性支气管炎。气道的过敏性炎症还可以引起气道的平滑肌呈过度敏感状态，从而导致气道高反应性，后者已被认为是判断气道过敏性炎症的一种临床指标。

多年来通过大量的肺活检或尸体解剖资料证实,在所有支气管哮喘患者的气道中均有不同程度的炎症反应。死于哮喘急性发作患者的气道组织病理学检查证实气道有严重的炎症反应,包括以嗜酸性粒细胞为主的大量炎性细胞浸润、气道上皮细胞破坏、黏膜高度水肿的气道腔被大量黏液栓所阻塞。对轻度哮喘患者在缓解期经纤维支气管镜给以针吸活检也发现有轻度的气道黏膜炎症。

第三章 急性上呼吸道感染

急性上呼吸道感染是指鼻腔、咽或喉部急性炎症的概称。患者不分年龄、性别、职业和地区。全年皆可发病,冬春季节多发,可通过含有病毒的飞沫或被污染的用具传播,多数为散发性,但常在气候突变时流行。由于病毒的类型较多,人体对各种病毒感染后产生的免疫力较弱且短暂,并且无交叉免疫,同时在健康人群中有病毒携带者,故一个人一年内可有多次发病。

急性上呼吸道感染约 70%～80% 由病毒引起。主要有流感病毒(甲、乙、丙型)、副流感病毒、呼吸道合胞病毒、腺病毒、鼻病毒、埃可病毒、柯萨奇病毒、麻疹病毒、风疹病毒等。细菌感染可直接或继病毒感染之后发生,以溶血性链球菌为多见,其次为流感嗜血杆菌、肺炎链球菌和葡萄球菌等。偶见革兰阴性杆菌。其感染的主要表现为鼻炎、咽喉炎或扁桃腺炎。

当有受凉、淋雨、过度疲劳等诱发因素,使全身或呼吸道局部防御功能降低时,原已存在于上呼吸道或从外界侵入的病毒或细菌可迅速繁殖,引起本病,尤其是老幼体弱或有慢性呼吸道疾病如鼻旁窦炎、扁桃体炎、慢性阻塞性肺疾病者更易罹患。

本病不仅具有较强的传染性,而且可引起严重并发症,应积极防治。

【诊断标准】

根据病史、流行情况、鼻咽部发生的症状和体征,结合周围血象和胸部 X 线检查可作出临床诊断。进行细菌培养和病毒分离,或病毒血清学检查、免疫荧光法、酶联免疫吸附法、血凝抑制试验等,可能确定病因诊断。

1.临床表现

根据病因不同,临床表现可有不同的类型。

(1)普通感冒:俗称"伤风",又称急性鼻炎或上呼吸道卡他,以鼻咽部卡他症状为主要表现。成人多为鼻病毒引起,其次为副流感病毒、呼吸道合胞病毒、埃可病毒、柯萨奇病毒等。起病较急,初期有咽干、咽痒或烧灼感,发病同时或数小时后,可有喷嚏、鼻塞、流清水样鼻涕,2～3 天后变稠。可伴咽痛,有时由于耳咽管炎使听力减退,也可出现流泪、味觉迟钝、呼吸不畅、声嘶、轻微咳嗽等。一般无发热及全身症状，或仅有低热、不适、轻度畏寒和头痛。检查可见鼻腔黏膜充血、水肿、有分泌物，咽部轻度充血。如无并发症，一般 5～7 天后痊愈。

（2）流行性感冒：简称"流感"，是由流行性感冒病毒引起。潜伏期 1～2 日，最短数小时，最长 3 天。起病多急骤，症状变化很多，主要以全身中毒症状为主，呼吸道症状轻微或不明显。临床表现和轻重程度差异颇大。

①单纯型：最为常见，先有畏寒或寒战、发热，继之全身不适、腰背发酸、四肢疼痛、头昏、头痛。部分患者可出现食欲不振、恶心、便秘等消化道症状。发热可高达 39～40℃，一般持续 2～3 天。大部分患者有轻重不同的喷嚏、鼻塞、流涕、咽痛、干咳或伴有少量黏液痰，有时有胸骨后烧灼感、紧压感或疼痛。年老体弱的患者，症状消失后体力恢复慢，常感软弱无力、多汗，咳嗽可持续 1～2 周或更长。体格检查：患者可呈重病容，衰弱无力，面部潮红，皮肤上偶有类似麻疹、猩红热、荨麻疹样皮疹，软腭上有时有点状红斑，鼻咽部充血水肿。本型中轻者，全身和呼吸道症状均不显著，病程仅 1～2 日，颇似一般感冒，单从临床表现颇难确诊。

②肺炎型：本型常发生在两岁以下的小儿，或原有慢性基础疾患，如二尖瓣狭窄、肺心病、免疫力低下以及孕妇、年老体弱者。其特点是在发病后 24 小时内可出现高热、烦躁、呼吸困难、咯血痰和明显发绀。全肺可有呼吸音减低、湿啰音或哮鸣音，但无肺实变体征。X 线胸片可见双肺广泛小结节性浸润，近肺门较多，肺周围较少。上述症状可进行性加重，抗菌药物无效。病程 1 周至 1 个月余，大部分患者可逐渐恢复，也可因呼吸循环衰竭在 5～10 日内死亡。

③中毒型：较少见。肺部体征不明显，具有全身血管系统和神经系统损害，有时可有脑炎或脑膜炎表现。临床表现为高热不退、神志昏迷，成人常有谵妄，儿童可发生抽搐。少数患者由于血管神经系统紊乱或肾上腺出血，导致血压下降或休克。

④胃肠型：主要表现为恶心、呕吐和严重腹泻，病程约 2～3 日，恢复迅速。

（3）以咽炎为主要表现的感染

①病毒性咽炎和喉炎：由鼻病毒、腺病毒、流感病毒、副流感病毒以及肠病毒、呼吸道合胞病毒等引起。临床特征为咽部发痒和灼热感，疼痛不持久，也不突出。当有吞咽疼痛时，常提示有链球菌感染，咳嗽少见。急性喉炎多为流感病毒、副流感病毒及腺病毒等引起，临床特征为声嘶、讲话困难、咳嗽时疼痛，常有发热、咽炎或咳嗽。体检可见喉部水肿、充血，局部淋巴结轻度肿大和触痛，可闻及喘鸣音。

②疱疹性咽峡炎：常由柯萨奇病毒 A 引起，表现为明显咽痛、发热，病程约为 1 周。检查可见咽充血，软腭、悬雍垂、咽及扁桃体表面有灰白色疱疹及浅表溃疡，周

围有红晕。多于夏季发病,多见于儿童,偶见于成人。

③咽结膜热:主要由腺病毒、柯萨奇病毒等引起。临床表现有发热、咽痛、畏光、流泪、咽及结膜明显充血。病程 4～6 天,常发生于夏季,游泳中传播。儿童多见。

④细菌性咽-扁桃体炎:多由溶血性链球菌引起,次为流感嗜血杆菌、肺炎链球菌、葡萄球菌等引起。起病急,明显咽痛、畏寒、发热、体温可达 39℃ 以上。检查可见咽部明显充血,扁桃体肿大、充血,表面有黄色点状渗出物,颌下淋巴结肿大、压痛,肺部无异常体征。

2.实验室检查

(1)血常规:病毒性感染,白细胞计数多为正常或偏低,淋巴细胞比例升高。细菌感染者白细胞计数和中性粒细胞增多以及核左移。

(2)病毒和病毒抗原的测定:视需要可用免疫荧光法、酶联免疫吸附法、血清学诊断和病毒分离鉴定,以判断病毒的类型,区别病毒和细菌感染。细菌培养可判断细菌类型和进行药物敏感试验。

(3)血清 PCT 测定:有条件的单位可检测血清 PCT,有助于鉴别病毒性和细菌性感染。

【治疗原则】

上呼吸道病毒感染目前尚无特殊抗病毒药物,通常以对症处理、休息、忌烟、多饮水、保持室内空气流通、防治继发细菌感染为主。

1.对症治疗

可选用含有解热镇痛、减少鼻咽充血和分泌物、镇咳的抗感冒复合剂或中成药,如对乙酰氨基酚、双酚伪麻片、美扑伪麻片、银翘解毒片等。儿童忌用阿司匹林或含阿司匹林药物以及其他水杨酸制剂,因为,此类药物与流感的肝脏和神经系统并发症(Reye 综合征)相关,偶可致死。

2.支持治疗

休息、多饮水、注意营养,饮食要易于消化,特别在儿童和老年患者更应重视。密切观察和监测并发症,抗菌药物仅在明确或有充分证据提示继发细菌感染时有应用指征。

3.抗流感病毒药物治疗

现有抗流感病毒药物有两类:即离子通道 M_2 阻滞剂和神经氨酸酶抑制剂。其中 M_2 阻滞剂只对甲型流感病毒有效,治疗患者中约有 30% 可分离到耐药毒株,而神经氨酸酶抑制剂对甲、乙型流感病毒均有很好作用,耐药发生率低。

（1）离子通道 M_2 阻滞剂金刚烷胺和金刚乙胺。

①不良反应：金刚烷胺和金刚乙胺可引起中枢神经系统和胃肠副反应。中枢神经系统副作用有神经质、焦虑、注意力不集中和轻微头痛等，其中金刚烷胺较金刚乙胺的发生率高。胃肠道反应主要表现为恶心和呕吐，这些副作用一般较轻，停药后大多可迅速消失。

②肾功能不全患者的剂量调整：金刚烷胺的剂量在肌酐清除率≤50ml/min 时酌情减少，并密切观察其副反应，必要时可停药，血透对金刚烷胺清除的影响不大。肌酐清除率<10ml/min 时，金刚乙胺推荐减为 100mg/d。

（2）神经氨酸酶抑制剂：目前有 2 个品种，即奥司他韦和扎那米韦。我国目前只有奥司他韦被批准临床使用。

①用法和剂量：奥司他韦：成人 75mg，每天 2 次，连服 5 天，应在症状出现 2 天内开始用药。1 岁以内不推荐使用。扎那米韦：6 岁以上儿童及成人剂量均为每次吸入 10mg，每天 2 次，连用 5 天，应在症状出现 2 天内开始用药。6 岁以下儿童不推荐作用。

②不良反应：奥司他韦不良反应少，一般为恶心、呕吐等消化道症状，也有腹痛、头痛、头晕、失眠、咳嗽、乏力等不良反应的报道。扎那米韦吸入后最常见的不良反应有头痛、恶心、咽部不适、眩晕、鼻衄等。个别哮喘和慢性阻塞性肺疾病（COPD）患者使用后可出现支气管痉挛和肺功能恶化。

③肾功能不全的患者无需调整扎那米韦的吸入剂量。对肌酐清除率<30ml/min 的患者，奥司他韦减量至 75mg，每天 1 次。

4.抗菌药物治疗

通常不需要抗菌药物治疗。如有细菌感染，可根据病原菌选用敏感的抗菌药物。经验用药，常选青霉素、第一代和第二代头孢菌素、大环内酯类或氟喹诺酮类。

第四章　急性气管-支气管炎

急性气管-支气管炎是病毒或细菌感染、物理、化学性刺激或过敏因素等对气管-支气管黏膜所造成的急性炎症。该病大多数由病毒感染所致,其中成人多为流感病毒和腺病毒引起,儿童则以呼吸道合胞病毒或副流感病毒多见。此外,还有柯萨奇病毒、鼻病毒、冠状病毒等。肺炎支原体、肺炎衣原体亦是本病的常见病原体。细菌感染在本病占有重要地位,但有资料显示,细菌感染在本病所占比例不超过10%,常见的致病菌有肺炎链球菌、流感嗜血杆菌、金黄色葡萄球菌、卡他莫拉菌以及百日咳杆菌等。百日咳杆菌感染以往认为主要在儿童发病,但近年来在年轻人感染有所上升。虽然细菌感染作为致病因子在本病所占比例不高,但值得重视的是,该病常在病毒感染的基础上合并细菌或支原体、衣原体感染,病毒感染抑制肺泡巨噬细胞的吞噬能力以及纤毛上皮细胞的活力,造成呼吸道免疫功能低下,使细菌、支原体和衣原体等病原菌有入侵的机会。非生物性病因中,有粉尘、刺激性气体(包括二氧化氮、二氧化硫、氨气、氯气等)、环境刺激物(包括二氧化碳、烟雾、臭氧)等。

一些常见的过敏原包括花粉、有机粉尘、真菌孢子等的吸入,可引起气管-支气管的过敏性炎症。

其病理改变主要为气管、支气管黏膜充血、水肿、黏液腺体肥大、分泌物增加,纤毛上皮细胞损伤脱落,黏膜及黏膜下层炎症细胞浸润,以淋巴细胞和中性粒细胞为主。急性炎症消退后,气管、支气管黏膜结构可完全恢复正常。

该病为常见的呼吸道疾病,以咳嗽症状为主,在健康成人通常持续 1～3 周。常继发于病毒性或细菌性上呼吸道感染。以冬季或气候突变时节多发,有自限性。

【诊断标准】

1.临床表现

起病往往先有上呼吸道感染的症状,如鼻塞、流涕、咽痛、声音嘶哑。全身症状有发热、轻度畏寒、头痛、全身酸痛等,全身症状一般 3～5 天可消退。开始一般为刺激性干咳,随着卡他症状的减轻,咳嗽逐渐明显并成为突出症状,受凉、吸入冷空气、晨起、睡觉体位改变或体力活动后咳嗽加重。咳嗽症状一般持续 1～3 周,吸烟者可更长。如为百日咳杆菌感染,咳嗽症状常超过3周以上,通常可达4～6周。超过半数可伴有咯痰,开始时常为黏液痰,部分患者随着病程发展可转为脓性痰。相当一部分患者由于气道高反应性发生支气管痉挛时,可表现为气急、喘鸣、胸闷等症状。

该病体征不多,主要有呼吸音增粗、干性啰音、湿性啰音等,支气管痉挛时可闻及哮鸣音,部分患者亦可无明显体征。

2.辅助检查

(1)血常规:病毒感染时,血白细胞计数可降低,当有细菌感染时,血白细胞总数及中性粒细胞比例增高。

(2)X线胸片:一般无异常或仅有肺纹理增粗。

3.注意事项

(1)根据以上临床表现往往可得到明确的临床诊断,进行相关的实验室检查则可进一步作出病原学诊断。须注意与肺炎、肺结核、支气管扩张症、肺脓肿、肺癌等鉴别,以上疾病常以咳嗽、咯痰为主要症状,但胸部X线检查可发现各自特征性的影像学改变。

(2)肺功能检查可发现相当一部分患者气道反应性增高,但通常为一过性。由于本病部分患者气道反应性增高,少数患者可闻及干性啰音,应注意与支气管哮喘相鉴别。

(3)流行性感冒的症状与本病相似,但流行性感冒以发热、头痛、全身酸痛等全身症状为主,而本病以咳嗽等呼吸道症状为主要表现。

(4)该病很少超过3周,如咳嗽超过3周称为"亚急性咳嗽",超过8周称为"慢性咳嗽",应注意是否由于后鼻漏、哮喘、吸入性肺炎、胃食管反流等疾病所致。

【治疗原则】

(1)平时注重锻炼身体,增强体质,防治感冒,是预防本病的有效措施。亦应注意避免粉尘、刺激性气体、环境刺激物等有害刺激物的刺激以及花粉等过敏原的吸入。

(2)注意适当休息,发热、头痛及全身酸痛等全身症状明显时可加用对乙酰氨基酚等解热镇痛药治疗。

(3)止咳、化痰等对症治疗是本病的主要措施,常用的止咳药有枸橼酸喷托维林,成人25mg/次,每日3～4次。右美沙芬,成人15～30mg/次,每日3～4次。祛痰剂主要有氨溴索,成人30mg/次,每日3次。

(4)由于有部分患者气道反应性增高,导致支气管痉挛,临床上出现喘息症状,

此时可应用 β-受体激动剂,如沙丁胺醇气雾剂吸入,成人 0.1～0.2mg/次,每日 3～4 次。或应用氨茶碱等药物解痉平喘,成人 0.1～0.2g/次,每日 3 次。或抗胆碱能药物如异丙托溴铵气雾剂,成人 0.5mg/次,每日 2～3 次,根据病情可用药 1～2 周。

(5)本病不宜常规使用抗菌药物,特别是对病因未明者不应盲目使用抗菌药物。目前认为使用抗菌药物并不能缩短病程或减轻病情,应注意滥用抗菌药物可导致耐药菌的产生以及二重感染等严重后果。

(6)如有细菌感染的依据或合并有严重基础疾病的患者,注意合理使用抗菌药物,常用的抗菌药物为 β-内酰胺类、喹诺酮类,亦可根据痰细菌培养药敏结果选择抗菌药物。如为肺炎支原体或肺炎衣原体感染时,首选大环内酯类或氟喹诺酮类抗菌药物。

第五章　慢性支气管炎

慢性支气管炎是气管、支气管黏膜及其周组织的慢性非特异性气道炎症。临床上以咳嗽、咳痰为主要症状，每年发病持续3个月，连续2年或2年以上。排除具有咳嗽、咳痰、喘息症状的其他疾病（如肺结核、尘肺、肺脓肿、心脏病、心功能不全、支气管扩张、支气管哮喘、慢性鼻咽炎、食管反流综合征等疾患）。

一、病因

本病的病因尚不完全清楚，可能是多种因素长期相互作用的结果。

1.有害气体和有害颗粒：如香烟、烟雾、粉尘、刺激性气体（二氧化硫、二氧化氮、氯气、臭氧等）。

2.感染因素：病毒、支原体、细菌等。

3.其他因素：免疫、年龄和气候等因素均与慢性支气管炎有关。

二、病理

支气管上皮细胞变性、坏死、脱落，后期出现鳞状上皮化生，纤毛变短、粘连、倒伏、脱失。黏膜和黏膜下充血水肿，杯状细胞和黏液腺肥大和增生、分泌旺盛，大量黏液潴留。浆细胞、淋巴细胞浸润及轻度纤维增生。病情继续发展，炎症由支气管壁向其周围组织扩散，黏膜下层平滑肌束可断裂萎缩，黏膜下和支气管周围纤维组织增生，肺泡弹性纤维断裂，进一步发展成阻塞性肺疾病。

三、诊断

依据咳嗽、咳痰，或伴有喘息，每年发病持续3个月，并连续2年或2年以上，且排除其他慢性气道疾病。

（一）症状

缓慢起病，病程长，反复急性发作而病情加重。主要症状为咳嗽、咳痰，或伴有喘息。急性加重系指咳嗽、咳痰、喘息等症状突然加重，急性加重的主要原因是呼吸道感染,病原体可以是病毒、细菌、支原体和衣原体等。

1.咳嗽,一般晨间咳嗽为主,睡眠时有阵咳或排痰。

2.咳痰,一般为白色黏液和浆液泡沫性,偶可带血。清晨排痰较多,起床后或体位变动可刺激排痰。

3.喘息或气急,喘息明显者常称为喘息性支气管炎,部分可能合伴支气管哮喘。若伴肺气肿时可表现为劳动或活动后气急。

(二)体征

早期多无异常体征。急性发作期可在背部或双肺底听到干、湿啰音,咳嗽后可减少或消失。如合并哮喘可闻及广泛哮鸣音并伴呼气期延长。

(三)实验室检查

1.X 线检查

早期可无异常。反复发作引起支气管壁增厚,细支气管或肺泡间质炎症细胞浸润或纤维化,表现为肺纹理增粗、紊乱,呈网状或条索状、斑点状阴影,以双下肺野明显。

2.呼吸功能检查

早期无异常。如有小气道阻塞时,最大呼气流速-容量曲线在 75% 和 50% 肺容量时,流量明显降低。

3.血液检查

细菌感染时偶可出现白细胞总数和(或)中性粒细胞增高。

4.痰液检查

可培养出致病菌。涂片可发现革兰阳性菌或革兰阴性菌,或大量破坏的白细胞和已破坏的杯状细胞。

四、鉴别诊断

1.咳嗽变异型哮喘

以刺激性咳嗽为特征,灰尘、油烟、冷空气等容易诱发咳嗽,常有家庭或个人过敏疾病史。对抗生素治疗无效,支气管激发试验阳性可鉴别。

2.嗜酸细胞性支气管炎

临床症状类似,X 线检查无明显改变或肺纹理增加,支气管激发试验阴性,临床上容易误诊。诱导痰检查嗜酸粒细胞比例增加(≥3%)可以诊断。

3.肺结核

常有发热、乏力、盗汗及消瘦等症状。痰液找抗酸杆菌及胸部 X 线检查可以鉴别。

4.支气管肺癌

多数有数年吸烟史,顽固性刺激性咳嗽或过去有咳嗽史,近期咳嗽性质发生改变,常有痰中带血。有时表现为反复同一部位的阻塞性肺炎,经抗菌药物治疗未能完全消退。痰脱落细胞学、胸部 CT 及纤维支气管镜等检查,可明确诊断。

5.肺间质纤维化

临床经过缓慢,开始仅有咳嗽、咯痰,偶有气短感。仔细听诊在胸部下后侧可闻爆裂音(Velcro 啰音)。血气分析示动脉血氧分压降低,而二氧化碳分压可不升高。

6.支气管扩张症

典型者表现为反复大量咯脓痰,或反复咯血。X 线胸部摄片常见肺野纹理粗乱或呈卷发状。高分辨螺旋 CT 检查有助诊断。

五、治疗

(一)急性加重期的治疗

1.控制感染

抗菌药物治疗可选用喹诺酮类、大环内酯类、β-内酰胺类或磺胺类口服,病情严重时静脉给药。如左氧氟沙星 0.2g,每日 2 次;罗红霉素 0.15g,每天 2 次;阿莫西林 2~4g/d,分 2~4 次口服;头孢呋辛 1.0g/d,分 2 次日服;复方磺胺甲基异噁唑(SMZ-co),每次 2 片,每日 2 次。如果能培养出致病菌,可按药敏试验选用抗菌药。

2.镇咳祛痰

可试用复方甘草合剂 10ml,每日 3 次;或复方氯化铵合剂 10ml,每日 3 次;也可加用祛痰药溴已新 8~16mg,每日 3 次;盐酸氨溴索 30mg,每日 3 次;稀化黏素 0.3g,每天 2 次。干咳为主者可用镇咳药物,如右美沙芬、那可丁或其合剂等。

3.平喘

有气喘者可加用解痉平喘药,如氨茶碱 0.1g,每日 3 次,或用茶碱控释剂,或长效 β_2 受体激动剂加糖皮质激素吸入。

（二）缓解期治疗

1.戒烟，避免有害气体和其他有害颗粒的吸入。

2.增强体质，预防感冒，也是防治慢性支气管炎的主要内容之一。

3.反复呼吸道感染者，可试用免疫调节剂或中医中药，如细菌溶解产物、卡介菌多糖核酸、胸腺肽等，部分患者可见效。

六、预后

部分患者可控制，不影响工作、学习；部分患者可发展成阻塞性肺疾病，甚至肺心病，预后不良。

第六章 弥漫性泛细支气管炎

弥漫性泛细支气管炎(DPB)是以弥漫存在于两肺呼吸性细支气管区域的慢性炎症为特征的疾病,可导致严重的呼吸功能障碍。形态学上表现为以呼吸性细支气管为中心的细支气管炎及细支气管周围炎。

一、病因

DPB 的病因尚不清楚,但本病多有慢性鼻旁窦炎病史,HLA-Bw54 多阳性并有家族内多发的报道,提示本病与遗传因素有关。

二、检查与诊断

(一)临床表现

初期主要是咳嗽、咳痰,随着病情加重逐渐出现呼吸困难。痰在早期多为白色黏痰,并发呼吸道感染后转为黄脓痰,而且痰量增多,个别患者每日可超过 100ml,特别是在午前。急性感染时可有发热。部分患者痰中带血,但大咯血非常少见。听诊可闻及干湿啰音,典型者在全肺可闻及比肺间质纤维化的 Velcro 音略粗糙的湿性啰音。部分患者可有喘鸣,喘鸣可随痰的排出明显改善,发作性喘息很少见。近 1/3 的病例有杵状指,早期即出现低氧血症,病情进一步加重可出现发绀并可发展为肺心病。80% 以上的患者合并有鼻旁窦炎或有鼻息肉。

(二)胸部 X 线、CT 检查

X 线最典型的影像是双侧弥漫性广泛分布的颗粒样结节状阴影和肺的过度膨胀。结节状影从粟粒大到米粒大不等,阴影边缘模糊,下肺野分布较多。肺的过度膨胀表现为肺的通透性增强、横膈膜低位扁平、胸廓前后径增大及心影缩小。随着病变的进展,在下肺野可出现网状阴影及囊性扩张的影像。高分辨率 CT(HRCT)显示弥漫性泛细支气管炎呈小叶中心性分布的颗粒样结节影伴树芽征,结节大小一般为 2~5cm,无融合趋势,结节不与胸膜相连。树芽征多与弥漫性细粟粒样影伴行出现,分布范围相对弥漫,常累及双侧多个肺叶,多以双中下肺野为主,也有以上肺野分布为主者,但较少见。病变范围广泛是本病的一大特点,其他肺部感染性疾病即使出现树芽征,其范围也远不如本病广。HRCT 影像学特点有助于对 DPB 严重程度进行评估和分级。在第一阶段,支气管血管分支结构末端可见直径＜5mm 的小结节;第二阶段,小叶中心结节以"Y"字形连接于支气管血管分支结构末端并形成"树芽征",出现小结节的细支气管内充满分泌物;第三阶段出现以早期支气管扩张为表现的小结节囊样扩张;第四阶段以连接于膨胀近端支气管大的囊样扩张为特点。

(三)肺功能检查

多以阻塞性通气功能障碍为主并有轻度限制性通气功能障碍的混合性通气功能障碍。早期出现低氧血症,肺弥散功能和肺顺应性通常在正常范围。

(四)其他检查

白细胞稳定期多正常,急性加重期增高。DPB 是一种慢性炎症因而 γ-球蛋白增高,血沉增快、类风湿因子阳性,但无特异性。本病特征性检查是冷凝集试验(CHA)效价增高,多在 64 倍以上,IgA 升高,但与疾病的进展程度均无明显关联。末梢血 CD_4^+/CD_8^+ 比值升高表明免疫状态亢进,支气管肺泡灌洗液(BALF)中细胞数及中性粒细胞增加,淋巴细胞比率降低。与末梢血相反,BALF 中 CD_4^+/CD_8^+ 降低。HLA-Bw54 与健康人相比阳性率明显增高。一般认为 DPB 的呼吸道感染为继发感染,但需强调多数患者呼吸道感染长期存在。病原菌以流感嗜血杆菌、肺炎球菌和铜绿假单胞菌最多见。

(五)病理学所见

有利于本病的确诊。大体标本:肺表面弥漫分布多个细小灰白色结节,触之有细沙样、颗粒样不平感;切面可见广泛细支气管为中心的结节,有时可见支气管扩张。显微镜下组织病理学特点:①DPB 定位于细支气管和呼吸性细支气管,而其他肺组织区域可以完全正常;②主要特点为细支气管全壁炎;③特征性改变为细支气管,呼吸性细支气管炎症使细支气管狭窄、阻塞;肺泡间隔和间质可见泡沫样细胞改变。而细支气管,呼吸性细支气管炎症则表现为管壁增厚,淋巴细胞、浆细胞和组织细胞浸润。需要说明的是,典型病例经 X 线和 HRCT 即可诊断;临床和影像学改变不典型者,须取肺组织活检。肺活检以开胸或经胸腔镜为好。

(六)诊断标准

目前我国尚无自己的诊断标准,主要参考日本厚生省 1998 年第二次修订的临床诊断标准。诊断项目包括必须项目和参考项目。必须项目:①持续咳嗽、咳痰及活动时呼吸困难;②合并有慢性副鼻窦炎或有既往史;③胸部 X 线见两肺弥漫性散在分布的颗粒样结节状阴影或胸 CT 见两肺弥漫性小叶中心性颗粒样结节状阴影。参考项目：①胸部听诊断续性湿啰音；②一秒钟用力呼气容积占预计值百分比（FEV_1 占预计值百分比）低下（70％以下）以及低氧血症（$PaO_2 < 80mmHg$）；③血清冷凝集试验（CHA）效价增高（1∶64 以上）。确诊：符合必须项目①、②、③，加上参考项目中的 2 项以上。一般诊断：符合必须项目①、②、③。可疑诊断：符合必须项目①、②。

（七）鉴别诊断

1.临床表现上需与慢性支气管炎、支气管扩张、支气管哮喘、COPD 等相鉴别。DPB 主要症状为咳嗽、咳痰及活动时气急，少数患者无明显自觉症状。疾病早期起病隐袭，咳嗽、咳痰，随着病情的发展，出现进行性活动性呼吸困难。早期咳痰无色或白痰，量不多，并发感染时痰呈黄色或绿色，痰量增多，夜间咳嗽不止，影响睡眠，可伴有喘息。早期出现低氧血症为其特点。患者大多有鼻旁窦炎病史，鼻部症状常早于肺部症状数年甚至数十年。肺部听诊在吸气相和呼气相可闻及干湿性啰音，以两下肺为甚，可有发绀和杵状指。

2.影像学上主要是胸部 X 线平片与 CT 需与支气管扩张、COPD、粟粒性肺结核、弥漫性细支气管肺泡癌等相鉴别。HRCT 更有诊断价值，其特征性表现为：①小叶中央性结节弥散分布于双肺，结节间无融合趋势；②结节的周围，"Y"字形或线状高密度影与其相连；③结节与胸壁之间有少许间隔；④小支气管扩张呈柱状或环状，伴有管壁增厚；⑤病情进展时，结节间的气体贮留明显；⑥如治疗有效，HRCT 所示的小叶中央性结节可缩小，数量可减少；⑦结节影、线状影、高密度黏液栓影均为可逆性，而小支气管扩张为不可逆病变。

3.病理学上需与特发性肺纤维化、囊性纤维化、慢性外源性过敏性肺泡炎等相鉴别。

三、治　疗

（一）大环内酯类抗生素应用

不论痰中的细菌情况，均首选红霉素。

1.我国的一线方案具体为：红霉素 250mg，每日 2 次。在用药后 1～3 个月内，随访临床症状、肺功能及影像学等，确定是否有效。如有效，可继续使用红霉素，用药至少 6 个月。服药 6 个月后如果仍有临床症状应继续服用红霉素 2 年。如服用红霉素 1～3 个月无效者，可选择使用二线方案。如 3 个月以上仍无效者应考虑是否为 DPB 患者。应谨慎排除其他疾病的可能。用药期间应注意复查肝功能等。

2.二线方案多用于出现红霉素的副作用或药物相互拮抗或使用红霉素治疗无效者。我国具体方案为:克拉霉素 250～500mg/d,每日口服 1～2 次;或服用罗红霉素 150～300mg/d,每日 1～2 次。用药期间应注意复查肝功能等。

3.停药时间:早期 DPB 患者经 6 个月治疗后病情恢复正常者可考虑停药。进展期 DPB 患者经两年治疗后病情稳定者可以停药。停药后复发者再用药仍有效。伴有严重肺功能障碍的 DPB 患者需长期给药。

4.DPB 急性发作期治疗 DPB 患者如果出现发热、黄脓痰、痰量增加等急性加重时,多为绿脓杆菌等导致支气管扩张合并感染,此时应加用其他抗生素,可根据痰培养结果选用抗生素。

(二)皮质激素

糖皮质激素的应用,疗效不肯定,但应用普遍。通常为 $1～2mg/(kg \cdot d)$。症状缓解后,渐渐减量。疗程至少 6 个月,可于整个疗程中与大环内酯类药物配合使用。

(三)抗胆碱能药

部分 DPB 病例大环内酯类抗生素治疗后疗效不明显,吸入长效抗胆碱能药 tiotropium 能改善此类患者的症状,尤其使其痰液量明显减少。但尚缺乏大规模、多中心临床试验的证据。

(四)其他措施

其他措施包括抗生素、祛痰剂、扩张支气管药物、鼻旁窦炎的治疗等。

第七章　慢性阻塞性肺疾病

慢性阻塞性肺疾病(COPD)是一种具有气流受限特征的疾病,气流受限不完全可逆,呈进行性发展,与肺部对香烟烟雾等有害气体或有害颗粒的异常炎症反应有关。

COPD 与慢性支气管炎和肺气肿密切相关。COPD 与慢性支气管炎和肺气肿密切相关。通常,慢性支气管炎是指在除外慢性咳嗽的其他已知原因后,患者每年咳嗽、咯痰 3 个月以上,并连续 2 年者。肺气肿则指肺部终末细支气管远端气腔出现异常持久的扩张,并伴有肺泡壁和细支气管的破坏而无明显的肺纤维化。

当慢性支气管炎、肺气肿患者肺功能检查出现气流受限,并且不能完全可逆时,则能诊断为 COPD。如患者只有慢性支气管炎和(或)肺气肿而无气流受限则不能诊断为 COPD。

慢性阻塞性肺疾病患者数目多,病死率高。近期流行病学调查,我国 40 岁以上人群 COPD 患病率为 8.2%。

【诊断标准】

对任何有呼吸困难、慢性咳嗽和(或)咯痰,和(或)有危险因素接触史的患者都应该考虑到 COPD 临床诊断。具备以上情况者,应进行肺功能检查。如吸入支气管扩张剂后 $FEV_1/FVC < 70\%$,可确定存在气流受限,继而诊断 COPD。

1.临床表现

(1)症状

①慢性咳嗽:通常为首发症状。初起呈间歇性,早晨较重,以后早晚或整日均有咳嗽,但夜间咳嗽不显著。

②咯痰:一般为少量黏液性痰,合并感染时痰量增多,常变为脓性。

③呼吸困难:是 COPD 标志性症状,早期在劳力时出现,后逐渐加重,以致在日常活动甚至休息时也感到气短。

④全身性症状:晚期患者有体重下降,食欲减退等。

(2)体征:早期体征不明显。随疾病进展出现以下体征。

①视诊及触诊:胸廓前后径增大,剑突下胸骨下角增宽——桶状胸。有些患者

呼吸变浅,频率增快,缩唇呼吸等。

②叩诊:心界缩小,肝浊音界下降,肺部过清音。

③听诊:两肺呼吸音减弱,呼气延长,有些患者可闻干性啰音和(或)湿性啰音。

此外,患者常有吸烟史,有的有粉尘、烟雾或有害气体接触史,多于中年以后发病,常有反复急性加重史。

2.辅助检查

(1)肺功能检查:是判断气流受限的主要客观指标,对 COPD 诊断、严重程度评价、疾病进展有重要意义,有呼吸系统症状和(或)有危险因素接触史者应当检查。

一秒钟用力呼气容积占用力肺活量百分比(FEV$_1$/FVC)是评价气流受限的一项敏感指标。吸入支气管扩张剂后 FEV$_1$/FVC<70%者,可确定为不能完全可逆的气流受限;一秒钟用力呼气容积占预计值百分比(FEV$_1$%预计值),是评估 COPD 严重程度的良好指标,其变异性较小,易于操作;肺总量(TLC)、功能残气量(FRC)和残气量(RV)增高,肺活量(VC)减低,表明肺过度充气,有参考价值,由于 TLC 增加不及 RV 增高程度大,故 RV/TLC 增高;深吸气量(IC)减低,IC/TLC 下降,是反映肺过度膨胀的指标,与呼吸困难程度甚至 COPD 生存率有关;一氧化碳弥散量(DLCO)及 DLCO 与肺泡通气量(VA)比值(DLCO/VA)下降,该项指标供诊断参考。

(2)胸部 X 线检查:COPD 早期胸片可无变化,以后可出现肺纹理增粗、紊乱等非特异性改变,也可出现肺气肿改变。X 线胸片改变对 COPD 诊断意义不很大,主要作为确定肺部并发症及与其他肺疾病鉴别之用。

(3)胸部 CT 检查:CT 检查不应作为 COPD 的常规检查。高分辨率 CT,对有疑问病例的鉴别诊断有一定意义。

(4)血气检查:确定是否发生低氧血症、高碳酸血症及酸碱平衡紊乱。

(5)其他:COPD 合并细菌感染时,血白细胞增高,中性粒细胞核左移;痰细菌培养可能检出病原菌;常见病原菌为肺炎链球菌、流感嗜血杆菌、卡他莫拉菌、肺炎克雷伯杆菌等。

【治疗原则】

COPD 病程分期:急性加重期(慢性阻塞性肺疾病急性加重)指患者出现超越日常状况的持续恶化,并需改变基础 COPD 常规用药者;通常在疾病过程中,短期内咳嗽、咯痰、气短和(或)喘息加重、痰量增多,呈脓性或黏液脓性,可伴发热等症状。稳定期则指患者咳嗽、咯痰、气短等症状稳定或症状轻微。

1.稳定期治疗

(1)教育和劝导患者戒烟;因职业或环境粉尘、刺激性气体所致者,应脱离污染的环境。

(2)支气管舒张剂包括短期按需应用以暂时缓解症状及长期规则应用以预防和减轻症状两类。

①短效 β_2 受体激动剂:主要有沙丁胺醇气雾剂,每次 $100\sim200\mu g(1\sim2$ 喷),数分钟内开始起效,疗效持续 $4\sim5$ 小时,每 24 小时不超过 $8\sim12$ 喷。特布他林气雾剂亦有同样作用。

②长效 β_2 受体激动剂:有沙美特罗、福莫特罗等制剂,其中福莫特罗吸入后 $1\sim3$ 分钟起效,作用持续 12 小时以上,常用剂量为 $4.5\sim9\mu g$,每日 2 次,每 24 小时不超过 $32\mu g$ 。

③短效抗胆碱药:主要品种为异丙托溴铵气雾剂,雾化吸入,起效较沙丁胺醇慢,持续 $6\sim8$ 小时,每次 $40\sim80\mu g$ (每喷 $20\mu g$),每天 $3\sim4$ 次。

④长效抗胆碱药:噻托溴铵选择性作用于 M_3 和 M_1 受体,为长效抗胆碱药,作用长达 24 小时以上,吸入剂量为 $18\mu g$,每天 1 次。

⑤茶碱类:缓释茶碱,每次 0.2g,早、晚各 1 次;或氨茶碱 0.1g 每日 3 次。

(3)吸入糖皮质激素:长期规律吸入糖皮质激素适用于 $FEV_1<50\%$ 预计值(Ⅲ、Ⅳ级),有临床症状,并反复急性加重的 COPD 患者,糖皮质激素和长效 β_2 受体激动剂联合制剂吸入比各自单用效果好。

(4)祛痰药:对痰不易咳出者可应用。常用药物有盐酸氨溴索,30mg,每日 3 次,或 N-乙酰半胱氨酸等。

(5)氧疗:长期家庭氧疗应在Ⅳ级即极重度 COPD 患者应用,具体指征是:① $PaO_2\leqslant55mmHg$ 或动脉血氧饱和度(SaO_2) $\leqslant88\%$,有或没有高碳酸血症。② PaO_2 $55\sim60mmHg$,或 $SaO_2<89\%$,并有肺动脉高压、心力衰竭所致水肿或红细胞增多症(红细胞比积 $>55\%$)。长期家庭氧疗一般是经鼻导管吸入氧气,流量 $1.0\sim2.0L/min$,吸氧持续时间 $>15h/d$ 。长期氧疗的目的是使患者在海平面水平,静息状态下,达到 $PaO_2\geqslant60mmHg$ 和(或)使 SaO_2 升至 90% 。

2.急性加重期治疗

(1)确定急性加重期的原因及病情严重程度。最多见的急性加重原因是细菌感染或病毒感染。

(2)根据病情严重程度决定门诊或住院治疗。

(3)支气管舒张剂:药物同稳定期有严重喘息症状者可给予较大剂量雾化吸入

治疗,如应用沙丁胺醇 $2500\mu g$,异丙托溴铵 $500\mu g$ 或沙丁胺醇 $1000\mu g$ 加异丙托溴铵 $250\sim500\mu g$ 雾化吸入,每日 $2\sim4$ 次。

(4)控制性吸氧:发生低氧血症者可鼻导管吸氧,或通过 Venturi 面罩吸氧。$FiO_2=21+4\times$氧流量(L/min),公式对估计吸入氧浓度有参考价值。一般吸入氧浓度应为 $28\%\sim30\%$,避免因吸入氧浓度过高引起二氧化碳潴留。

(5)抗生素:当患者呼吸困难加重,咳嗽伴痰量增加、有脓性痰时,应根据 COPD 严重程度及相应的细菌分层情况,结合当地区常见致病菌类型及耐药流行趋势和药敏情况尽早选择敏感抗生素。

(6)糖皮质激素:COPD 加重期住院患者宜在应用支气管舒张剂基础上,口服或静脉滴注糖皮质激素,建议口服泼尼松 $30\sim40mg/d$,连续 $7\sim10$ 日后逐渐减量停药。也可以静脉给予甲泼尼龙 $40mg$,每天 1 次,$3\sim5$ 日后改为口服。

(7)机械通气

有创机械通气在 COPD 加重期的具体应用指征。

①严重呼吸困难,辅助呼吸肌参与呼吸,并出现胸腹矛盾呼吸。

②呼吸频率>35 次/min。

③危及生命的低氧血症 $PaO_2<40mmHg$ 或 $PaO_2/FiO_2(200mmHg)$。

④严重的呼吸性酸中毒$(pH<7.25)$及高碳酸血症。

⑤呼吸抑制或停止。

⑥嗜睡,意识障碍。

⑦严重心血管系统并发症(低血压、休克、心力衰竭)。

⑧其他并发症(代谢紊乱、脓毒血症、肺炎、肺血栓栓塞症、气压伤、大量胸腔积液)。

⑨无创性正压通气治疗失败或存在无创性正压通气的使用禁忌证。

(8)其他治疗措施:在出入量和血电解质监测下适当补充液体和电解质;注意维持液体和电解质平衡;注意补充营养,对不能进食者需经胃肠补充要素饮食或予静脉高营养;对卧床、红细胞增多症或脱水的患者,无论是否有血栓栓塞性疾病史,均需考虑使用肝素或低分子肝素;注意痰液引流,积极排痰治疗。

(9)预防急性加重:COPD 急性加重常可预防。减少急性加重及住院次数的措施有:戒烟、流感和肺炎疫苗、单用吸入长效支气管扩张剂或联用吸入激素等。

第八章　支气管扩张症

一、定义及概况

支气管扩张是支气管的一种慢性异常的扩张与扭曲,由于支气管壁的弹性和肌性成分破坏导致。基本是解剖学的定义。通常的临床特征包括:慢性或复发的肺部感染;咳嗽、连续的黏液样痰、恶臭的呼吸。支气管扩张同样可以发生在慢性支气管炎,两者的区别在于异常的程度和范围(慢性支气管炎的扩张往往更轻微和更普遍)。真正的支气管扩张是永久性的,应该区别于肺炎、气管、支气管炎和肺不张(在这些疾病的过程中或之后可导致支气管影像学上的改变)中可逆转的改变。

在抗生素前时代,支气管扩张是主要影响年轻病人且病死率高的疾病。随着抗生素的出现,其预后有了较大改善,以致 20 世纪 80 年代有学者认为该病为罕见病。高分辨率 CT 的广泛应用使得支气管扩张的诊断更加容易,对这个疾病也有了新的认识,该病仍然是呼吸疾病导致死亡的重要病种。

支气管扩张的发病率不是很清楚。有研究显示在澳大利亚土著和新西兰毛利人中有较高的发病率。在美国至少有 110000 患支气管扩张的成年病人。重要的是,有两个新近的研究报告有 29%～50% 的 COPD 病人 CT 扫描发现伴有支气管扩张,这些病人有较高的急性加重率。这些资料提示支气管扩张仍是常见疾病。

有几种因素使得对支气管理解复杂化。一是支气管扩张混入支气管炎这个实体,而后者的常见原因是吸烟。新近的研究显示区分慢性支气管炎和支气管扩张是困难的,大多数病人在诊断支气管扩张前已有慢性支气管炎的症状 20 多年。抗生素的使用不仅改变了支气管扩张的预后,而且也改变了该病的临床特征。其次是支气管扩张不是一个单一离散实体,而是由许多不同机制导致、以反复呼吸道感染为主要特征的疾病。所以,将支气管扩张看做综合征更为合适。

二、病因和发病机制

支气管扩张一般分为囊性纤维化和非囊性纤维化性支扩。除非特指,成人支气管扩张的报道一般是指非囊性纤维化性支气管扩张。有大量的因素/条件与支气管扩张相关,但最主要的是特发性的。

　　支气管扩张的主要原因是气管支气管壁和环绕的肺实质坏死性的感染导致,在以前,由于支气管扩张首先发生在少年,其被认为是一种先天性疾病,由于支气管和细支气管在结构和功能上的异常容易发生感染。目前看来"先天性"的支气管扩张是很少见的,常由于气管支气管软骨结构的异常或纤毛结构与功能缺陷或上呼吸道黏液性质的异常等。随着现代抗生素的治疗与儿童疫苗接种的普及,近数十年支气管扩张的发病率明显减少了。这提示感染导致了绝大多数支气管扩张病例的发生而不是假定的先天性的缺陷。

　　支气管扩张的主要特征是气道炎症,几乎所有的病例都是由微生物所致,且大多为细菌。除感染外,气道阻塞也在发病机制中占重要位置。阻塞的气道壁可受细菌的直接损害,也可受宿主反应的继发损害。随着对分泌物清除力的减低,抗感染的保护功能也减退,受损的支气管出现细菌定植。再次出现的炎症导致气道损害,使黏液纤毛清除受损和进一步感染,又导致更多的炎症,出现"恶性循环假说"。支气管扩张的宿主-病原体相互作用损害宿主的防御功能,由于黏液纤毛清除功能受抑制、与中性粒细胞相互作用、对气道上皮细胞的直接损害和在支气管壁由细胞介导的炎症等机制造成支气管的损害。

　　在某些人种,遗传因素对支气管扩张的发生具有较明显的影响。在美国,支气管扩张的发生率约 60/100000,阿拉斯加的印第安人 10 岁前的儿童发病率约 6.8/10000,而苏格兰儿童的发病率是 1.06/10000。然而,这些地区遗传之外的因素仍可能起着主要的作用,如不充分的饮食、拥挤的居住条件、缺乏医疗看护和抗生素治疗。因此目前肯定遗传因素的特定作用,但有意思指出的是,在中太平洋的波利尼西亚人中,支气管扩张病人的气道上皮在电子显微镜检查时发现具有较高的异常纤毛发现率,在这些病人,并没有见到右位心。支气管扩张的相关条件见表 8-1。

表 8-1　支气管扩张的相关条件

黏液纤毛清除缺陷

　　Kartagener 综合征、原发性纤毛不动症、Young 综合征

感染后并发症

　　细菌、分枝杆菌感染(结核和鸟胞分枝杆菌复合物)、百日咳、病毒(麻疹、腺病毒、流感病毒)

机械性支气管阻塞

　　腔内异物、狭窄、肿瘤、淋巴结

免疫紊乱

低 γ-球蛋白血症、IgG 亚群缺乏、HIV、过敏性支气管肺曲霉菌病、肺移植术后

误吸或毒气吸入后

风湿/慢性炎症

　　风湿性关节炎、干燥综合征、炎症性肠病

COPD

混杂疾病

　　软骨缺乏、α_1-抗胰蛋白酶缺乏、黄甲综合征

三、病理

典型病理改变为支气管黏膜表面溃疡形成,纤毛柱状上皮细胞鳞状化生或萎缩,支气管壁弹力组织、肌层及软骨等遭受破坏,管腔逐渐扩张,一般可达到正常的 4 倍,支气管扩张处常充满了脓性分泌物,支气管壁的坏死可能导致局部的肺脓肿。在慢性支气管扩张中,可发生支气管管壁的纤维化。随着病情的进展,支气管动脉显著扩大和扭曲,高压力循环的支气管动脉的氧化血就会分流至低压力的肺循环中,分流的比例与支气管扩张的程度相关。

30%的支气管扩张是双侧的,下叶最常被侵犯,左下叶是右侧下叶的 3 倍,尤其在儿童。这是由于右侧支气管引流更顺畅,而左侧支气管由于左肺动脉穿越的缘故有些轻微压缩,左侧支气管比右侧狭窄。50%～80%的左下叶支气管扩张病人病情严重需要切除。舌叶同样受影响。在左下叶支气管扩张段的损伤是不相等的(后基底段几乎都侵犯,而背段在 75%的患者中没有侵犯)。如果支气管扩张是由吸入性因素所致,可能发生多在右侧,以下叶或上叶后基底段多见。中心性的支气管扩张是 ABPA 一个典型特征。上叶侵犯也常是 ABPA、肺囊性纤维化、肺结核性支气管扩张的特征。

四、病理生理

支气管扩张是由于慢性支气管炎症/感染造成的气道持久性扩张。目前既没有好的动物模型也无对病人病程早期的研究。因此,本病的病理生理过程并不清楚。

1.肺功能

没有特征性的肺功能改变,肺功能的损害取决于病变的范围而不是支气管扩

张的类型。在绝大多数弥漫性病变的病人,肺功能测试显示气流阻塞特征,FVC、FEV$_1$、FEV$_1$/FVC、FEF 25%～75%均降低,残气量增加。异常的最大呼气流速容积和其他测试有助于测定有无弥漫性小气道疾病。在有些伴有肺不张或纤维化的病人,呈现阻塞性限制性通气功能的混合异常或明显的限制性通气功能障碍。弥散也有较小的损害。其他异常还有死腔通气增加等。二氧化碳潴留只发生在伴有严重阻塞性肺疾病的病人。部分病人有气道高反应性存在。

2.气管支气管的清除功能

由于受累支气管的正常纤毛上皮减少、遗传性的纤毛缺陷和支气管树黏液痰的异常,导致气管支气管清除功能减退。

3.血流动力学改变

可出现广泛的体循环-肺循环吻合支形成,造成支气管动脉的扩张和左右的分流。在少数伴有严重的慢性支气管炎和肺气肿的病人最终可发生肺心病。

五、临床表现

本病在女性多见,多为慢性起病,大部分患者童年时期有麻疹、百日咳或支气管肺炎迁延不愈的病史,以后常有反复发作的呼吸道感染。许多支气管扩张的儿童常有遗传的结构和功能的异常。典型症状为慢性咳嗽、大量脓痰、反复咯血。75%的病人有呼吸困难和喘息,50%病人有胸膜炎样胸痛,咯血有与胸痛相似的发生率,大咯血少见。脓性痰在90%的病人存在,早晨明显。痰量与体位改变有关,如起床或就寝时明显增多。痰量与生活质量及呼吸功能下降相关。痰液通常为黏液或黏液脓样。感染急性发作时,痰液呈黄绿色脓性,痰量每日可达数百毫升。合并厌氧菌感染时痰液有臭味。将痰液收集于玻璃瓶中静置后分层:上层为泡沫,下悬脓液成分,中为混浊黏液,底层为坏死组织沉淀物。50%～70%的患者可出现反复咯血。部分患者仅表现为咯血,平时无明显咳嗽、咳痰等呼吸道症状,健康状况良好,称为"干性支气管扩张"。病变多位于引流良好的上叶支气管。另两个常见症状是鼻窦炎和疲乏。鼻窦炎发生率高达60%～70%,严重程度不等,CT检查可发现异常。慢性疲乏存在于70%的病人,是许多病人的主要症状。若有反复继发感染,可引起全身毒血症症状:发热、盗汗、食欲减退、消瘦、贫血,甚至气促、发绀等。病情进一步发展可引起周围肺组织化脓性炎症和纤维化。

早期支气管扩张可无异常体征。60%以上的病人体检可在双侧或基底部位听到湿性啰音,大约20%病人可听到干性啰音。出现并发症时可有相应的体征。慢性咳嗽、咳痰患者常有杵状指(趾),全身营养状况差。

并发症包括复发性肺炎、肺气肿、气胸和脓肿。急性加重的标准见表 8-2。

表 8-2　急性加重的标准

支气管扩张急性加重病人的症状

　痰量变化

　气促加重

　咳嗽加重

　发热（体温＞38.0℃）

　喘息加重

　不适、疲劳、嗜睡或运动耐受力减退

　肺功能减退

　与症状相适应的 X 线胸片改变

　胸部听诊呼吸音改变

注：在本表 9 个症状中出现 4 个为急性加重。

六、实验室检查和器械检查

（一）胸部平片

早期轻症患者常无特殊发现，或仅有一侧或双侧下肺纹理局部增多及增粗现象。支气管柱状扩张典型的 X 线表现是轨道征，囊状扩张特征性改变为卷发样阴影。在严重病例可看到蜂窝样改变。当支气管扩张片段中充满了潴留的分泌物时，可出现"指套征"样改变。

（二）支气管造影

柱状支气管扩张的特征是规则的扩张支气管外观。曲张型支气管扩张表现为支气管的扩张，扩张范围明显比柱状支气管扩张明显，形状不规则，犹如下肢静脉曲张的外观。囊状支气管扩张的支气管外观有如气球样，囊内充满造影剂，可显示出气液平面。

（三）胸部 CT

胸部 CT 对支气管扩张的诊断、病情范围及严重程度的判断非常有用，其敏感性和特异性分别可达 96％和 93％。柱状支气管扩张显示出一致的扩张气道，异常增厚的支气管壁显示出"轨道征"。在横断面上，支气管扩张为环状结构，直径比伴行的肺动脉分支明显增宽，为"印戒征"。在曲张型支气管扩张，支气管的直径明显比柱状要大，扩张病变显示出病灶性，而非单独支气管的扩张。囊状支气管扩张在

CT 上的改变包括扩张支气管直径的显著增加,支气管中的气液像,"囊肿线"征象和"串珠征"。最特异的指征是支气管内径较伴行的动脉血管增宽且不逐渐变细。这些标准是基于 HRCT 与手术切除标本的病理比较后所得(表 8-3)。

表 8-3 HRCT 诊断支气管扩张标准

主要标准
支气管异常增宽(定义为支气管内径大于与之伴行的肺动脉)
支气管无逐渐变细
在肺周边部 1～2cm 处可见支气管
次要标准
支气管过度增厚
黏液嵌塞
支气管挤压

(四)支气管镜检查

支气管镜检查对于诊断支气管扩张不具有价值,但在确定阻塞病变导致的局限性的节段支气管扩张,或对没有见到黏膜内病变反复咯血的支气管扩张病人定位出血的部位很有帮助。支气管镜下的支气管造影检查确定局限性的支气管扩张很有帮助。

(五)细菌学检查

对支气管扩张病人应行痰涂片革兰染色和痰培养,以指导临床选用抗生素。在结核性支气管扩张或化脓性支气管扩张抗菌治疗效果不佳时,应检查结核菌,以了解有无结核病存在。不同地区所分离到的病原菌差异较大。两个主要的病原体分别是流感嗜血杆菌(平均 42%)和铜绿假单胞菌(平均 18%)。在成人流感嗜血杆菌几乎均为无夹膜的不可分型。其他重要病原体包括卡他莫拉菌、肺炎链球菌、曲霉菌和鸟胞分枝杆菌复合物。金黄色葡萄球菌相对少见,如分离出应考虑未诊断的囊性纤维化。有 30%～40% 的病人不能分离出病原菌,即使采用支气管镜采集标本,也有 30% 的标本无菌生长。病毒在支气管扩张急性加重中的作用不清楚,但可能造成细菌感染加重。

(六)肺功能

气流阻塞是支气管扩张的特征。其原因主要是由于小气道的炎症。FVC 减低表明气道有黏液栓塞,呼气时气道塌陷或肺有实变。气流阻塞一般为中度。支气管扩张与气道高反应性相关。一项研究发现存在于 40% 的病人,另两项研究显示在组胺激发后有 30％～69％的病人 FEV_1 下降 20％。这种气道高反应性也许与支气管哮喘不同,但是继发于支气管炎症的结果。有些病人肺功能进行性下降,其原因不明。因此,支气管扩张病人应每 2～5 年行一次肺功能检查。

(七)其他

长期的慢性感染可导致贫血,年轻病人应该进行血清免疫球蛋白的测定。心电图检查有助于确定有无肺心病存在。

不典型的临床表现:①早期的一些患者可以无明显的咳嗽咳痰,也无咯血,仅仅表现为受凉或抵抗力差时容易发生某一部位的肺部感染。②有部分患者也可以仅表现为反复咯血,平素可无明显咳嗽咳脓痰等呼吸道症状,健康状况良好,称为干性支气管扩张症。

不典型的影像学表现:胸片表现可以多种多样,有部分早期病人胸片可无明显异常,尤其病变重叠在心脏后边,普通胸片上肺野更是看不到任何的异常。其他的可以在胸片上看到肺纹增多增浓,有部分病人可以表现为片状实变影,甚至有的在支气管扩张的急性期可以表现为大片的实变影,和普通肺炎难以鉴别。胸部 CT 表现:尤其是 HRCT,Grerier 等(1986)的研究结果表明,HRCT 诊断支气管扩张的敏感性为 96％,特异性为 93％。在支气管扩张的 HRCT 诊断中也要注意某些技术上的伪影可影响诊断的正确性,其中主要包括呼吸及心跳所导致的活动伪影。当血管走行与扫描层面平行时,由于呼吸活动可使其形成"双重血管",好像支气管扩张中的"轨道征"。而心脏搏动则可在左下叶形成星状伪影,也可误认为支气管扩张。因此每次扫描时间最好不要大于 1s,以减少呼吸及心搏所致之伪影。

七、诊断

根据反复咳嗽、咳痰、咯血的病史和肺部闻及固定而持久的局限性粗湿啰音的体征,再结合童年的呼吸道感染病史或全身疾病史,可做出初步诊断。进一步影像学检查可明确诊断。

八、鉴别诊断

支气管扩张主要有两方面的鉴别诊断,第一是鉴别有着相同症状、体格检查和放射学改变的其他疾病。第二是鉴别是否支气管扩张是其他疾病的继发改变。

支气管扩张可与其他气道疾病相混,特别是支气管哮喘和 COPD。与其他疾病相鉴别的要点是支气管扩张病人有大量脓性痰。支气管扩张、支气管哮喘和 COPD 有许多因素是重叠的,有些病人三种因素都有。

九、治疗

对非囊性纤维化的支气管扩张有许多治疗方法,包括抗生素、物理疗法、支气管扩张剂、外科手术、吸入糖皮质激素和疫苗的使用等。但支气管扩张病人临床治疗研究不多,通常不到 20 例病人,所以现有的治疗措施缺乏有力的证据支持。

(一)抗生素

支气管扩张病人由于能致病的病原菌种类多、耐药菌的存在、肺结构破坏、有些病原菌如铜绿假单胞菌有黏液的保护等因素造成抗生素选择复杂,对重症病人应规律行痰细菌学检查,甚至考虑由支气管镜取标本。葡萄球菌和肺炎球菌主要在细胞外,而衣原体和军团菌主要生长在细胞内,流感嗜血杆菌既可在细胞外也可在细胞内发现。β-内酰胺类抗生素细胞穿透力弱,对于细胞内生长的细菌作用差,应联用四环素、大环内酯类或氟喹诺酮类等药物。对于抗生素是否只能在急性加重时使用或规律使用以控制细菌相关慢性炎症尚有争议。规律使用主要关心的问题是发生耐药,口服氟喹诺酮类药物治疗铜绿假单胞菌感染 1~2 个疗程后即出现耐药。有证据表明连续或每月定时抗生素使用会获益,包括症状减轻、脓性痰和酶含量减少、痰中细菌负荷减少、肺炎症减轻和肺功能改善。支气管扩张病人急性加重时治疗时间较其他病人更长,但却没有有力的证据支持此方法。

对重症病人治疗途径也很重要,一般需静脉用药。有四项研究评估了雾化吸入妥布霉素的作用,结果显示对部分病人有重大改善,细菌被清除。进一步的工作需要确定究竟哪些病人能获益。雾化吸入庆大霉素 3 天能减少痰量使痰液稀释,从而改善肺功能。其他抗生素也能通过吸入给药,这种途径可能会变得越来越重要。大环内酯类药物有免疫调节作用,新近一项对 30 例病人的研究发现,阿奇霉素 500mg 每周 2 次连用 6 个月能显著减少急性发作次数。伊曲康唑可用于 ABPA 的治疗。

(二)物理疗法/支气管肺引流/肺康复

最佳痰清除法能使支气管扩张病人受益。理疗的好处在于不仅限于排痰,也要使痰量减少,从而改善病人生活质量。传统的胸部叩打方法很大程度上已由机械胸部震动或经口呼气末正压设备取代。但至今尚缺乏循证医学证据支持胸部理疗或体位引流有效。

高渗剂干粉甘露醇能改善气管支气管的清除能力,而高渗盐水未特别在支气管扩张病人中进行应用研究,但能改善正常对照、囊性纤维化和慢性支气管炎的清除能力。

肺康复能提高运动耐受力,但对吸气肌训练无帮助。

(三)支气管扩张剂

大多数支气管扩张病人气道可逆,故可应用支气管扩张剂治疗气流阻塞。长效 β_2 受体激动剂已应用于支气管扩张病人,但目前尚缺乏循证医学证据支持。也无好的数据支持抗胆碱药物在支气管扩张的病人中应用。

(四)黏液松解剂

溴已新 30mg、3 次/天能改善急性加重期的症状。但吸入 DNase I 使 FEV_1 下降更快,故不推荐使作。

(五)抗炎药物

口服糖皮质激素似乎可延缓囊性纤维化的进程但有较大副作用。无随机试验推荐在支气管扩张病人中使用口服糖皮质激素。吸入糖皮质激素可能使痰量减少、改善肺功能,但也缺乏清楚的证据。白三烯受体阻滞剂能抑制中性粒细胞介导的炎症,推测可能有效。其他非甾体类抗炎药如吲哚美辛的治疗作用不明显,但布洛芬能抑制囊性纤维化病人的病情进展。

(六)外科手术

外科手术在支扩中的地位已下降,但尚未消失。手术的目的是切除引起阻塞的肿瘤或残留的异物。清除损害最严重的肺叶、肺段,或疑为引起急性加重、产黏性分泌物和黏液栓的部位。清除导致不易控制的出血部位。清除疑藏有多重耐药分枝杆菌和鸟胞分枝杆菌的损害肺组织。有 3 个外科手术中心描述了过去 10 年的手术经验,对每个病人进行连续平均 4~6 年的观察。他们注意到有 90% 以上的病人症状有改善。囊性纤维化和呼吸衰竭的病人可考虑双肺移植,1 年生存率为 75%,5 年生存率为 48%。其他类型的支气管扩张也有接受肺移植的报道,但尚无有统计学资料的结果。

(七)咯血的治疗

支扩病人可发生威胁生命的咯血(每天>600ml),需要调整治疗方案,采用积极的治疗方法。在采取患侧卧位或气管插管等保护措施后,可行 CT 检查以确定出血部位。如果条件允许做介入检查,可行主动脉造影和支气管动脉造影,可发现出血部位或间接证明出血的新生血管,这样可进行栓塞。对疑为出血部位的病变仍然需要外科手术切除。

(八)接种

对支气管扩张病人行疫苗接种的资料较少,但推测应该有效。

（九）治疗上呼吸道疾病

上呼吸道疾病的处理较难,多数病人行药物和手术治疗后仍有症状。

（十）其他治疗

鼓励病人戒烟。有胃食管反流的病人应积极治疗。有Ⅱ型呼衰的病人可考虑行无创通气治疗。

（十一）治疗矛盾

有高血压、冠心病的支气管扩张病人出现大咯血时,应用脑垂体后叶素会造成血压升高。使用抗纤溶药物有时会诱发心绞痛。稳定期规律使用抗菌药物可减少细菌负荷,长期使用大环内酯类药物可减轻炎症反应,但会造成耐药和其他的毒副反应出现。吸入表面激素和长效 β 受体激动剂可降低气道高反应性,但可能致感染加重。

（十二）解决对策

应根据每个病人的具体情况采取措施,进行个体化的治疗。在新的治疗方法未获得大量循证医学证据时不宜在病人中推广。

十、预后

尽管支气管扩张的预后有了较大的改善,但 5 年病死率仍达 13%。新近的一项对 101 例非吸烟患者的 8 年随访研究显示病人有持续的气促、大量脓痰症状、FEV_1 下降过快。FEV_1 下降与痰量有明显相关。而痰中有铜绿假单胞菌存在则与大量脓痰、HRCT 上支气管扩张的范围程度及差的生活质量相关。

十一、预防

积极防治麻疹、百日咳、支气管肺炎、肺结核等呼吸道感染(尤其在幼年期)对预防支气管扩张的发生具有重要意义。此外,加强锻炼,增强机体免疫功能,治疗慢性鼻窦炎和扁桃体炎,防止异物误吸进入支气管,对预防该病也有重要作用。

第九章　支气管哮喘

支气管哮喘（简称哮喘）是由于嗜酸细胞、肥大细胞和 T 淋巴细胞等多种炎性细胞以及多种细胞因子参与的气道慢性炎症。这种气道炎症使易感者对各种激发因子具有气道高反应性，并由此可引起气道缩窄，呈现广泛多变的可逆性气流受限。临床表现为反复发作的喘息、呼吸困难、胸闷或咳嗽等症状，常在夜间和（或）清晨发作、加剧，多数患者可自行缓解或经治疗而缓解。

一、病因与发病机制

（一）病因及诱因

促进支气管哮喘形成的病因比较复杂，通常把哮喘危险因素分为两种：宿主因素和环境因素。

宿主因素包括发展为哮喘患者自身的遗传易感性、特应症、性别、种族以及气道高反应性。

环境因素指患者所接触的变应原、职业工作中的致敏物、感染、饮食、烟草、社会经济状况和家系等，它们有助于促进易感人群中支气管哮喘疾病的发生。具体包括室内、外变应原屋尘螨、动物变应原、蟑螂变应原、真菌、花粉、职业性致敏物质、烟草（主动或被动吸烟）、空气污染、社会经济状况、某些饮食和药物以及家族遗传因素等。

此外，尚有一些促发因素可导致哮喘发作，如呼吸道感染、剧烈运动和通气过度、天气变化、二氧化硫、食物添加剂、情绪激动及吸入刺激物（如某些喷雾剂、油漆等）。

（二）发病机制

哮喘的发病机制非常复杂，迄今仍未完全明了。

1.炎症学说

哮喘是一种涉及多种炎症细胞及炎症介质相互作用的气道慢性炎症疾病，它包括：①以嗜酸细胞为主的多种炎性细胞（肥大细胞，淋巴细胞、嗜碱细胞、中性粒细胞、巨噬细胞等）的气道浸润；②气道微血管扩张，通透性增高；③气道内炎性介质(嗜酸细胞阳离子蛋白、组胺、白三烯及具有多种炎性、趋化作用的细胞因子)增多;④气道高反应性。

2.免疫学说

哮喘患者接触过敏原后,产生特异性IgE,当再次接触过敏原时,可引起多种细胞(包括肥大细胞、嗜碱细胞等)释放过敏性介质,如组胺、白三烯等物质使平滑肌痉挛,气道分泌物增加。

3.神经学说

①β-肾上腺能受体功能低下;②迷走神经张力增高;③非肾上腺非胆碱能(NANC)功能异常,导致了支气管平滑肌的收缩、血管通透性增高、促进哮喘的发作。

其他尚有胃食道返流学说、微血管渗漏学说、大脑皮层功能异常学说及内分泌失调学说等。目前还认为哮喘也是一种多基因遗传病。

二、临床征象及诊断

诊断要点

1.症状

(1)前驱症状:打喷嚏、流涕、咳嗽或胸闷等。

(2)喘息和呼吸困难:发作性的喘息和呼吸困难,用支气管舒张药或可自行缓解是支气管哮喘的特征性临床表现。缓解期常无明显症状。

(3)咳嗽、咳痰:也是哮喘的常见症状,"咳嗽型哮喘"可单纯表现为咳嗽。

(4)胸闷和胸痛:有时病人可有胸闷、胸痛等不适。但如突发胸痛则须考虑自发性气胸的可能性。

2.体征

(1)胸部呈过度吸气状态、呼气延长、严重者可出现奇脉、端坐呼吸。

(2)两肺弥漫性哮鸣音,严重病人因呼吸肌疲劳,哮鸣音反而减弱或消失。

(3)病人缺氧严重时可出现紫绀。

(4)缓解期或非典型哮喘,无明显体征。

3.实验室检查及特殊检查

(1)血常规检查:外周血嗜酸细胞增多,合并感染时白细胞增多,中性粒细胞比例增高。

(2)痰液检查:痰液中嗜酸细胞比例明显增多,近年来痰液嗜酸细胞阳离子蛋白(ECP)内检测已成为哮喘的诊断、预后及疗效判断的指标之一。

（3）肺功能检查：发作期呈阻塞性肺通气功能障碍：FVC 降低、FEV_1 下降，RV、TLC、RV/TLC％均增大；气道舒张试验阳性（FEV_1 改善＞15％）；气道激发试验阳性：呼气峰值流速变化率（PEFR）＞20％。

4.诊断标准

（1）反复发作喘息、呼吸困难、咳嗽或胸闷。症状的发作多与接触变应原、冷空气、物理、化学性刺激、病毒性上呼吸道感染、运动等有关。

（2）发作时两肺可闻及散在或弥漫性、以呼气相为主的哮鸣音，呼气相延长。

（3）症状可经治疗而缓解或自行缓解。

（4）症状不典型者（如无明显喘息或体征），应至少具备以下一项试验阳性。①气管激发试验或运动试验阳性；②支气管舒张试验阳性［一秒钟用力呼气容积（FEV_1）增加 15％以上，且 FEV_1 增加绝对值＞200ml］；③最大呼气流速（FEF）日内变异率或昼夜波动率≥20％。

（5）除外其他疾病所引起的喘息、胸闷和咳嗽。

5.分期、病情评价

（1）分期：根据临床表现哮喘可分为急性发作期和缓解期，缓解期系指经过治疗或未经治疗症状、体征消失，肺功能恢复到急性发作前水平，并维持 4 周以上。

（2）病情的评价：哮喘患者的病情评价应分为两部分：

①非急性发作期病情的总评价：许多哮喘患者即使没有急性发作，但在相当长的时间内总是不同频度和（或）不同程度地出现症状（喘息，咳嗽，胸闷），因此需要依据就诊前临床表现，肺功能以及为控制其症状所需用药对其病情进行总的估价（表 9-1）。

表 9-1　非急性发作期哮喘病情的评价

病情	临床特点
间歇发作	间歇有症状，＜每周一次短期发作（数小时～数天），夜间哮喘症状≤每月 2 次；发作间期无症状，且肺功能正常；PEF 或 FEV_1≥80％预计值，变异率＜20％
轻度	症状≥每周 1 次，但＜每天 1 次，发作可能影响活动和睡眠，夜间哮喘症状＞每月 2 次；PEF 或 FEV_1≥80％预计值，PEF 变异率 20％～30％
中度	每日均有症状；发作影响活动或睡眠；夜间哮喘发作＞每周 1 次；PEF 或 FEV_1＞60％，＜80％的预计值，PEF 变异率＞3％
重度	症状频繁发作；夜间哮喘频繁发作；严重影响睡眠，体力活动受限；PEF，FEV_1＜60％预计值，PEF 变异率＞30％

②哮喘急性发作时严重程度的评价：哮喘急性发作是指气促、咳嗽、胸闷等症

状突然发生,常有呼吸困难,以呼吸气流量降低为其特征。其程度轻重不一,病还必须加重可在数小时或数天内出现,偶尔可在数分钟内危及生命,故应对病情作出正确评估,以便给予及时有效的紧急治疗。

三、治疗

目前哮喘治疗的目标是:①获得并保持哮喘症状的控制;②预防哮喘急性发作;③保持肺功能尽可能接近正常水平;④保持正常的活动,包括运动;⑤避免药物不良反应;⑥预防不可逆的气流受限发生、死亡。全球哮喘创议(GINA)把哮喘的治疗分成以下六大组成部分。

(一)患者教育

患者本人及其家庭成员对所患疾病的相关信息了解,提高其在哮喘病治疗过程中患者的依从性。

(二)哮喘症状和报告和肺功能的监测

尽可能地通过患者对其自身症状的记录以及呼气峰值流速仪对 PEF 的测定。

(三)避免接触危险因素

避免和消除可能引起哮喘发作的变应原和其他非特异性刺激,去除各种诱发因素。

(四)发作期治疗

解痉平喘、抗炎、祛痰、防治感染、纠正脱水及酸碱失衡等。

急性期治疗药物主要包括糖皮质激素、β_2 受体激动剂、茶碱以及胆碱能受体拮抗剂等。

1.糖皮质激素

系最有效的抗炎药物。

(1)吸入用药直接作用于呼吸道,局部抗炎作用强,全身不良反应少。目前常用丙酸培氯松(必可酮)、丁地去炎松(普米克)或者丙酸氟替卡松(辅舒酮),连续规则使用 1 周后方能奏效。哮喘急性发作时应与 β_2 受体激动剂或茶碱合用。季节性哮喘病人,可在预计发作前 2～4 周开始连续规则使用。局部不良反应为口咽念珠菌感染、声音嘶哑,喷药后用清水漱口可减轻局部反应和胃肠吸收。大剂量吸入治疗($600\mu g/d$)可提高疗效,但长期大剂量应用亦可能对肾上腺皮质功能产生轻度抑制,特别是儿童患者。

(2)口服糖皮质激素用于病情较重者早期,防止病情恶化。也可用于吸入治疗无效病人。为减少全身不良反应及发生糖皮质激素依赖的机会,一般宜采用较大剂量(泼尼松 30～40mg/d)、短疗程、病情控制后及时减量及单用吸药。需长期口服糖皮质激素者,采用每日清晨顿服或隔日顿服法,以减少糖皮质激素对垂体-肾上腺轴的抑制作用。泼尼松的维持量最好≤10mg/d。

(3)严重哮喘发作或哮喘病人处于应激状态(外伤、手术、分娩、严重感染等)时应及早静脉使用琥珀酸氢化可的松(100～1200mg/d)或甲基泼尼松龙(40～160mg/d)。病情控制后逐渐减量并改口服给药,临床症状控制后再用 1 周左右,不可骤然停药。

2.β₂ 受体激动剂

其平喘作用比较快速,短效 β₂ 受体激动剂沙丁胺醇(喘乐宁)或叔丁喘宁(喘康速),通过 MDI 或干粉剂吸入(200～400ug),5～10 分钟见效并维持 4～6 小时,用于治疗轻度哮喘急性发作或预防运动性哮喘。病情较重的患者不能有效使用MDI 时,可通过雾化吸入方式给药,首选氧动力驱动雾化吸入。

长效 β₂ 受体激动剂如沙美特罗和福摩特罗,其作用时间维持较长,适用于夜间哮喘和凌晨哮喘发作加剧者。

3.抗胆碱药

阻断迷走神经,平喘作用持久。对于病情较重的哮喘患者,可与 β₂ 受体激动剂联合吸入治疗,使支气管舒张作用增强并持久,适用于夜间哮喘及痰多的哮喘病人。

4.茶碱

能舒张支气管,并有强心、利尿、扩张冠状动脉、兴奋呼吸中枢和兴奋呼吸肌的作用。近年研究结果显示小剂量的茶碱尚可缓解气道慢性炎症。

(1)氨茶碱或控释型茶碱口服,每公斤体重 6～10mg/d,控制轻、中度哮喘发作。控释型茶碱作用持久,适用于控制夜间哮喘发作。茶碱与糖皮质激素、抗胆碱药合用具有协同作用,与 β₂ 受体激动剂合用应适当减少剂量,以免诱发心律失常。

(2)对于急性哮喘发作可用氨茶碱加入葡萄糖液中静脉滴注。重症病例且 24 小时内未用过茶碱者,首次剂量为每公斤体重 4～6mg,在 25～30 分钟匀速缓慢推注,继以每小时每公斤体重 0.6～0.8mg 的速度静脉滴注维持。注意浓度过高或速度过快可引起心律失常、血压下降、甚至突然死亡,老人、幼儿或有心、肝、肾功能障碍及甲状腺功能亢进者尤其要慎用。茶碱的有效血浓度与中毒血药浓度非常接近,且个体代谢差异大,心、肝、肾功能不全或合用西米替下、喹诺酮类、大环内酯类药物等可使其半衰期延长,极易发生茶碱过量中毒。有条件应监测血药浓度。安全有效血药浓度为 5～14mg/L。喘定(双羟丙茶碱)作用与氨茶碱相同,但不良反应较轻。

5.硫酸镁

镁离子能够抑制平滑肌收缩,促进支气管平滑肌舒张而能够改善肺通气情况。严重哮喘发作时,应用硫酸镁有助于哮喘症状的缓解。

6.钙拮抗剂

地尔硫卓、维拉帕米、硝苯吡啶口服或吸入可达到阻止钙离子进入肥大细胞,缓解支气管痉挛,对运动性哮喘有较好疗效。

重症哮喘的处理除选用上述治疗外,需注意抗感染、积极补液、纠正酸中毒及电解质紊乱,给予氧疗纠正低氧血症。出现呼吸衰竭或神志改变需进行机械辅助通气。

(五)缓解期处理

目的是巩固维持疗效,防止或减少复发,改善呼吸功能,提高生活质量。

1.病情缓解后应继续吸入维持量糖皮质激素,至少稳定 3 个月后减量。

2.每日定时测量 PEF 及记录哮喘日记,出现哮喘先兆症状应及时用药。

3.避免接触过敏原及各种诱发因素。对无法避免接触过敏原或药物治疗无效时可以考虑针对过敏原进行特异性免疫治疗。如对花粉或尘螨过敏者可采用相应过敏原提取物作减敏治疗,但需注意制剂的标准化及可能出现的严重全身过敏反应和哮喘的严重发作。

4.药物治疗哮喘缓解期的治疗除酌情减少急性发作期治疗药物外,还包括白三烯调节剂和其他抗炎和抗组胺药等。

白三烯受体拮抗剂用于治疗轻中度哮喘。如孟鲁斯特(顺尔宁)10mg。与吸入性糖皮质激素联合应用,可减少激素的用量。

色甘酸钠粉雾或气雾吸入可抑制肥大细胞等炎症细胞释放介质,用于预防哮喘发作。

其他药物如曲尼斯特、酮替酚、氯雷他定等也可应用。

四、预后

合理治疗可减轻发作或减少发作次数,许多病人可完全控制。约 50％～78％的儿童,经过治疗或到成年期可完全缓解。如诱发因素未能消除,哮喘反复发作而加重,可并发肺气肿、肺源性心脏病等,则预后较差。

第十章　肺炎

第一节　社区获得性肺炎

社区获得性肺炎(CAP)又称医院外肺炎,是指在医院外罹患的感染性肺实质(含肺泡壁,即广义上的肺间质)炎症,包括具有明确潜伏期的病原体感染而在入院后平均潜伏期内发病的肺炎。随着社会人口老龄化以及慢性病患者的增加,老年护理院和长期护理机构大量建立。伴随而来的护理院获得性肺炎(NHAP)作为肺炎的一种独立类型被提出。曾经认为 NHAP 在病原谱的分布上介于 CAP 和医院获得性肺炎(HAP)之间,即肺炎链球菌和流感嗜血杆菌趋于减少,而肠杆菌科细菌趋于增加。但近年来的研究表明 NHAP 的病原谱更接近于 HAP,而且以多耐药(MDR)菌为主。

【病原学】

细菌、真菌、衣原体、支原体、病毒、寄生虫等病原微生物均可引起 CAP,其中以细菌性肺炎最为常见。由于地理位置的差异、研究人群的构成比不同、采用的微生物诊断技术及方法各异等原因,各家报道 CAP 病原体分布或构成比不尽一致。近年来 CAP 病原谱变迁的总体情况和趋势是:①肺炎链球菌仍是 CAP 最主要的病原体。据 1966—1995 年 122 篇英文文献荟萃分析,CAP 病原体中肺炎链球菌占 65%。2006 年日本呼吸学会(JRS)发表的 CAP 指南引证的该国资料表明,在全科和大学医院门诊 CAP 中肺炎链球菌分别占 22.10% 和 12.13%;而欧洲 10 个国家 26 篇研究 5 961 例住院 CAP 中肺炎链球菌占 28.1%。近 30 年间北美 15 篇研究显示,住院 CAP 中肺炎链球菌占 20%~60%;门诊 CAP 痰培养肺炎链球菌占 9%~22%;入住 ICU 的重症 CAP 肠杆菌科细菌和军团菌比例增加,但肺炎链球菌仍占 1/3 左右,仍然是最主要的病原体。常规检测技术阴性或所谓"病原体未明"的 CAP,仍以肺炎链球菌最为常见。②非典型病原体所占比例在增加。1995 年以来包括世界不同地区,3 篇病例数≥150 例的 CAP 病原学研究报告显示非典型病原体达 40%,其中肺炎支原体、肺炎衣原体和军团菌分别为 1%~36%、3%~

22％和1％～16％。国内初步研究前二者亦在20％～30％之间。与过去认识不同的是这些非典型病原体有1/3～1/2与作为CAP主要病原体的肺炎链球菌合并存在，并加重肺炎链球菌肺炎的临床病情，尤其多见于肺炎衣原体。③流感嗜血杆菌和卡他莫拉菌也是CAP的重要病原体，特别是合并COPD基础疾病者。④酒精中毒、免疫抑制和结构性肺病（囊性肺纤维化、支气管扩张症）等患者革兰阴性杆菌增加，在结构性肺病患者铜绿假单胞菌是相当常见的病原体。⑤有报道耐甲氧西林金黄色葡萄球菌（MR-SA）、分泌杀白细胞素的金黄色葡萄球菌也正成为CAP重要病原体。⑥新病原体不断出现，如引起汉塔病毒肺综合征的SNV及其相关病毒和引起SARS的新冠状病毒（另述）。⑦耐药肺炎链球菌（PRSP）增加，在我国肺炎链球菌对青霉素耐药近年来快速增加，肺炎链球菌对大环内酯类耐药也在增加，对第三代喹诺酮亦出现耐药。

【流行病学】

虽然强杀菌、超广谱抗微生物药物不断问世，CAP仍然是威胁人类健康的重要疾病，尤其是随着社会人口老龄化、免疫受损宿主增加、病原体的变迁和抗生素耐药性的上升，CAP面临着许多问题和挑战。其患病率约占人群的12‰。在美国，人口死亡顺位中肺炎居第六位，每年因肺炎的直接医疗费用和间接劳动力损失约200亿美元。英国每年用于治疗CAP的费用预计高达44亿英镑，其中约32％患者需要住院治疗，这部分患者的医疗支出占总数的90％。美国总体人群CAP预计发病率为258/10万，而在65岁以上人群中962/10万需要住院治疗。我国尚缺乏可靠的CAP流行病学资料。有资料预计一年我国有250万CAP患者，超过12万人死于CAP。如果与美国按人口总数比较，估计国内的上述预计数字显然被低估。年龄、社会地位、居住环境、基础疾病和免疫状态、季节等诸多因素可影响CAP的发病，尤其与CAP病原体的差异密切相关。

【临床表现】

CAP通常急性起病。发热、咳嗽、咳痰、胸痛为最常见的临床症状。重症CAP可有呼吸困难、缺氧、休克、少尿甚至肾衰竭等相应表现。CAP可出现肺外的症状，如头痛、乏力、腹胀、恶心、呕吐、纳差等，发生率约10％～30％不等。老年、免疫抑制患者发热等临床症状发生率较青壮年和无基础疾病者低。患者常有急性病容。肺部炎症出现实变时触诊语颤增强，叩诊呈浊音或实音，听诊可有管状呼吸音或湿啰音。CAP患者外周血白细胞总数和中性粒细胞的比例通常升高。但在老年人、重症、免疫抑制等患者可不出现血白细胞总数升高，甚至下降。急性期C反应蛋白、降钙素原、血沉可升高。

X线影像学表现呈多样性,与肺炎的病期有关。在肺炎早期急性阶段病变呈渗出性改变,X线影像学表现为边缘模糊的片状或斑片状浸润影。在慢性期,影像学检查可发现增殖性改变,或与浸润、渗出性病灶合并存在。病变可分布于肺叶或肺段,或仅累及肺间质。

【诊断】

(一)CAP的临床诊断依据和严重度评价

对于新近发生咳嗽、咳痰和(或)呼吸困难的患者,尤其是伴有发热、呼吸音改变或出现啰音的患者都应怀疑是否存在CAP。老年或免疫力低下的患者往往无发热,而仅仅表现为意识模糊、精神萎靡或原有基础疾病加重,但这些患者常有呼吸增快及胸部体检异常。疑似CAP的患者可以通过X线胸片检查进行确诊,胸片同时可以根据观察是否存在肺脓肿、肺结核、气道阻塞或胸腔积液,以及肺叶累及范围来评价病情严重程度。因此,各国的CAP指南都认为怀疑CAP时应进行胸片检查。一部分免疫受损的CAP患者虽然病史和体格检查高度提示CAP,但胸片检查常为阴性,如肺孢子菌肺炎患者中约30%胸片检查阴性,但在免疫力正常的成人中很少存在这种情况。

具体的诊断依据如下:①新出现或进展性肺部浸润性病变;②发热≥38℃;③新出现的咳嗽、咳痰,或原有呼吸道疾病症状加重,并出现脓性痰,伴或不伴胸痛;④肺实变体征和(或)湿性啰音;⑤白细胞>$10×10^9$/L或<$4×10^9$/L伴或不伴核左移。以上①+②~⑤项中任何一项,并除外肺结核、肺部肿瘤、非感染性肺间质病、肺水肿、肺不张、肺栓塞、肺嗜酸性粒细胞浸润症、肺血管炎等,CAP的临床诊断确立。

依据临床必要的实验室资料对CAP病情严重程度作出评估,从而决定治疗场所(门诊、住院或入住ICU).也是选择药物及用药方案的基本依据。评估病情主要有PSI和英国胸科学会(BTS)CRB-65标准简单分类,包括5个易测因素,即意识模糊(经一种特定的精神检测证实,或患者对人物、地点、时间的定向障碍)、BUN>7mmol/L(20mg/dl)、呼吸频率≥30次/分、低血压(收缩压<90mmHg,或舒张压≤60mmHg)、年龄≥65岁,取其首字母缩写即为CURB-65。评分0~1分的患者应门诊治疗,2分者应住院治疗,≥3分者则需进入ICU。其简化版(CRB-65)无需检测BUN,适于社区初诊。回顾性研究显示,按这些标准入住ICU显得过于敏感,特异性较差,2007年美国指南对重症CAP的标准进行了较大修改,凡符合1条主要标准或3条次要标准即可诊断为重症肺炎(表10-1)。

表 10-1 重症肺炎诊断标准

次要标准

呼吸频率≥30 次/分

PaO_2/FiO_2≤250

多肺段浸润

意识模糊/定向障碍

尿毒血症[BUN≥7mmol/L(20mg/dl)]

感染引起的白细胞减少(白细胞计数<4000 个/mm³)

血小板减少(血小板计数<100000 个/mm³)

低体温(深部体温<36℃)

低血压,须进行积极的液体复苏

主要标准

有创机械通气

感染性休克,须使用血管升压类药物

(二)病原学诊断

1.痰标本采集、送检和实验室处理检查

痰液是最方便和无创伤性病原学诊断标本,但易受到口咽部细菌的污染。因此痰标本质量的好坏、送检及时与否、实验室质控如何,将直接影响细菌的分离率和结果的解释。①采集:需在抗生素治疗前采集标本。嘱患者先行漱口,并指导或辅助患者深咳嗽,留取脓性痰送检。无痰患者检查分枝杆菌或肺孢子菌可用高渗盐水雾化导痰。②送检:一般要求在 2 小时内送检。延迟送检或待处理标本应置于 4℃保存(不包括疑及肺炎链球菌感染),且在 24 小时内处理。③实验室处理:挑取脓性部分涂片进行瑞氏染色,镜检筛选合格标本(鳞状上皮细胞<10 个/低倍视野、多核白细胞>25 个/低倍视野,或两者比例<1:2.5)。用血琼脂平板和巧克力平板两种培养基接种合格标本,必要时加用选择性培养基或其他培养基。可用 4 区划分法接种进行半定量培养。涂片油镜见到典型形态肺炎链球菌或流感嗜血杆菌有诊断价值。

2.检测结果诊断意义的判断

(1)确定的病原学诊断:从无污染的标本(血液、胸液、经支气管吸引或经胸壁穿刺)发现病原体,或者从呼吸道分泌物发现不在上呼吸道定植的可能病原体(如结核分枝杆菌、军团菌、流感病毒、呼吸道合胞病毒、副流感病毒、腺病毒、SARS-CoV、肺孢子菌和致病性真菌)。

（2）可能的病原学诊断：①呼吸道分泌物（咳痰或支气管镜吸引物）涂片或培养发现可能的肺部病原体且与临床相符合；②定量培养达到有意义生长浓度或半定量培养中重度生长。

3.病原学诊断技术的运用和选择

门诊患者病原学检查不列为常规，但对怀疑有通常抗菌治疗方案不能覆盖的病原体感染（如结核）或初始经验性抗菌治疗无反应以及怀疑某些传染性或地方性呼吸道病原体等需要进一步进行病原学检查。住院患者应进行血培养（2次）和呼吸道分泌物培养。经验性抗菌治疗无效者、免疫低下者、怀疑特殊感染而咳痰标本无法获得或缺少特异性者、需要鉴别诊断者可选择性通过纤支镜下呼吸道防污染采样或 BAL 采样进行细菌或其他病原体检测。非典型病原体（肺炎支原体、肺炎衣原体）血清学检测仅用于流行病学调查的回顾性诊断，不作为临床个体患者的常规处理依据，重症 CAP 推荐进行军团菌抗原或抗体检测。

【治疗】

（一）治疗原则

1.及时经验性抗菌治疗

临床诊断 CAP 患者在完成基本检查以及病情评估后应尽快进行抗菌治疗，有研究显示 30 分钟内给予首次经验性抗菌治疗较 4 小时后给予治疗的患者预后提高达 20%，表明越早给予抗菌治疗预后越好。药物选择的依据应是 CAP 病原谱的流行病学分布和当地细菌耐药监测资料、临床病情评价、抗菌药物理论与实践知识（抗菌谱、抗菌活性、药动学/药效学、剂量和用法、不良反应、药物经济学）和治疗指南等。还应强调抗菌治疗包括经验性治疗尚应考虑我国各地社会经济发展水平等多种因素。

2.重视病情评估和病原学检查

由于经验性治疗缺乏高度专一性和特异性，在治疗过程中需要经常评价整体病情的治疗反应。初始经验性治疗 48～72 小时或稍长一些时间后病情无改善或反见恶化，按无反应性肺炎寻找原因并进行进一步处理（见后）。

3.初始经验性治疗　要求覆盖 CAP 最常见病原体按病情分组覆盖面不尽相同（见后）。近年来非典型病原体及其与肺炎链球菌复合感染增加。经验性推荐 β-内酰胺类联合大环内酯类或呼吸喹诺酮类（左氧氟沙星、莫昔沙星、加替沙星）单用。增殖期杀菌剂和快速抑菌剂联合并未证明会产生过去所认为的拮抗作用。

4.减少不必要住院和延长住院治疗

在轻中度和无附加危险因素的 CAP 提倡门诊治疗，某些需要住院者应在临床病情改善后将静脉抗生素治疗转为口服治疗,并早期出院。凡病情适合于住普通病房治疗者均提倡给予转换治疗。其指征:①咳嗽气急改善;②体温正常;③白细胞下降;④胃肠能耐受口服治疗。选择转换药物如 β-内酰胺类口服剂型其血药浓度低于静脉给药,称为降级治疗,不影响疗效;而如果选择氟喹诺酮类或大环内酯类,则其血药浓度与静脉给药相近称为序贯治疗。事实上序贯治疗常与转化治疗概念混用,降级治疗一词应用相对较少。

5.抗菌治疗疗程视病原体决定

肺炎链球菌和其他细菌肺炎一般疗程 7～10 天,肺炎支原体和肺炎衣原体肺炎 10～14 天;免疫健全宿主军团菌病 10～14 天,免疫抑制宿主则应适当延长疗程。疗程尚需参考基础疾病、细菌耐药及临床病情严重程度等综合考虑,既要防止疗程不足,更要防止疗程过长。目前,疗程总体上趋于尽可能缩短。

(二)经验性抗菌治疗方案

1.门诊患者经验性治疗

(1)无心肺基础疾病和附加危险因素患者:常见病原体为肺炎链球菌、肺炎支原体、肺炎衣原体(单独或作为复合感染)、流感嗜血杆菌、呼吸道病毒及其他如军团菌、结核分枝杆菌、地方性真菌。推荐抗菌治疗:新大环内酯类(阿奇霉素、克拉霉素等)、多西环素。在我国抗生素应用水平较低、预计肺炎链球菌很少耐药的地区仍可选用青霉素或第一代头孢菌素,但不能覆盖非典型病原体。大环内酯类体外耐药性测定(MIC)显示耐药特别是 M-表型耐药(mef 基因,MIC≤16μg/ml)与临床治疗失败并无相关,此类药物细胞内和肺泡衬液中浓度高,其对临床疗效的影响较血清水平更重要。

(2)伴心肺基础疾病和(或)附加危险因素患者:这里附加危险因素指:①肺炎链球菌耐药(DRSP)危险性,包括年龄＞65 岁、近 3 个月内接受内酰胺类抗生素治疗、免疫低下、多种内科合并症和密切接触托幼机构生活儿童者;②感染肠道革兰阴性杆菌危险性,包括护理院内生活、基础心肺疾病、多种内科合并症、近期接受过抗生素治疗。此类患者常见病原体为肺炎链球菌(包括 DRSP)、肺炎支原体、肺炎衣原体、复合感染(细菌＋非典型病原体)、流感嗜血杆菌、肠道革兰阴性杆菌、呼吸道病毒、卡他莫拉菌、军团菌、厌氧菌、结核分枝杆菌等。推荐抗菌治疗为 β-内酰胺类[口服第二、三代头孢菌素、高剂量阿莫西林(3.0g/d)、阿莫西林/克拉维酸、氨苄西林/舒巴坦,或头孢曲松/头孢噻肟与第三代口服头孢菌素转换治疗]＋大环内酯类/多西环素,或呼吸喹诺酮类(左氧氟沙星、莫昔沙星、加替沙星)单用。

2.住院(普通病房)患者经验治疗

(1)伴心肺疾病和(或)附加修正因素(同上):常见病原体为肺炎链球菌(包括DRSP)、流感嗜血杆菌、肺炎支原体、肺炎衣原体、复合感染(细菌＋非典型病原体)、厌氧菌、病毒、军团菌、结核分枝杆菌、肺孢子菌等。推荐抗菌治疗为静脉应用β-内酰胺类(头孢噻肟、头孢曲松)或β-内酰胺类-酶抑制剂复方制剂联合口服或静脉应用大环内酯类/多西环素,或呼吸喹诺酮类先静脉给药然后转换为口服给药。

(2)无心肺疾病和附加修正因素(同上):常见病原体为肺炎链球菌、流感嗜血杆菌、肺炎支原体、肺炎衣原体、复合感染、病毒、军团菌等。推荐抗菌治疗为静脉应用大环内酯类或β-内酰胺类,或呼吸喹诺酮类。

3.入住ICU重症肺炎的经验性治疗

(1)无铜绿假单胞菌危险:主要病原体为肺炎链球菌(包括DRSP)、军团菌、流感嗜血杆菌、肠道革兰阴性杆菌、金黄色葡萄球菌、肺炎衣原体、呼吸病毒等。推荐治疗方案为静脉应用β-内酰胺类(头孢噻肟、头孢曲松)＋静脉大环内酯类,或喹诺酮类。

(2)伴铜绿假单胞菌危险:其危险因素为结构性肺病(支气管扩张症)、糖皮质激素治疗(泼尼松＞10mg/d)、近1个月内广谱抗生素治疗＞7天、营养不良等。推荐治疗为静脉抗假单胞β-内酰胺类(头孢吡肟、哌拉西林/他唑巴坦、头孢他啶、头孢哌酮/舒巴坦、亚胺培南、美罗培南)＋静脉抗假单胞菌喹诺酮类(环丙沙星、左氧氟沙星),或静脉抗假单胞菌β-内酰胺类＋静脉氨基糖苷类＋大环内酯类/非抗假单胞菌喹诺酮类。

CAP抗菌治疗选择存在一个重要争议,即第四代喹诺酮类药物抗肺炎链球菌活性明显提高的莫昔沙星、吉米沙星等呼吸喹诺酮类(也包括左氧氟沙星)是否可以作为第一线选。择1999年美国CDC肺炎链球菌耐药工作组(DRSPWG)主张呼吸喹诺酮类仅能用于:①大环内酯类和β-内酰胺类治疗无效或过敏患者;②高水平PRSP(MIC≥4μg/ml)感染患者。主要是担心其耐药和交叉耐药。但近年来随着研究深入,这一主张已趋于松动。2003年美国感染病学会(IDSA)发表新修订的CAP指南推荐门诊患者近3个月内用过抗生素者可首选呼吸喹诺酮类。另一个争议是大环内酯类的地位问题。如前所述如果肺炎链球菌没有耐药危险因素或者大环内酯类仅是mef基因介导耐药(泵出机制),而非erm基因介导耐药(靶位改变),大环内酯类仍可应用,因为它覆盖呼吸道胞外菌和非典型病原体,在无基础疾病的轻症CAP可以单用。在中重症或有基础疾病患者大环内酯类和β-内酰胺类联合治疗是公认"经典"方案,目的是用大环内酯类覆盖非典型病原体。

（三）支持治疗

重症 CAP 需要积极的支持治疗，如纠正低蛋白血症、维持水电解质和酸碱平衡，循环及心肺功能支持包括机械通气等。

无反应性肺炎：应按照以下临床途径进行评估：①重新考虑 CAP 的诊断是否正确，是否存在以肺炎为表现的其他疾病，如肺血管炎等；②目前治疗针对的病原是否为致病病原，是否有少见病原体如分枝杆菌、真菌等感染的可能性；③目前针对的病原体是否可能耐药，判断用药是否有必要针对耐药菌进行抗感染升级治疗；④是否有机械性因素如气道阻塞造成的抗感染不利情况；⑤是否忽视了应该引流的播散感染灶，如脑脓肿、脾脓肿、心内膜炎等；⑥是否存在药物热可能性。

其原因包括：①治疗不足，治疗方案未覆盖重要病原体（如金黄色葡萄球菌、假单胞菌）或细菌耐药（耐药肺炎链球菌或在治疗过程中敏感菌变为耐药菌）；②少见病原体（结核分枝杆菌、真菌、肺孢子菌、肺吸虫等）；③出现并发症（感染性或非感染性）；④非感染性疾病。如果经过评估认为治疗不足可能性较大时，可以更改抗菌治疗方案再进行经验性治疗，一般说如果经过一次更换方案仍然无效则应进一步拓展思路寻找原因并进行更深入的诊断检查，如 CT、侵袭性采样、血清学检查、肺活检等。

【预后】

eta 分析显示不需要住院的 CAP 的病死率小于 1％，需要住院的 CAP 总体病死率为 13.7％，老年患者约 17.6％，并发败血症为 19.6％，而需要入住 ICU 的 CAP 病死率可达36.5％。

【预防】

在流感暴发流行时应用盐酸金刚烷胺可明显减轻症状，缩短病程，能否减少肺炎并发症有待证明。多价肺炎链球菌疫苗可使 85％ 以上的健康老年人减少肺炎链球菌肺炎的发生。但是对于有一定基础疾病者保护率较低。流感嗜血杆菌疫苗亦有较好保护效果。

第二节　医院获得性肺炎

医院获得性肺炎（HAP），简称医院内肺炎（NP），是指患者入院时不存在、也不处于感染潜伏期，而于入院 48 小时后在医院内发生的肺炎，包括在医院内获得感染而于出院后 48 小时内发生的肺炎。呼吸机相关肺炎（VAP）是指建立人工气道（气管插管/切开）同时接受机械通气 24 小时后，或停用机械通气和拔除人工气道

48 小时内发生的肺炎,是 HAP 一种常见而严重的类型。

目前对医院获得性肺炎的定义未能完全统一。2004 年由美国胸科学会(ATS)和美国感染病学会(IDSA)发布的诊治指南中,规定医院获得性肺炎(HAP)包括呼吸机相关肺炎和卫生保健相关肺炎(HCAP)。并定义 HCAP 是指以下任何一种情况出现的社区获得性肺炎,即感染发生前 90 天内曾入住急性病医院 2 天以上、住于疗养院或一些长期护理机构,或感染发生前 30 天内接受过静脉抗生素治疗或化疗或伤口护理、在医院或血透诊所照料患者的工作人员。2008 年美国 CDC 则对沿用 20 年的医院感染定义进行了大的修订,决定使用"医疗相关感染"或缩写 HAI,不再使用 nosocomial(医院内的)一词。医院获得性肺炎也改用医疗相关肺炎,英文缩写仍为 HAP,停止使用 nosocomial pneumonia 一词。为避免混淆,本节仍采用传统的定义。HCAP 可理解为一组特别的类型,虽然属于社区获得性肺炎,但是病原学构成、抗菌药物选择更接近于 HAP。

【病原学】

HAP 多数由细菌引起,在免疫正常患者很少发生真菌或病毒引起的肺炎。由于患者组成、应用的诊断措施和标准不同,HAP 的病原学报告有所不同。细菌仍是当前 HAP 最常分离到的病原体,约 1/3 为混合感染。国外有报告在明确的 HAP 中,高达 54% 的标本未培养出微生物病原体,可能与细菌培养前患者已使用抗菌药物、检验技术不足或病毒和非典型病原体的检测措施没有常规开展有关。HAP 病原体构成见表 10-2。常见细菌包括革兰阴性杆菌,如铜绿假单菌胞、肺炎克雷伯杆菌、不动杆菌;革兰阳性球菌,如金黄色葡萄球菌(金葡菌)特别是 MRSA。金葡菌引起的感染在糖尿病、头颅外伤和 ICU 住院患者中常见。

表 10-2　医院内肺炎的病原构成

病原体	构成比(%)
革兰阴性杆菌(铜绿假单胞菌、不动杆菌、肠杆菌科)	50~70
金葡菌	15~30
厌氧菌	10~30
流感嗜血杆菌	10~20
肺炎链球菌	10~20
军团菌	4
病毒(CMV、流感病毒、RSV 等)	10~20
真菌	<1

不同的起病时间、基础状况、病情严重程度,甚至不同的地区、医院和部门,HAP 的病原谱存在明显差异。早发性 HAP,以流感嗜血杆菌、肺炎链球菌、甲氧西林敏感金葡菌(MSSA)和肠杆菌科细菌为常见;晚发性 HAP,则以耐药率高的革兰阴性杆菌,如铜绿假单胞菌、鲍曼不动杆菌、产广谱 β-内酰胺酶(ESBL)的肺炎克雷伯杆菌以及革兰阳性球菌如甲氧西林耐药金葡菌(MRSA)等多重耐药菌常见。多重耐药菌(MDR)引起 HAP 的比例逐年上升,铜绿假单胞菌仍是 HAP 十分重要的病原体。鲍曼不动杆菌近年来则增加显著,在 ICU 中常引起小规模的暴发。肺炎克雷伯杆菌中,产 ESBL 菌株的比例越来越高。除 HAP 起病时间外,先期使用抗菌药物、住护理院等也是多重耐药菌的危险因素,见表 10-3。

表 10-3 多重耐药菌(MDR)病原体感染导致 HAP、VAP、HGAP 的危险因素

- 肺炎发病前 90 天内用过抗菌药物
- 肺炎发病前住院时间已超过 5 天
- 所在社区和医院高发的细菌耐药率
- 存在卫生保健相关肺炎(HCAP)的危险因素

  之前 90 天内曾住院超过 2 天

  住在疗养院及其他医疗机构

  家中输液治疗(包括抗生素)

  30 天内进行透析治疗

  家庭伤口护理

  家庭成员存在 MDR 病原体

  · 疾病或治疗引起的免疫抑制

军团菌肺炎罕见,多为散发病例,但在免疫抑制患者中比例增加。在水源被军团菌污染的医院中,军团菌引起的 HAP 常见。国内尚未见到确切的发病统计资料。厌氧菌所致的 HAP 报道少见,可发生于误吸的非插管患者,如容易出现误吸的基础疾病如脑卒中、昏迷,VAP 中少见。

真菌引起的 HAP,多发生于免疫受损患者。虽然痰培养真菌分类率很高,但 HAP 证实由真菌引起者很少。临床分离株中以念珠菌最常见,占 80% 以上,由于念珠菌可定植在免疫健全的患者,因此即使气管内吸引物中分离出念珠菌也并不代表感染,多数不需要治疗;医院内曲霉菌肺炎甚少,多见于粒细胞缺乏症等免疫功能严重受损宿主。

病毒引起的 HAP 可呈现暴发,通常有季节性。成人散发病例中以巨细胞病毒(CMY)为重要,常伴免疫抑制。流感病毒、副流感病毒、腺病毒、呼吸道合胞病

毒占病毒性肺炎的 70％。呼吸道合胞病毒引起的细支气管炎和肺炎在儿科病房更常见。这些病毒感染的诊断通常依靠抗原检测、病毒培养和抗体检查以确诊。流感病毒 A 是最常见的引起医院内病毒性肺炎的病原。流感可通过喷嚏、咳嗽等在人与人之间传播。在易感人群中接种流感疫苗，早期抗病毒治疗可有效降低医院或护理机构内流感的传播。

【流行病学】

根据全国医院感染监测资料，HAP 是我国最常见的医院感染类型。在欧美等发达国家也居第 2～3 位。全球范围内 HAP 的发病率为 0.5％～5.0％。文献报告的 HAP 发病率中，教学医院是非教学医院的 2 倍；ICU 是普通病房的数倍至数十倍；胸腹部手术是其他手术的 38 倍；机械通气是非机械通气的 7～21 倍。在美国骨髓移植患者 HAP 发病率 20％，实质脏器移植后最初，3 个月有 4％发生细菌性肺炎，其中心肺移植 22％，肝移植 17％，心脏移植 5％，肾移植 1％～2％。

HAP 病死率为 20％～50％，明显高于社区获得性肺炎的 5％～6.3％。感染致死病例中 HAP 占 60％。机械通气患者中，VAP 累积发病率为 18％～60％。按机械通气日（VDs）计，内外科 ICU 成年 VAP 发病率为 15～20 例次/1000VDs；ARDS 患者 VAP 发病率高达 42 例次/1000VDs；VAP 病死率 25％～76％，归因病死率 24％～54％。近年来，美国采用组合干预方法后，VAP 发病率已经明显下降。在美国，肺炎使患者的住院日平均延长 7～9 天，每例患者要为此额外付出 40000美元以上的费用。

meta 分析显示我国 HAP 总体发病率为 2.33％。不同人群 HAP 发病率差异也很大，老年、ICU 和机械通气患者 HAP 发病率分别为普通住院患者的 5 倍、13倍和 43 倍。51 篇研究报告共监测的 4468 例 HAP 中死亡 1076 例，病死率为24.08％。上海市监测资料显示，因 HAP 造成住院日延长 31 天，每例平均增加直接医疗费用高达 18386.1 元。

【发病机制与危险因素】

误吸口咽部定植菌是 HAP 最主要的发病机制。50％～70％健康人睡眠时可有口咽部分泌物吸入下呼吸道。吞咽和咳嗽反射减弱或消失如老年、意识障碍、食管疾患、气管插管、鼻胃管、胃排空延迟及张力降低者更易发生误吸。正常成人口咽部革兰阴性杆菌（GNB）分离率少于 5％，住院后致病菌定植明显增加。口咽部GNB 定植增加的相关因素还有抗生素应用、胃液反流、大手术、基础疾病和内环境紊乱如慢性支气管肺疾病、糖尿病、酒精中毒、白细胞减少或增高、低血压、缺氧、酸中毒、氮质血症等。

研究表明胃腔内细菌可能是口咽部定植致病菌的重要来源。正常情况下，胃液 pH 为 1.0，胃腔内极少细菌。胃液酸度下降、老年、酗酒、各种胃肠道疾病、营养不良和接受鼻饲者、应用止酸剂或 H_2 受体阻滞剂可使胃内细菌定植大量增加。胃液 pH$>$4.0 时细菌检出率为 59%，pH$<$4.0 时仅 14%。笔者调查外科术后患者也发现胃液 pH 2～8，胃内细菌定植率由 13.3% 升至 100.0%，平均浓度由 103.0CFU/ml 升至 106.3CFU/ml。胃内细菌引起 HAP 的机制可能为直接误吸胃液，也可能是细菌先逆向定植于口咽部，再经吸入而引发肺炎。

带菌气溶胶吸入是 HAP 的另一发病机制。曾有报告雾化器污染导致 HAP 暴发流行。对呼吸机雾化器、氧气湿化瓶水污染引发 HAP 的危险也不能低估。曾调查国内氧气湿化瓶，微生物污染率为 45%，部分细菌浓度高达 l06CFU/ml。在儿科病房的医院内病毒性肺炎是通过咳嗽、打喷嚏甚至谈话、呼吸散布的飞沫或气溶胶传播。流行病学资料显示，SARS 的传播途径主要为近距离飞沫传播，部分可为接触污染分泌物经黏膜感染。受军团菌污染的淋浴水和空调冷凝水可产生气溶胶引起 HAP。一般认为，经空气或气溶胶感染 HAP 的主要病原体为多种呼吸道病毒、结核分枝杆菌、曲霉菌等，而普通细菌经此发病机制引起 HAP 者较少见。经人工气道或鼻腔/口腔吸痰过程中细菌的直接种植不应忽视，特别是医院感染管理不严、控制措施实施不佳的 ICU。血道播散引起的 HAP 较少，多见于机体免疫功能低下、严重腹腔感染、大面积皮肤烧伤等易于发生菌血症的患者。

宿主和治疗相关因素导致防御功能降低在肺炎发病中起了重要作用。HAP 多见于大于 65 岁的老年人、有严重基础疾病、免疫抑制状态、心肺疾病、胸腹手术后的患者。危险因素可分为四大类。

1.患者自身的因素，如高龄（70 岁以上），营养不良，导致免疫抑制的严重基础疾病包括烧伤、严重外伤。

2.增加细菌在口咽部和（或）胃部的定植，如抗菌药物的应用、入住 ICU、慢性呼吸系统疾病、用西咪替丁预防应激性胃出血（不论是否用制酸剂）。

3.促进气溶胶或定植菌吸入和反流，包括平卧位，中枢神经系统疾病，意识障碍特别是闭合式颅脑损伤或昏迷，气管插管，鼻胃管留置，头颈部、胸部或上腹部的手术，因严重创伤或疾病导致的活动受限。其中气管内插管/机械通气损坏了患者的第一线防御，是 HAP 最重要的危险因素。

4.医护人员的手被细菌污染、有细菌定植、被污染的呼吸设施使用延长，或呼吸机回路管道频繁更换（≤24 小时）、近期有过支气管镜检查等。

【临床表现】

多为急性起病,但不少可被基础疾病掩盖,或因免疫功能差、机体反应削弱致使起病隐匿。咳嗽、脓痰常见,部分患者因咳嗽反射抑制而表现轻微甚至无咳嗽,甚至仅表现为精神萎靡或呼吸频率增加;不少患者无痰或呈现少量白黏痰;在机械通气患者仅表现为需要加大吸氧浓度或出现气道阻力上升。发热最常见,有时会被基础疾病掩盖,应注意鉴别。少数患者体温正常。重症 HAP 可并发急性肺损伤和 ARDS、左心衰竭、肺栓塞等。查体可有肺湿性啰音甚至实变体征,视病变范围和类型而定。

胸部 X 线可呈现新的或进展性肺泡浸润甚至实变,范围大小不等,严重者可出现组织坏死和多个小脓腔形成。在 VAP 可以因为机械通气肺泡过度充气使浸润和实变阴影变得不清,也可以因为合并肺损伤、肺水肿或肺不张等发生鉴别困难。粒细胞缺乏、严重脱水患者并发 HAP 时 X 线检查可以阴性,肺孢子虫肺炎有10%～20%患者 X 线检查完全正常。

【诊断】

(一)HAP 的临床诊断

X 线显示新出现或进展性肺部浸润性病变合并以下之一者,在排除其他基础疾病如肺不张、心力衰竭、肺水肿、药物性肺损伤、肺栓塞和 ARDS 后,可作出临床诊断。①发热>38℃;②近期出现咳嗽、咳痰,或原有呼吸道症状加重,并出现脓痰,伴或不伴胸痛;③肺部实变体征和(或)湿性啰音;④WBC>10×10^9/L 伴或不伴核左移。早期诊断有赖于对 HAP 的高度警惕性,高危人群如昏迷、免疫功能低下、胸腹部手术、人工气道机械通气者,出现原因不明发热或热型改变;咳嗽、咳痰或症状加重、痰量增加或脓性痰;氧疗患者所需吸氧浓度增加,或机械通气者所需每分通气量增加,均应怀疑 HAP 的可能,及时进行 X 线检查。

值得指出的是,现行有关 HAP 诊断标准中,普遍存在特异性较低的缺陷,尤其是 VAP。肺部实变体征和(或)湿啰音对于 VAP 很少有诊断意义。脓性气道分泌物虽有很高的敏感性,但特异性差。据尸检研究发现,气道脓性分泌物而 X 线阴性,可以是一种肺炎前期征象。另外,有研究显示机械通气患者出现发热、脓性气道分泌物、白细胞增高和 X 线异常,诊断特异性不足 50%。即使经人工气道直接吸引下呼吸道分泌物进行细菌培养,特异性也不理想。研究表明采用综合临床表现、X 线影像、氧合指数和微生物检查的"临床肺部感染评分(CPIS)"法诊断 VAP可提高其敏感性和特异性。CPIS≥6 分时,VAP 的可能性较大。最早的 CPIS 系统需要病原学结果,不能被用来筛查 HAP。有人应用改良的 CPIS 系统,无须病原学结果。另一种方法是利用 BAL 或保护性毛刷(PSB)采样标本的革兰染色结果计算 CPIS 得分,证实 VAP 患者得分较未证实的 VAP 患者得分明显升高。一些临床低度怀疑 VAP 的患者(CPIS 得分不超过 6 分)可在第 3 天之后安全停用抗生素。

(二)病情严重程度评价

出现以下任何一项者,应认为是重症 HAP:①需入住 ICU;②呼吸衰竭需要机械通气或 $FiO_2 > 35\%$ 才能维持 $SaO_2 > 90\%$;③X 线上病变迅速进展,累及多肺叶或空洞形成;④严重脓毒血症伴低血压和(或)器官功能紊乱的证据(休克:收缩压 $< 90mmHg$ 或舒张压 $< 60mmHg$,需要血管加压药 > 4 小时;肾功能损害:尿量 $< 20ml/h$ 或 $< 80ml/4h$,除外其他可解释原因),急性肾衰竭需要透析。除重症外均归入轻中症。晚发 HAP 和 VAP 大多为多重耐药菌感染,在处理上不论其是否达到重症标准,一般亦按重症治疗。

(三)病原学诊断

虽然一些基础疾病和危险因素有助于对感染病原体的判定,如昏迷、头部创伤、近期流感病毒感染、糖尿病、肾衰竭者容易并发金葡菌肺炎;铜绿假单胞菌的易感因素为长期住 ICU,长期应用糖皮质激素、广谱抗生素,支气管扩张症,粒细胞缺乏症,晚期 AIDS;军团菌的易感因素则为应用糖皮质激素、地方性或流行性因素;腹部手术和吸入史者,则要考虑厌氧菌感染,但由于 HAP 病原谱复杂、多变,而且多重耐药菌频发,应特别强调开展病原学诊断。

呼吸道分泌物细菌培养要重视半定量培养,HAP 特别是 VAP 的痰标本病原学检查存在的问题主要是假阳性。培养结果意义的判断需参考细菌浓度,同时建议常规进行血培养。普通咳痰标本分离到的表皮葡萄球菌、除诺卡菌外的其他革兰阴性杆菌、除流感嗜血杆菌外的嗜血杆菌属细菌、微球菌、肠球菌、念珠菌属和厌氧菌临床意义不明确,一般不予考虑。建立人工气道的患者,则可将气管插管吸引物(ETA)送检,污染可减少。对于部分重症肺炎在经验性治疗失败后,应尽早衡量利弊开展微创伤性病原学采样技术如 PSB 采样和防污染 BAL。

应用 ETA、BAL、PSB 标本定量培养的方法判断肺炎病原体:细菌生长浓度超过规定阈值,可判断为肺炎的病原体;低于规定阈值浓度则可认为是定植或污染菌。ETA 采用 10^6 CFU/ml 的阈值,诊断肺炎的敏感性为 $76\% \pm 9\%$,特异性为 $75\% \pm 28\%$;BAL 标本采用 10^4 CFU/ml 或 10^5 CFU/ml 的阈值。含较多鳞状上皮的标本提示可能存在上呼吸道分泌物污染,敏感性为 $73\% \pm 18\%$,特异性为 $82\% \pm 19\%$。应用回收细胞的胞内含病原诊断肺炎的敏感性为 $69\% \pm 20\%$,特异

性为 $75\%\pm28\%$，此法可快速得出肺炎的诊断，但不能准确判断病原体种类；PSB 的阈值为 10^3 CFU/ml，标本质量较难确定，敏感性和特异性分别为 $66\%\pm19\%$ 和 $90\%\pm15\%$。不能用支气管镜采集 BAL 或 PSB 时，可用盲法取样。盲法取材与经支气管镜取材的敏感性及特异性类似，应用同样的阈值，前者的阳性率更高。

在免疫损害宿主应重视特殊病原体（真菌、肺孢子菌、分枝杆菌、CMV）的检查，临床采样可考虑经支气管肺活检甚至开胸活检。开胸肺活检采集标本进行病原学检查是诊断肺炎最准确的方法，临床较少使用，仅限于病情持续恶化，经多种检测无法证明感染或需尽快作出某种特异性诊断时。

【治疗】

包括抗感染治疗、呼吸治疗如吸氧和机械通气、免疫治疗、支持治疗以及痰液引流等，以抗感染治疗最重要。早期正确的抗生素治疗能够使 HAP 患者的病死率至少下降一半。对于那些使用了错误的经验性抗菌药物的患者，即使根据微生物学资料对药物进行调整，也不能显著改善病死率。因此，在临床怀疑 HAP 时，尤其是重症肺炎，应立即开始正确的经验性抗感染治疗。

选择经验性抗菌药物时，需要考虑患者的病情严重程度、早发还是晚发、有无 MDR 危险因素等诸多因素，力求覆盖可能的致病菌。2005 年美国 ATS/IDSA 发布的指南，将 HAP 分成两类，即无 MDR 危险因素的早发性 HAP 和有 MDR 危险因素的晚发或重症 HAP，可能的致病菌和推荐的抗菌药物。

【预防】

1.只要无反指征，应采取半卧位（头部抬高 30°），以有效减少吸入和 HAP 的发病。尽量避免使用可抑制呼吸中枢的镇静药、止咳药。

2.口腔卫生。对降低 HAP 非常重要和有效。国外积极推荐对 ICU 患者要求每天多次刷牙。自主活动困难，尤其是昏迷患者或气管插管患者，要用 $0.1\%\sim0.3\%$ 氯己定冲洗口腔，每 $2\sim6$ 小时 1 次。

3.对呼吸治疗器械要严格消毒、灭菌。直接或间接接触下呼吸道黏膜的物品，如面罩、气管插管和气管套管、呼吸机的管道回路、Y 接口、纤维支气管镜及其配件、直接喉镜、咬口、肺功能测试管道、湿化器、雾化器与储液罐、人工口和鼻、吸引管等，须经灭菌或高水平消毒。高水平消毒可采用 76℃ 30 分钟加热，或选用有关的化学消毒剂浸泡 20 分钟。化学消毒后的物品应经适当的水淋洗、干燥、包装，处理过程中要避免物品再次污染。

4.尽量使用无创通气预防 VAP。

5.使用气囊上方带侧腔的气管插管有利于积存于声门下气囊上方分泌物的引

流,减少 VAP 发生。对同一患者使用的呼吸机,其呼吸回路管道,包括接管、呼气活瓣以及湿化器,目前主张更换时间不要过于频繁即短于 48 小时的间隔,除非有肉眼可见的分泌物污染;不同患者之间使用时,则要经过高水平消毒。在呼吸回路的吸气管道与湿化罐之间放置滤菌器对预防 HAP 的作用不确切。湿化器水要用无菌水。呼吸机的内部机械部分,不需常规灭菌或消毒。不同患者间进行下呼吸道吸引时,要更换整个长条吸引管和吸引瓶。去除吸引管上的分泌物,要用无菌水。连接呼吸机管道上的冷凝水要及时除去,操作时要当心避免冷凝水流向患者侧。使用热-湿交换器(人工鼻)可减少或避免冷凝水形成。尽早撤去呼吸机,拔除气管插管前应确认气囊上方的分泌物已被清除。

6.手部清洁和洗手是预防 HAP 简便而有效的措施。严格执行手卫生规则,可减少 ICU 内 HAP 至少 20%～30%。不论是否戴手套,接触黏膜、呼吸道分泌物及其污染的物品之后,或接触带气管插管或气管切开的患者前后,或接触患者正在使用的呼吸治疗设施前后,或接触同一患者污染的身体部位后,均应进行手卫生。WHO 推荐使用含有皮肤保护成分的酒精擦手液进行手卫生,替代常规洗手(当手部明显可见污垢时须洗手),消毒效果和临床对手卫生的依从性明显增加。

7.对粒细胞减少症、器官移植等高危人群,除应用粒细胞巨噬细胞集落刺激因子(GM-CSF)外,应采用保护性隔离技术如安置于层流室,医务人员进入病室时戴口罩、帽子和穿无菌隔离衣。

8.预防应激性溃疡时,要使用不会导致胃液 pH 升高的药物,如采用硫糖铝而避免使用 H_2 受体阻滞剂和抗酸剂。已有研究报告鼻饲液酸化可降低胃腔细菌定植,在进一步证实其有效性以前,目前不推荐常规应用。

9.选择性胃肠道脱污染和口咽部脱污染,虽然能减少 HAP 发病,但有诱发耐药菌株的危险,研究显示此法并不能明显降低重症患者的死亡率,因此不提倡普遍使用。为减少耐药菌产生,要避免呼吸道局部使用抗生素。

10.细菌疫苗在肺炎链球菌肺炎的预防上取得较明显效果,对易感人群如老年、慢性心肺疾病、糖尿病、免疫抑制者,可采用肺炎链球菌酯多糖疫苗预防感染,但对于其他细菌感染尚无有效的特异性疫苗供应。

在强调各种预防措施的同时,不能忽视感染控制教育的重要性。研究表明,单纯依靠感染控制教育,可以使肺炎的发病率从 4.0% 下降至 1.6%。

第三节　肺炎链球菌肺炎

肺炎链球菌肺炎是由肺炎链球菌(亦称肺炎球菌或肺炎双球菌)引起的急性肺部炎症,病变常呈叶、段分布,通常称大叶性肺炎。肺炎链球菌常寄生在人体鼻咽部,根据荚膜多糖的抗原特性,肺炎链球菌可分为 86 个血清型,其中部分菌株致病力很强。这种细菌引起的肺炎在当前社区获得性肺炎中仍占首位。近年由于抗菌药物的广泛应用,致使本病的起病方式、症状及 X 线改变均不典型。

【诊断标准】

1.临床表现

(1)发病前常有受凉、淋雨、疲劳或上呼吸道感染等诱因,多有上呼吸道感染的前驱症状。发病急骤,高热(38.0～40.0℃)、寒战,伴全身肌肉酸痛、乏力等。可有患侧胸痛,放射至肩部或腹部,咳嗽或深呼吸时加剧。咳嗽、咳黏痰或脓性痰,血性痰或呈铁锈色痰。病变广泛者可有呼吸困难。部分患者可有消化道症状及神经系统症状。严重病例可发生感染性休克及中毒性心肌炎。

(2)体检:急性病容,呼吸急促,部分患者口角可有疱疹,病变广泛时可出现发绀。有败血症者,可出现皮肤、黏膜出血点,巩膜黄染。早期肺部体征常无明显异常。肺实变时叩诊呈浊音,语颤、语音增强,有支气管呼吸音。消散期可闻及湿啰音。严重感染时可伴休克、急性呼吸窘迫综合征及神经精神症状。

2.辅助检查

(1)血常规:白细胞计数(10～20)×10^9/L,中性粒细胞多在 80% 以上,可有核左移,细胞内可见中毒颗粒。血小板减少,凝血酶原时间延长。

(2)痰涂片及痰培养:可查见肺炎链球菌。部分患者血培养阳性。聚合酶链反应(PCR)及荧光标记抗体检测可提高病原学诊断率。如合并胸腔积液,可抽取积液进行细菌培养。

(3)血生化检查:可见血清酶学升高,部分患者可有血胆红素增高。动脉血气分析可正常,严重病例可有 PaO_2 及 $PaCO_2$ 减低,pH 增高,呈低氧及呼吸性碱中毒。休克合并代谢性酸中毒则 pH 降低。

(4)胸部 X 线检查:早期肺部有均匀淡片状阴影,典型表现为大片均匀致密阴影,可见支气管充气征,呈叶、段分布。可有少量胸腔积液。老年患者容易形成机化性肺炎。

【治疗原则】

1.抗菌药物治疗

目前首选仍然是青霉素,耐青霉素的肺炎链球菌在我国虽然已达 20%,但高耐药株<2%,因此,对于普通耐药株通过提高青霉素剂量,依然有效。青霉素剂量可用至 1000 万~2000 万 U/d。对青霉素过敏、耐青霉素者可用喹诺酮类(左氧氟沙星、莫西沙星)、头孢噻肟、头孢曲松或厄他培南等药物,多重耐药菌株感染者可用万古霉素、替考拉宁、利奈唑胺等。

由于目前我国大多数地区肺炎链球菌对大环内酯耐药率高达 70%,故对于已明确诊断的肺炎链球菌肺炎不推荐应用大环内酯类药物。

抗菌药物标准疗程通常为 7~10 天或更长,或在退热后 3 天停药或由静脉用药改为口服,维持数日。

2.支持治疗

患者应卧床休息,注意补充足够蛋白质、热量、水及维生素。

3.积极防治并发症

如肺外感染(脓胸、心肌炎、关节炎等)及感染性休克。

【预后与预防】

1.预后

大部分病例经过治疗可痊愈,甚至还能自愈。发生感染性休克者,病死率较高,经过积极治疗,大部分仍可治愈。合并菌血症的病死率为 30%~76%,极少数发生 ARDS 者,病死率高。

2.预防

我国使用的肺炎球菌疫苗为"多价肺炎球菌疫苗"(组莫法 23)。该疫苗经一次注射后,2~3 周产生保护性抗体,保护期至少持续 5 年,必要时,在一次注射后第六年再注射一次。

第四节　葡萄球菌肺炎

葡萄球菌肺炎是葡萄球菌引起的急性化脓性肺部炎症,是 CAP 的重要病原体,其中金黄色葡萄球菌(简称为金葡菌)是重症 CAP 的致病性病原体。在非流行性感冒时期,金葡菌感染的发生率占细菌性肺炎的 1%~5%,而在流行性感冒时期,金葡菌感染的发生率可高达 25%。在 HAP 中金葡菌感染占 11%~25%。

葡萄球菌肺炎多见于儿童,尤其是农村的青少年。年老体弱者、有基础疾病者如糖尿病、血液病、艾滋病等或应用激素、抗癌药物及其他免疫抑制剂治疗者也易感染。常有皮肤疖、痈、呼吸道感染等葡萄球菌感染史。病情严重,若未予恰当治疗,病死率较高,尤其是耐药金黄色葡萄球菌引起的肺炎。

一、病因

1.葡萄球菌属细球菌科,为需氧和兼性厌氧的革兰阳性球菌,其中金黄色葡萄球菌致病性最强。

2.致病性葡萄球菌可产生各种毒素,具有溶血、坏死、杀灭白细胞、痉挛血管的作用,并可产生多种酶,如溶菌酶、β内酰胺酶、凝固酶等。在厌氧条件下还可分解甘露醇,产酸。其中凝固酶的产生及甘露醇的发酵与细菌致病性有关。随医院内感染的增加,由凝固酶阴性葡萄球菌引起的肺炎也不断增加。

3.耐甲氧西林金葡菌(MRSA)感染的肺炎治疗更困难,病死率高。随着院内感染的增加,由凝固酶阴性葡萄球菌引起肺炎亦增加。

二、病理

主要特点为化脓性改变。原发性吸入性金葡菌肺炎常呈大叶分布,也可呈一侧或双侧多发性肺段性分布,组织学显示肺泡内浆液性脓性渗出,肺泡壁化脓性破坏,形成大小不等的脓腔。血源性金葡菌肺炎常继发于金葡菌菌血症或脓毒血症,败血性细菌栓子引起多发性肺小动脉栓塞,致双肺呈散在性多发性化脓性炎症,或发展成多发性肺脓肿。

三、诊断

(一)临床表现

1.可有先驱的上呼吸道感染史,并有典型的流感症状。

2.起病急骤,有寒战、高热、胸痛、进行性呼吸困难、咳嗽,初为黄色黏稠痰,后转为脓痰或脓性血痰,并有全身中毒症状。院内感染者往往起病较隐袭,体温逐渐上升。严重患者早期即有周围循环衰竭或ARDS样症状。若为血源性所致,中毒症状更严重,并有皮肤、软组织感染史或外伤、烧伤、静脉导管感染史。

3.体检呈急性重病容,气急,发绀。重症患者可有血压下降或休克。

4.早期肺部多无明显体征,与全身中毒症状和呼吸道症状不相称,部分患者可闻及湿啰音。

5.病变累及胸膜时,有胸腔积液或液气胸体征。

6.可有肺外(如骨关节、心包等)牵涉病灶,与血源性金黄色葡萄球菌肺脓肿难以区别。

(二)实验室检查

1.白细胞总数增高及分类核左移:白细胞总数可高达 $15\times10^9\sim20\times10^9/L$,有时可达 $50\times10^9/L$。

2.病原学检查:血、痰、胸液涂片及培养(最宜在使用抗生素以前采取标本)。痰涂片革兰染色可见大量成堆的葡萄球菌和脓细胞,白细胞内可见革兰阳性球菌。血培养对吸入性金葡菌肺炎阳性率不高,对血源性感染者阳性率较高。

3.用对流免疫法测定胞壁酸抗体阳性(血清抗体滴度超过 1:4)。

(三)X 线检查

胸片呈多发性肺段性浸润或大叶性肺炎的改变,其主要特征为多形性和速变性。肺浸润、肺脓肿、肺气囊、脓胸或脓气胸是金葡菌肺炎的四大 X 线征象。

(四)鉴别诊断

应与其他细菌性肺炎或肺脓肿鉴别。

四、治疗

1.抗菌药物的治疗:早期选用敏感抗生素是治疗的关键。首选仍是耐 β 内酰胺酶的半合成新型青霉素,如苯甲异噁唑青霉素 1.5g 加生理盐水静脉注射,每 4 小时 1 次;邻氯青霉素,每日 4～8g,分 3～4 次静脉滴注;或选用头孢唑啉、头孢噻吩、优立新(氨苄西林＋舒巴坦),若联合应用阿米卡星可增加疗效。对 MRSA 感染者选用万古霉素,每日 1～2g 静脉滴注或替考拉宁 0.4g/d 静脉滴注,首次加倍(0.8g/d)。总疗程取决于感染途径,吸入性感染者持续 14～20 天,或更长。如为血源性感染,静脉用药需 4～6 周以上。

2.对症及支持治疗(见本章之"一、肺炎球菌肺炎")。

五、预后

本病预后凶险,且与治疗是否及时有关,有报道 10 天内得到治疗者病死率为 3.4％,11～20 天内治疗者病死率为 10.6％,超过 20 天者病死率高达 32％。对需入住 ICU 的 CAP 重症患者,死亡率为 64％,需机械通气者死亡率可达 90％,且 90％以上的患者死亡发生在最初 48 小时内。

第五节　肺结核与非结合分枝杆菌性肺炎

一、肺结核

　　肺结核是一种由结核分枝杆菌引起的慢性呼吸道传染病,曾经肆虐全球,被视为"白色瘟疫"。20世纪40年代后随着链霉素、异烟肼、对氨基水杨酸以及60年代利福平等抗结核药物的先后问世,结核病进入了化学治疗(以下简称为化疗)时代,在联合化疗原则和现代结核病控制策略DOTS指导下,新发现结核病的治愈率可达到95%以上。但20世纪80年代中期以后,结核病出现了全球恶化趋势。其原因一方面是人类免疫缺陷病毒(HIV)感染的流行、多重耐药结核分枝杆菌感染的增多、贫穷、人口增长和移民等客观因素的影响,以及因政府缺乏对结核病流行回升的警惕性和结核病控制复杂性的深刻认识,放松和削弱了对结核病控制工作的投入和管理等主观因素,致使世界卫生组织(WHO)于1993年发布结核病处于"全球紧急状态"的警示。

　　在我国结核病被列为危害公众健康的重大传染病之一,肺结核被列为乙类传染病,依照《中华人民共和国传染病防治法》乙类传染病报告的要求,对肺结核病例限时进行报告,各级医疗机构发现肺结核或疑似患者需要填报"传染病报告卡",并需将患者转诊至结核病专科医院或结核病防治机构进一步确诊及治疗。

【结核病的流行病学】

　　根据世界卫生组织的估算,目前,全球已有20亿人感染结核分枝杆菌,活动性结核患者数达1500万,每年新发结核患者达800万～1000万,有180万人因结核病死亡。我国是全球22个结核病流行严重的国家之一,同时也是全球27个耐多药结核病流行严重的国家之一。目前我国结核病年发病人数约为130万,占全球发病人数的14.3%,位居全球第2位。我国2008年结核病耐药基线调查数据显示,我国耐多药结核病的发病率为8.32%,广泛耐药结核病发病率为0.68%,估算我国每年新发耐多药结核病患者约12万例,广泛耐药患者约1万例。2010年全国第五次结核病流行病学现场调查结果显示我国15岁及以上人群肺结核的患病率为459/10万,其中传染性肺结核患病率为66/10万;肺结核疫情地区间差异显著,西部地区传染性肺结核患病率约为中部地区的1.7倍和东部地区的2.4倍,农村地区患病率约为城镇地区的1.6倍。

【结核病的病原学】

1882 年德国科学家 Robert Koch 发现了结核病的致病菌为结核分枝杆菌,为现代结核病的控制奠定了基础。结核分枝杆菌在分类学上属于原核生物界、厚壁菌门、放线菌纲、放线菌目、分枝杆菌科、分枝杆菌属。结核分枝杆菌复合群包括人型、牛型、非洲型和田鼠型。人类肺结核的致病菌 90% 以上为人型结核分枝杆菌,少数为牛型和非洲型分枝杆菌。

结核分枝杆菌的生物学特性表现为:

(一)多形性

典型的结核分枝杆菌是细长稍弯曲,两端圆形的杆菌,大小约为 $(0.3 \sim 0.6)\mu m \times (1 \sim 4)\mu m$,单个排列,或偶呈串状,呈蜿蜒样同轴向平行索状生长,似有分枝生长倾向。在不同生长环境中,结核分枝杆菌可以改变代谢途径,呈现多种形态,以适应环境。临床样本中常见串珠状颗粒存在,也可呈现为 T、V、Y 字形以及丝状、球状、棒状等多种形态。

(二)抗酸染色性

结核分枝杆菌富脂质外壁,特别是细胞壁的分支菌酸决定了其抗酸染色性,可抵抗盐酸酒精的脱色作用,故称为抗酸杆菌。但其胞壁损伤也会降低着色的抗酸性。抗酸染色性并不是一个完全稳定的特性,可随着分支菌酸的变化而变化。有报道指出,在缺乏甘油、某些糖苷等成分的人工培养物和陈旧培养物,以及干酪性病灶、冷性脓肿中的菌体,特别是异型相如 L-型,颗粒型结核分枝杆菌中显示出抗酸染色性的减弱甚至完全丧失。非结核分枝杆菌、奴卡菌、红球菌属、短棒杆菌属也有不同程度的抗酸染色的特性,因此“抗酸杆菌”的概念不完全等同于结核分枝杆菌,尚需做进一步的菌种鉴定。

(三)生长缓慢

结核分枝杆菌是兼性需氧菌,生长缓慢,增代时间为 14～20 小时。结核分枝杆菌对营养有特殊要求,5%～10% 的 CO_2 能刺激其生长,适宜生长温度为 37℃,培养时间耗时长,一般 2～4 周才能形成菌落。

(四)抵抗力强

结核分枝杆菌对于燥、冷、酸、碱等抵抗力强。湿热 80℃ 5 分钟、95℃ 1 分钟或煮沸 100℃ 5 分钟可杀死结核分枝杆菌;5% 石炭酸或 1.5% 煤酚皂溶液需要 24 小时才可以杀死痰标本中的结核分枝杆菌;70% 乙醇 2 分钟内可杀死结核分枝杆菌;太阳光直射下痰中结核分枝杆菌经 2～7 小时即可被杀死,10W 紫外线灯距照射物 0.5～1m,照射 30 分钟具有明显杀菌作用。

（五）菌体结构复杂

结核分枝杆菌菌体结构复杂，主要由类脂质、蛋白质和多糖类组成，与结核分枝杆菌的免疫原性及致病力密切相关。结核分枝杆菌致病一方面由细菌的直接侵袭导致，另一方面面感染机体对结核分枝杆菌菌体蛋白产生的变态反应造成的免疫损伤导致。

（六）耐药性严重

由于结核分枝杆菌缺乏碱基错配修复机制，使得细菌在复制过程中出现的错配突变得到更多的固定，导致高耐药频率的现象。一旦抗结核药物作用的靶位发生突变，很容易固定下来，而表现对该药物的耐药，而多个药物作用靶位突变累积的结果是对多种药物耐药。在自然菌群中，天然存在少量耐药突变菌。如治疗过程中单用一种药物或药物搭配不当，致使菌群中大量敏感菌被杀死，但少量自然耐药变异菌仍存活，并不断繁殖，最后完全替代敏感菌而成为病灶中的优势菌群，即发展成为耐药结核病。

【结核病在人群中的传播】

结核病在人群中的传播需具有三个要素：

（一）传染源

结核病的主要传染源是涂片和培养均为阳性的继发性肺结核患者，尤其是未经治疗的排菌结核病患者的传染性最大。传染性的大小取决于患者排出结核分枝杆菌量的多少，化疗后的患者痰中结核分枝杆菌的数量呈对数减少，化疗两周后即可减少到原有菌量的 5%，4 周减少至 0.25%，化疗后不但细菌数量减少，细菌的活力也减弱或丧失，而传染性明显下降或消失。

（二）传播途径

飞沫传播是结核病的主要传播途径，经消化道和皮肤等其他途径传播现已少见。肺结核患者通过咳嗽、喷嚏、大笑、大声谈话等方式把含有结核分枝杆菌的微滴排到空气中而传播。

（三）易感人群

机体免疫功能低下的人群均是结核病的易感人群。婴幼儿、老年人、HIV 感染者、免疫抑制剂使用者、慢性疾病患者、血糖控制不理想的糖尿病患者都是结核病的易感人群；另外生活贫穷、居住拥挤、营养不良人群以及由自然感染率低的地区移居至结核病高发地区的新移民，因缺乏对结核分枝杆菌的获得性特异性免疫力而成为易感人群。

【结核病的发生与发展】

当机体接触结核分枝杆菌后,发病与否由细菌及宿主两方面因素决定。

首先是细菌的数量及毒力。虽然人体吸入多少结核分枝杆菌可以引起感染尚未知晓,但是在通气不良环境中接触排菌量大的患者增加感染机会是不争的事实;其次是细菌的毒力即致病力,结核分枝杆菌的致病力与某些菌体成分有关,如索状因子、脂阿拉伯甘露糖、磷脂、侵袭性蛋白、纤维结合素、溶血素、热休克蛋白、超氧化物歧化酶、分支菌酸等。不同菌株其致病力不同,多次传代可导致毒力降低乃至无毒,卡介苗和无毒结核分枝杆菌株 H37Ra 就分别是牛型结核分枝杆菌和有毒株 H37Rv 经过多次培养而获得的无毒株,而毒力有所下降的菌株通过动物接种可恢复其毒力。

其次是宿主清除和限制感染结核分枝杆菌的能力。宿主接触到结核分枝杆菌后,首先宿主的各种防御反射起到清除结核分枝杆菌的作用。如由呼吸道进入的结核分枝杆菌到达上呼吸道时,可为鼻、咽喉、气管、支气管的黏液捕捉,并为纤毛运动形成的喷嚏、咳嗽、咳痰等动作清除掉;又如从消化道进入的细菌与唾液、食物等混合,到达胃部时大部可为胃液和酶消灭,部分经肠道排出体外。即使宿主受到结核分枝杆菌的感染后,结核菌素皮肤试验呈阳性,其一生中结核病的发病机会仅为 10%。

目前有关结核病的发病机制还不十分清楚,但可能影响结核病发病和发展的因素有如下几方面:

1.细胞介导的免疫和超敏感反应

宿主抗结核免疫主要通过 T 细胞介导的巨噬细胞的细胞免疫反应,CD_4^+ 淋巴细胞在抗结核病免疫防御方面起着主导作用。实验证明去除了 CD_4^+ 细胞的小鼠难以抵御牛结核分枝杆菌的感染。而临床上,HIV(+)的病人,随着 CD_4^+ 细胞数的下降,其罹患结核病的风险及结核病的严重程度、肺外结核病的发病率进行性增多。发挥免疫保护作用的主要是 Th1 类细胞因子,该类细胞因子可促进巨噬细胞吞噬结核分枝杆菌的杀菌和抑菌,也参与结核感染的早期炎性反应和肉芽肿的形成过程。Th2 类细胞因子包括 IL-10、IL-4 等可以抑制宿主的免疫保护作用,并且导致免疫病理损伤。CD_8^+ 细胞介导的免疫保护作用一方面通过其对结核分枝杆菌感染所中发挥的细胞毒作用,另一方面则与 CD_4^+ 细胞协同介导免疫保护作用。除上述细胞外 NKT 细胞、CD1 限制的 T 细胞以及 B 细胞等细胞也参与抑制结核分枝杆菌的作用以及肉芽肿的形成。但是感染的 Mtb 较多或其毒力较强或机体抗 Mtb 免疫力差时,结核肉芽肿不能有效形成,就会引起活动性结核病。

2.单核细胞因子在调节控制 T 细胞活性和靶细胞溶解方面起重要作用

单核细胞因子包括 IL-1、IL-6、IL-10、TNF-α 及转化生长因子(TGF-β)及 IL-12。被激活的巨噬细胞代谢增加,吞噬、消化、分泌和处理抗原能力均增加,并产生大量活性氧代谢产物,各种蛋白分解酶活化,增加其杀菌的能力。

3.肿瘤坏死因子-α(TNF-α)和白介素-1β(IL-1β)在结核病免疫中具有"双刃剑"的作用

一方面在肉芽肿形成及维持中以及防治潜伏结核活化中具有重要作用,另一方面病变局部的因子水平升高会导致严重的免疫病理损伤,全身因子水平的升高还可能导致结核病的发热、消瘦、盗汗等症状。

总之,结核病的细胞免疫是由多种 T 细胞克隆参与,通过其细胞因子活化巨噬细胞的抗菌活性而达到保护性免疫作用。

4.宿主遗传因素

人类白细胞抗原(HLA)是目前已知的最复杂的人类基因系统,有报告,结核病与 HIA 第 1 类抗原 HLA-B 位点抗原关系密切;还有作者报告结核病病人的 BW15 的概率为 20%,而对照组仅为 3%,相对危险比为 8:1,也有作者报告结核病患儿 BW35 的频率明显高于对照组,与 HLA-Ⅱ类抗原的关系,有报告 DRw6 抗原、DRw5 抗原与结核病有关。

总之,结核病发生、发展的机制目前还不十分明了,它取决于感染结核分枝杆菌的数量、毒力、宿主的保护性免疫反应与病理性免疫反应间的平衡,以及宿主的遗传因素所决定的自然免疫保护作用,各种因素互相制约,一旦失衡,导致结核病发病、进展及恶化。

【结核病的病理】

结核病的基本病理变化是炎性渗出、增殖和干酪样坏死。结核病的病理过程特点是破坏与修复常同时进行,故上述三种病理变化多同时存在,也可以某一种变化为主,而且可相互转化。这主要取决于感染结核分枝杆菌的数量、毒力大小以及机体的抵抗力和变态反应状态。

渗出为主的病变主要出现在结核性炎症初期阶段或病变恶化复发时,可表现为局部中性粒细胞及淋巴细胞浸润,继之由巨噬细胞可相互融合形成多核巨细胞取代,增强吞噬能力,达到消灭结核分枝杆菌的作用。组织学检查与非特异性渗出性炎症不易区别,多核巨细胞为其特征性表现。

增殖为主的病变表现为典型的结核结节,直径约为 0.1mm,数个融合后肉眼能见到,由淋巴细胞、上皮样细胞、朗汉斯巨细胞以及成纤维细胞组成。结核结节的中间可出现干酪样坏死。上皮样细胞呈多角形,由巨噬细胞吞噬结核分枝杆菌后体积变大而形成,染色呈淡伊红色。大量上皮样细胞互相聚集融合形成多核巨细胞称为朗汉斯巨细胞。增殖为主的病变发生在机体抵抗力较强、病变恢复阶段。

干酪样坏死为主的病变多发生在结核分枝杆菌毒力强、感染菌量多、机体超敏反应增强、抵抗力低下的情况。干酪坏死病变镜检为红染无结构的颗粒状物,含脂质多,肉眼观察呈淡黄色,状似奶酪,故称干酪样坏死。

【结核病分类及各型特点】

(一)我国于 1999 制订了结核病新分类方法,并于 2002 年 1 月 1 日执行

1.原发性肺结核

原发性肺结核为原发结核分枝杆菌感染所致的临床病征。包括原发综合征及胸内淋巴结核。

结核分枝杆菌第一次进入人体称之为结核分枝杆菌原发感染,但只有约5%～15%发展成临床活动性结核病。肺内原发结核的典型病变称之为原发综合征,它包括三个部分:①初染结核病灶,可在肺内任何部分。②支气管淋巴结核。③初染病灶与淋巴结之间的淋巴管炎。也可发生初染病灶周围胸膜炎症反应。原发综合征多发生于肺,由于结核分枝杆菌第一次进入人体的途径不同亦可发生于肝脏、咽部。先天性结核或官内感染结核病亦可发生肝原发综合征,该综合征只是短暂过程。临床上原发结核病以肺门淋巴结结核多见。极少数的结核分枝杆菌由淋巴进入血流而形成血行播散性结核病。

2.血行播散性肺结核

包括急性血行播散性肺结核(急性粟粒型肺结核)及亚急性、慢性血行播散性肺结核。

在机体免疫力低下时,大量毒力较强的结核分枝杆菌一次或间隔时间极短,进入血液循环导致发生粟粒性肺结核,造成两肺弥漫性损害,临床上可出现败血症表现者。常同时罹患肺外脏器结核病,例如肝、脾结核、结核性脑膜炎、肾结核。

3.继发性肺结核

继发性肺结核是肺结核中的一个主要类型,包括浸润性、纤维空洞及干酪性肺炎等。

结核分枝杆菌初次感染机体后(多在儿童期),经早期菌血症播散至体内的潜伏病灶中的结核分枝杆菌重新活动,引起病灶复燃或再次由外界感染结核分枝杆菌而发生的肺结核病,称为继发性肺结核。本型可以发在原发感染后任何年龄,以成人多见。

4.结核性胸膜炎

临床上已排除其他原因引起的胸膜炎。

包括结核性干性胸膜炎、结核性渗出性胸膜炎、结核性脓胸。

5.其他肺外结核

其他肺外结核,按部位及脏器命名,如骨关节结核、结核性脑膜炎、肾结核、肠结核等。

(二)根据治疗经过,将肺结核分为初治肺结核病及复治肺结核

1.初治肺结核的定义

①尚未开始抗结核治疗的患者;②正进行标准化疗方案用药而未满疗程的患者;③不规则化疗未满1个月的患者。有上列情况之一者谓初治肺结核。

2.复治肺结核的定义

①初治失败的患者;②规则用药满疗程后痰菌又复阳的患者;③不规律化疗超过1个月的患者;④慢性排菌患者。有上列情况之一者为复治肺结核。

(三)根据是否排菌将结核病分为菌阴肺结核及菌阳肺结核

1.菌阳肺结核

包括涂阳肺结核和仅培阳肺结核。

涂阳肺结核:凡符合下列三项之一者为涂阳肺结核病例。

(1)2份痰标本直接涂片抗酸杆菌镜检阳性。

(2)1份痰标本直接涂片抗酸杆菌镜检阳性加肺部影像学检查符合活动性肺结核影像学表现。

(3)1份痰标本直接涂片抗酸杆菌镜检阳性加1份痰标本结核分枝杆菌培养阳性。

仅培阳肺结核:同时符合下列两项者为仅培阳肺结核病例。

(1)痰涂片阴性。

(2)肺部影像学检查符合活动性肺结核影像学表现加1份痰标本结核分枝杆菌培养阳性。

2.菌阴肺结核

中华医学会结核病学分会2001年颁布的《肺结核诊断和治疗指南》对菌阴肺结核的定义为:三次痰涂片及一次培养阴性的肺结核,其诊断标准为:

(1)典型肺结核临床症状和胸部X线表现。

（2）抗结核治疗有效。

（3）临床可排除其他非结核性肺部疾患。

（4）PPD（5IU）强阳性；血清抗结核抗体阳性。

（5）痰结核分枝杆菌 PCR＋探针检测呈阳性。

（6）肺外组织病理证实结核病变。

（7）纤维支气管镜灌洗液（BALF）检出抗酸分枝杆菌。

（8）支气管或肺部组织病理证实结核病变。

具备（1）～（6）中 3 项或（7）、（8）条中任何 1 项可确诊。

（四）根据所感染结核分枝杆菌对药物的敏感性将结核病分为敏感肺结核和耐药肺结核

1.敏感肺结核

所感染的结核分枝杆菌在体外试验中被证实对所有抗结核药物均敏感。

2.耐药结核病

所感染的结核分枝杆菌被体外试验证实对一种或几种抗结核药物耐药的现象，根据耐药种类不同，将耐药肺结核分为：

（1）单耐药结核病：指结核患者感染的结核分枝杆菌在体外试验被证实对一种抗结核药物耐药。

（2）多耐药结核病：指结核患者感染的结核分枝杆菌在体外试验被证实对不包括同时对耐异烟肼、利福平的一种以上的抗结核药物耐药。

（3）耐多药结核病（MDR-TB）：指结核患者感染的结核分枝杆菌在体外被证实至少同时对异烟肼和利福平耐药。

（4）广泛耐药结核病（XDR-TB）：指结核病患者感染的结核分枝杆菌在体外被证实除至少同时对异烟肼、利福平耐药外，还对任何氟喹诺酮类抗生素产生耐药，以及三种二线抗结核注射药物（卷曲霉素、卡那霉素和阿米卡星）中的至少一种耐药。

【肺结核病的诊断】

肺结核的诊断主要依据病史及临床表现，胸部影像学检查，痰结核分枝杆菌的检查，而结核的免疫学检查、纤维支气管镜检查以及肺组织活检等方法可以协助肺结核的诊断和鉴别诊断，对于多种方法都不能诊断的肺部疾病，可以在密切观察下进行诊断性治疗。

（一）临床表现及病史

结核病是一种慢性传染病，临床表现多样，病情轻重不等，部分患者可无临床症状,在健康体检中发现。影响临床表现的因素主要包括患者的年龄、机体免疫状态、营养状态、并存疾病、是否接种过卡介苗、入侵的结核分枝杆菌的毒力、菌量以及病变的部位及严重程度有关。

1.全身中毒症状

(1)发热:发热是结核病最常见的症状,特点是体温逐渐升高,而且发热的持续时间较长,多达数周以上,呈不规则热,常呈低度或中等度发热,体温 $37 \sim 38 ℃$,之间,病变急剧进展或全身播散时可呈弛张性高热,发热多见于午后,至次日晨自行退热,任何形式的发热均预示着疾病的活动。发热的原因是由于结核分枝杆菌的毒素及其代谢产物刺激中枢神经系统,造成大脑皮层功能失调,从而引起一系列的自主神经功能紊乱。

(2)盗汗:盗汗是结核病患者的中毒症状之一。临床医师在询问病史时应注意区分盗汗和出汗。盗汗是指患者熟睡时出汗,觉醒后即止,常发生于体质虚弱的患者。其原因是由于结核分枝杆菌的毒素及其代谢产物刺激中枢神经系统,导致自主神经系统功能紊乱的结果。轻度盗汗在入睡后仅表现头、颈部或腋窝处出汗;较重者胸背和手心足心等处也出汗;严重者全身皆出汗。

(3)疲乏无力:约有 50% 的结核病患者表现为疲乏无力。虽然该症状非结核病所特有症状,但长期疲乏无力,排除工作、生活劳累因素外,应敦促患者及时就医,进行结核病筛查。

(4)体重减轻:轻型结核病患者由于食欲不振以及发热消耗等致体重下降;重者由于长期厌食、发热等慢性消耗,以致极度消瘦,呈现恶液质状态。

(5)血液系统异常:结核病患者血象检查可正常或有轻度白细胞增多、淋巴细胞比例较高及轻度贫血;少数患者可有类白血病反应,或白细胞减少、单核细胞或嗜酸性粒细胞增多;有时还可出现全血细胞减少,提示骨髓抑制,罕见继发性骨髓纤维化。

(6)内分泌功能紊乱:由于结核分枝杆菌代谢产物的作用,可导致内分泌功能紊乱,表现最为突出的是女性月经失调和闭经。

(7)结核超敏感综合征:由机体对结核分枝杆菌产生变态反应引起,类似风湿热,包括结核性风湿性关节炎、疱疹性结膜角膜炎及结节性红斑。发生频率为 10%~20% ,青年女性患者多见。结节性红斑或环形红斑多见于下肢胫前或踝关节附近,常表现为多发性、易于融合、周围组织水肿等特点。

2.呼吸系统症状

(1)咳嗽、咳痰:是肺结核最常见症状。咳嗽较轻,干咳或少量黏液痰。有空洞形成时,痰量增多,若合并细菌感染,痰可呈脓性。若合并支气管结核,表现为刺激性咳嗽。

(2)咯血:约 1/3~1/2 的患者有咯血。咯血量由咯血

痰至大咯血不等,多数患者为小量咯血,少数为大咯血。结核病灶的炎症使毛细血管的通透性增强,常表现血痰,病变损伤小血管则出血量增加,若空洞内的动脉瘤破裂则可引起大咯血。出血可源自肺动脉和或支气管动脉。

(3)胸痛:结核病变累及胸膜时可表现胸痛,为针刺样疼痛或钝痛。可随呼吸运动和咳嗽加重。

(4)呼吸困难:多见于病变广泛致呼吸面积减少者,诸如干酪样肺炎和大量胸腔积液患者。

3.体征

长期慢性消耗可出现营养不良、贫血。胸部体征因肺部病变范围、程度、有无并发症而差异很大。肺部病变较广泛时可有相应体征,如局部叩浊,病变局部可闻及支气管肺泡呼吸音。大面积浸润病变、干酪性肺炎、肺不张时可闻管状呼吸音。局限性的中小水泡音常提示有空洞或并发支扩,空瓮性呼吸音提示有巨大空洞。广泛肺损害可呈现呼吸衰竭和发绀及杵状指(趾)等体征,结核性胸膜炎出现胸水时可出现胸腔积液的相应体征。

少数患者可以有类似风湿热样表现,多见于青少年女性,常累及四肢大关节在受累关节附近可见结节性红斑,间歇出现,称为结核性风湿热。

(二)影像学诊断

影像学检查是诊断肺结核最基本的方法,可以确定病变部位、范围、性质,评价治疗转归具有重要价值。正侧位 X 线胸片,是常规检查方法,可以清晰显示肺内病变。肺结核病变好发于双肺上叶尖段、后段、下叶尖段及后基底段,由于结核病多呈慢性经过,因此经常渗出、增殖、硬结、钙化多种性质病变并存,病变进展、吸收缓慢;病变干酪液化经支气管排出后形成空洞病变,并伴有引流支气管像,病变沿支气管播散是结核病恶化的常见表现。急性粟粒型肺结核时,肺内粟粒状阴影其分布、大小及密度均匀一致;亚急性及慢性血行播散时,多分布在上中肺野,下肺病变较少,部分病变可见钙化。

CT 检查能提供横断面的图像,减少重叠影像,可以发现隐蔽的病变而减少微小病变的漏诊;比普通胸片更早期显示微小的粟粒结节;能清晰显示各型肺结核病变特点和性质,与支气管关系,有无空洞,以及准确显示病变进展或吸收好转的变化;能准确显示纵隔淋巴结有无肿大。常用于对肺结核的诊断以及与其他胸部疾

病的鉴别诊断,也可用于引导穿刺活检、引流和介入性治疗等。

(三)细菌学诊断

1.痰涂片法

标本涂片抗酸染色法是应用最长久、最广泛、最为简便的检测结核分枝杆菌的方法。具有简便、快速、价廉、特异性高等优点,对结核病早期诊断起着重要作用。但痰标本直接涂片的阳性检出率不高,一般在30％～40％,痰液中菌量必须多于 5×10^6/L 才能检出,并且与痰标本的质量、检测者的技术和责任心等有关。浓缩集菌后抗酸染色能能提高检测的敏感度,敏感度可达 60％～70％。抗酸染色法简单易行,节约时间,但敏感度不高,并且无法区分结核分枝杆菌和非结核分枝杆菌,不能区别死菌与活菌。

2.痰结核分枝杆菌培养法

培养法结核分枝杆菌检出率高于涂片法,传统培养法采用固体培养基其中改良罗氏培养基(L-J)应用最广泛,同时可以进行菌种的初步鉴定,是结核病诊断的"金标准",但需 4～6 周才能出结果,加上药敏试验还需 4 周,费时太长,影响临床及时诊断应用。7H9、7H10、7H11 液体变色培养基将结果提前 1～2 周,阳性率与改良罗氏培养基相似,但仍不能完全满足临床需要。20 世纪 80 年代,建立了结核分枝杆菌自动及半自动液体培养体系,培养时间明显缩短,包括有放射性的BACTEC460 培养体系和无放射性的 MB/BACT、BACTEC960、MGIT 培养体系。BACTEC460 培养体系平均 9 日即可判定结果,敏感性好,培养速度快,但存在放射性污染,临床应用逐渐减少。目前临床应用较广的是 BACTEC960、MGIT,两者的敏感度和培养速度基本等同于 BACTEC460,但明显高于固体培养基,缺点是污染率稍高。

3.聚合酶链反应(PCR)和其他核酸体外扩增技术

PCR 是一种根据 DNA 复制原理设计的体外 DNA 或 RNA 扩增方法,自 1989年引入结核病的诊断以来,很快成为结核病诊断领域中备受关注的焦点。经过数年的努力,方法不断完善,已成为灵敏、特异、快速检测结核分枝杆菌的方法。PCR的技术操作并不复杂,但要求较高的实验条件和技术质量控制。目前已开发出新的 PCR 技术,如反转录 PCR、巢式 PCR、单管巢式反转录 PCR、实时荧光 PCR、酶联 PCR 等,在一定程度上提高了 PCR 方法的敏感度和特异度。PCR 的特异性关键取决于所选靶序列的特异度,目前较多选用 HSP65 基因片段作为扩增的基础。PCR 的敏感度很高,一般可以检出 1～100fg 的纯化的 DNA,相当于 1～20 个结核分枝杆菌,PCR 还可以检出培养阴性标本中的结核分枝杆菌 DNA,从而大大提高了以传统方法结核分枝杆菌阴性结核病诊断的准确率。但临床上存在一定的假阳性，有待进一步解决。

（四）免疫学诊断

1.结核菌素皮肤试验（TST）

结核菌素皮肤试验应用近一个世纪，曾经是长期以来用以快速诊断结核感染的唯一手段。以结核分枝杆菌纯蛋白衍生物为抗原，0.1ml（51U）皮内注射于前臂屈侧中上部1/3处，48～72小时观察和记录结果。手指轻触硬结边缘，测量硬结的横径和纵径，得出平均直径＝（横径＋纵径）/2，而不是测量红晕直径，硬结为特异性变态反应，而红晕为非特异性反应。硬结直径≤4mm为阴性，5～9mm为弱阳性，10～19mm为阳性，≥20mm或虽＜20mm但局部出现水泡和淋巴管炎为强阳性反应。

该方法最大的优点是价格低廉，操作方便，不受时间和空间的限制，可以在人群中大面积进行。但该方法存在许多不足之外，如需要受试者回访，皮试的操作和结果的解释存在主观臆断性，可能会激发记忆性免疫反应等。但其最主要的缺点是其结果受BCG接种的影响。我国属结核病高流行国家，实行BCG普遍接种的策略，使结核菌素试验方法出现了较高的假阳性率，诊断特异性较低。其次，结核菌素试验对于近期免疫受抑制的病人特别是合并HIV感染、重症疾病者、年幼儿童及营养不良者，缺乏足够的灵敏度。目前国内外学者通过动物模型或临床试验研究纯化抗原、合成多肽和重组蛋白，筛选仅在致病性结核分枝杆菌表达而BCG不表达的、诱导皮肤迟发型变态反应（DTH）的特异抗原，以期研发新的结核皮肤诊断试剂。

2.血清学检测

血清学诊断一般是以结核分枝杆菌菌体特异性蛋白作为抗原，检测血清中其特异性抗体的存在而对结核病做出诊断，特点是简便快速，易获得标本，但受所选用蛋白特异性及患者免疫状态等因素的限制，其敏感性及特异性均未达到理想水平，仅作为辅助性诊断依据，近年来研究较多的抗原有38kD,脂阿拉伯甘露糖（LAM）、A60抗原30/31kD等，为提高其诊断价值，不少作者主张采用数种特异性抗原联合应用，以期提高其敏感性和特异性。

3.体外干扰素-γ检测

1991年澳大利亚学者首先进行了体外干扰素-γ检测诊断结核病的研究，并证实其敏感性和特异性均高于结核菌素皮肤试验。其原理是人体初次感染结核分枝杆菌后使T淋巴细胞转化为记忆T淋巴细胞，当人体再次接触结核分枝杆菌后，会迅速产生效应 T 淋巴细胞,释放多种细胞因子,其中干扰素-γ(IFN-1)是最关键的细胞因子。在机体外用结核分枝杆菌特异抗原刺激受试者外周血单个核细胞(PBMC),若其中含有记忆 T 淋巴细胞,就会分泌大量 IFN-γ,然后用酶联免疫吸附法(ELISA)或酶联免疫斑点(ELISPOT)法检测 IFN-γ 浓度或计数分泌 IFN-γ的细胞数量。若其中不含有记忆 T 淋巴细胞,则不会检测到大量的 IFN-γ。体外干扰素-γ 检测最关键的是抗原的选择。目前的体外干扰素-γ 检测多采用 ESAT-6和 CFP-10 这两种结核分枝杆菌特异抗原。近 10 年该方法得到普遍认可,并生产出商用试剂盒。体外干扰素-γ 检测除特异性较高外,还有以下一些优点,结果判读较为客观,24～48 小时可完成,不需受试者回访,由于在体外操作不会激发记忆性免疫反应。但其最大的缺点是价格昂贵,在发展中国家及结核病高感染率国家应用的临床价值受到质疑。

(五)纤维支气管镜检查

纤维支气管镜检查是呼吸系统疾病的重要检查手段,是诊断气管、支气管结核的重要方法。

1.有助于肺结核、支气管结核、肺癌的鉴别诊断,纤维支气管镜刷检活检可以显著提高结核分枝杆菌及细胞学的阳性检出率。

2.它可直接观察到支气管内的病变情况,明确气管、支气管结核的临床分期,并进行镜下治疗。

3.明确肺不张原因,通过镜下吸痰等治疗措施使肺复张。

4.协助判断咯血原因及部位,通过镜下治疗达到止血目的。

(六)活体组织检查

包括浅表淋巴结活检、经纤维支气管镜活检、经皮肺穿刺活检、胸膜活检及开胸肺活检。活检可为诊断不明的肺部疾病提供可靠的细菌学及组织学诊断依据。

(七)诊断性治疗

临床对高度怀疑结核病又无结核病诊断确切依据的患者,必要时可行抗结核药物试验治疗,试验性治疗期间应注意:

1.密切观察患者病情的动态变化包括体温、症状、体征及影像学变化,每 2～4周行胸片或 CT 检查。

2.抗结核药物尽量避免选用具有广谱抗菌作用的药物,如氨基糖苷类、利福类、氟喹诺酮类。

3.应该联合应用抗结核药物,避免耐药结核病的产生。

4.注意观察抗结核药物的不良反应,每 2～4 周复查肝、肾功能、血常规。

【鉴别诊断】

1.肺炎

病史:起病急骤,寒战,高热,患者一般状态较肺结核差,常伴有咳嗽,咳痰,痰的颜色和性质具有特征性。如肺炎双球菌肺炎为铁锈色痰,克雷伯杆菌肺炎为砖红色稠胶样痰,铜绿假单胞菌肺炎为黄脓痰或翠绿色脓痰,厌氧菌性肺炎常咳恶臭脓性痰。体征:体温38~40qC,呈稽留热,病变部位可闻及湿啰音,多以双下肺及背部为主。实验室检查:白细胞总数明显升高,中性粒细胞内可见中毒颗粒,痰普通培养可找到致病菌。影像:病变好发于中下肺野,阴影为斑片状、浓淡不均、边缘模糊不清,可互相融合,不规则,侵及大叶可呈叶性实变,金黄色葡萄球菌肺炎和克雷伯杆菌肺炎时肺内可形成空洞,内有液平,肺内病变短期内(1~2周)进展或吸收较快,支原体肺炎影像常呈游走性,多于2周内消散。转归:抗感染治疗后症状及体征迅速好转,肺内病变多在2~4周内完全吸收。

2.肺癌

病史:部分患者有长期吸烟史;病程中多无发热;刺激性干咳;反复发作的同一部位的肺炎;痰中反复带血较多见,伴有胸痛、胸闷,发病多无明显诱因。体征:体温多正常,肿瘤压迫支气管时可闻及干鸣音,引起阻塞性肺炎时远端可闻及湿啰音;晚期常伴有锁骨上淋巴结转移,上腔静脉压迫综合征,Homer综合征,声音嘶哑。实验室检查:血白细胞正常,血清CEA可有明显增高,痰反复检查癌细胞可获得阳性结果,经纤维气管镜检查可以发现支气管内的癌性病变,刷检和活检可以提高癌细胞的检出率。影像:中心型肺癌特点:肺门阴影增大或肿块,密度高而均匀,有长短毛刺,中心极少见钙化,可引起局限性过度充气、肺不张和阻塞性肺炎,右肺上叶中心型肺癌时可呈现"反S征"。周围型肺癌特点:多位于肺前方(上叶前段、中叶和舌段),呈片状或块状阴影,密度均匀,CT值约40~60HU,边缘多见毛刺及切迹,其中常见小溶解区,肿瘤周围肺血管成聚拢状,瘤周围多无卫星病灶,相邻胸膜可见三角形胸膜皱缩影。肺泡细胞癌特点:多发生在双侧中下肺野,影像呈斑片或斑点状影,密度不均匀,阴影肺门部浓密,外周减少,肺纹理增强紊乱,无钙化征象。以上三种肺癌均常见伴纵隔内多组淋巴结肿大,且肿大淋巴结无钙化,常伴有胸腔积液。转归:抗感染治疗症状略见好转或无效,症状及肺内病变呈现进行性恶化。

3.非结核分枝杆菌肺病

非结核分枝杆菌与结核分枝杆菌同属于抗酸杆菌,其引起肺部感染的症状及影像表现极其相似,但其经常规抗结核治疗无效,与耐药结核病很难鉴别,其影像学特征为空洞发生率较高,约80%,空洞为多发性,壁较薄,直径多较大(>4cm),

纵隔、肺门淋巴结无肿大,其与肺结核病最终鉴别依据是细菌培养及菌型鉴定。

4.囊状支气管扩张

囊状支气管扩张可形成多发透亮区与结核性多发空洞临床上需仔细鉴别。首先囊状支气管扩张症具有自幼年起可出现反复咯血,咳大量黄痰病史,抗感染治疗有效,无明显结核中毒症状。影像学上其多发生在双肺中下肺野,形成多个簇聚的透亮区,大小相似,呈圆形或椭圆形,壁薄,1～2mm,当有继发性感染时小腔内可有多发液平,感染时透亮区周围呈斑片状阴影,抗感染治疗后可于短期内吸收,但透亮区仍存在,CT常见柱状透亮支气管与囊腔相通,且呈支气管分支走行。结核性空洞发生于结核病好发部位,空洞大小不一致,壁厚,多在3mm以上,且薄厚不均匀,周围常伴有纤维索条或硬结、钙化病灶,抗感染治疗无效。临床上尚需反复行痰查找结核分枝杆菌以明确诊断。

【肺结核病的化学治疗】

自1944年链霉素问世后,结核病的治疗进入了化学治疗(简称化疗)时代,随着异烟肼、吡嗪酰胺、利福平等药物的上市,在联合治疗原则下,新发肺结核的治愈率达到95％以上,化学治疗成为治愈结核病、控制传染源的最重要手段。

(一)常用抗结核药物

1.异烟肼

(1)药理作用及作用机制:对结核分枝杆菌具有强大的杀菌作用,是全效杀菌药。对结核分枝杆菌的最低抑菌浓度(MIC)为 $0.02～0.05\mu g/ml$,可杀灭细胞内或细胞外的结核分枝杆菌。但单药应用易产生耐药性。异烟肼口服后几乎完全吸收,生物利用度达90％,口服300mg的剂量,1～2小时达高峰浓度,服药后24小时口服量的50％～70％从尿中排出,1％由粪便中排出。药物可分布到全身组织和体液,可透过血-脑脊液屏障进入蛛网膜下腔,并可进入胸膜腔、腹膜腔、心包腔、关节腔等。因此是各器官系统,各类型结核病和结核病预防治疗的首选药物。适用于初治、复治的各型肺结核病及各种肺外结核,是结核性脑膜炎的必选药物。

(2)不良反应:常见的有末梢神经炎、中枢神经系统障碍、肝损害、变态反应及其他少见的不良反应。

(3)用法及用量:成人口服一次0.3g,每日1次顿服。采用间歇疗法时按体重计算服药量:大于或等于50kg者0.6g,小于50kg者0.5g,两日或三日1次顿服或分3次服用。急性粟粒型肺结核、结核性脑膜炎适当增加剂量,每日0.4～0.6g。静脉滴注:一日0.3～0.6g稀释后滴注。雾化吸入:0.1～0.2g溶于10～20ml生理盐水中。

2.利福平（RFP,R）

(1)药理作用及作用机制:具有广谱抗菌作用,对结核分枝杆菌、非结核分枝杆菌、麻风分枝杆菌等均有杀菌作用,单药应用易迅速产生耐药,对结核分枝杆菌和其他分枝杆菌的最低抑菌浓度(MIC)为 $0.39\sim1.56\mu g/ml$,最低杀菌浓度(MBC)为 $0.78\sim3.125\mu g/ml$,对细胞内、细胞外、任何生长环境、生长状态的结核分枝杆菌均有杀菌作用,是一种完全杀菌药。口服后迅速而较完全的吸收,口服 600mg 的剂量,2 小时达高峰血药浓度,10u/o～20% 从尿中排出,60% 由粪便中排出,少量从泪液、汗液、痰液、唾液排出。药物分布至全身脏器和体液,依次以肝、胆、肾和肺浓度最高,亦可分布到胸膜腔、腹膜腔、心包腔、关节腔、空洞、房水和胎儿循环中,脑脊液中较少,但脑膜炎时渗入增加。可用于各类型初、复治肺结核、肺外结核病和各种非结核分枝杆菌病的治疗,亦可用于骨关节结核和淋巴结伴有瘘管者的局部用药。

(2)不良反应:肝毒性、变态反应、类流感样综合征、胃肠道症状、类赫氏反应,偶致胎儿畸形。

(3)用法及用量:成人体重大于或等于 55kg,每日 600mg;小于 55kg,每日 450mg,空腹顿服,每日 1 次。

3.利福喷丁（RFT,L）

(1)药理作用及作用机制:为利福类药物的衍生物,具有广谱抗菌作用,抗菌谱同利福平。其抗结核活性比利福平强 2～10 倍,对结核分枝杆菌的 MIC 为 $0.195\sim0.39\mu g/ml$,比利福平低 2～8 倍,MBC 为 $0.195\sim0.78\mu g/ml$,比利福平低 4～6 倍,具有长效强杀菌作用,对各种生长状态和各种生长环境的结核分枝杆菌均有杀灭作用,是全效杀菌药。在骨皮质和网状结构中的药物浓度较利福平高,对骨关节结核的疗效肯定。

(2)不良反应:肝毒性发生率低于利福平,多数患者的肝损害呈可逆变化,表现为一过性转氨酶升高,肝肿大,少数病人可出现轻度粒细胞或血小板减少。少见过敏反应及胃肠道反应。

(3)用法及用量:成人 600mg 每周 1 次或 450mg 每周 2 次,顿服。

4.吡嗪酰胺（PZA,Z）

(1)药理作用及作用机制:对人型结核分枝杆菌有较好的抗菌作用,对其他非结核分枝杆菌不敏感,其在酸性环境中有较强的杀菌作用,在 pH5.5 时杀菌作用最强,在体内的抑菌浓度 $12.5\mu g/ml$,达 $50\mu g/ml$ 时可杀灭结核分枝杆菌。广泛分布于全身各组织,并可透过血脑屏障,5 小时后脑脊液的浓度与血药浓度相近,口服后吸收迅速,经肾排出,尿中浓度较高。可用于治疗各系统、各类型的结核病,常与异烟肼、利福平联合用于初治结核病的强化期起到协同杀菌作用,是短程化疗的主要用药之一,亦是除异烟肼以外治疗结核性脑膜炎的必选药物。

(2)不良反应:肝毒性、胃肠道反应、痛风样关节炎、过敏反应、偶可引起溃疡病发作、低色素贫血及溶血反应。

(3)用法及用量:成人口服一次 0.25～0.5g,每日 3 次。

5.乙胺丁醇(EMB,E)

(1)药理作用及作用机制:仅对各种生长繁殖状态的结核分枝杆菌有抑菌作用,对静止状态的细菌几无影响。最低抑菌浓度 $5\mu g/ml$,抑菌活性在 pH6.8～7.2 时最高,与其他抗结核药物联合应用可延缓其耐药的产生。不易透过血脑屏障,但脑膜炎时脑脊液中的含量约为血药浓度的 15%～40%,可达到足够治疗的浓度。70%由尿中排出,10%～20%经粪便排出。用于各型肺结核和肺外结核。

(2)不良反应:视神经损害、末梢神经炎、过敏反应、胃肠道反应。

(3)用法及用量:成人体重大于或等于55kg,每日 1.0g;小于 55kg 者,0.75 每日 1 次顿服。采用间歇疗法时 1.0g,1 次顿服,每周 2～3 次。

6.链霉素(S)

(1)药理作用及作用机制:为氨基糖苷类的广谱抗生素,具有较强的抗结核分枝杆菌的作用。因仅对吞噬细胞外碱性条件下的结核分枝杆菌具有杀菌作用,故为半效杀菌药。可渗入胸膜腔、腹膜腔、心包腔、关节腔等体液中,但难以透过血脑屏障。主要用于治疗各系统各类型结核病,采用短程化疗时多用于强化期。

(2)不良反应:对第Ⅷ对脑神经的毒性作用、肾毒性、神经肌肉阻滞、过敏反应。

(3)用法及用量:成人 0.75g,每日 1 次,疗程 2 个月。60 岁以上老人用量酌减,0.5g 每日 1 次或 0.75g 隔日 1 次。

7.卡那霉素

(1)药理作用及作用机制:对结核分枝杆菌有较强的抑菌作用,但不如链霉素。除铜绿假单胞菌外对革兰阳性菌如大肠杆菌、克雷伯杆菌、变形杆菌、沙门菌和耐青霉素的金葡萄球菌等亦有抑菌作用。对非结核分枝杆菌和其他细菌、病毒无作用。在结核病治疗中,主要作为对链霉素耐药病例治疗方案的配伍用药。其抑菌作用机制是与结核分枝杆菌 30S 亚单位核糖体结合,干扰蛋白质的合成,阻止细菌生长。肌注 0.5g,1 小时达血液高峰浓度,可维持 12 小时;并可渗入胸膜腔,腹膜腔,心包腔;不易透过血脑屏障,虽然脑膜炎时可进入蛛网膜下腔,但脑脊液含量不能达到有效浓度。半衰期 2.5 小时,用药后 24 小时内由尿中排出。肾功能正常时体内无蓄积,当肾功能减退时其排出量明显减少。

(2)常见不良反应:①第Ⅷ对脑神经的毒性:对听神经的毒性大于链霉素,而对前庭神经损害较链霉素轻。②肾毒性:主要损害肾小管引起蛋白尿,严重者出现管型尿、血尿及肾功能减退。在氨基糖苷类药物中,卡那霉素的肾毒性最大。③神经肌肉阻滞:主要表现箭毒样反应,引起面部、口唇麻木,严重者偶有心肌抑制和呼吸衰竭。④过敏反应:同链霉素,但较少发生过敏性休克。

(3)用法及用量:成人结核病,常规用量 0.75g,肌肉注射,每日 1 次,疗程 2 个月。老年患者用量酌减,0.5g,每日 1 次,或 0.75g,肌肉注射,隔日 1 次。

8.阿米卡星

(1)药理作用及作用机制:为氨基糖苷类广谱抗生素,具有较强的抗结核分枝杆菌作用,对非结核分枝杆菌亦有良好的抗菌作用。对大肠杆菌、克雷伯杆菌,沙雷菌、不动杆菌等均有抗菌作用。抗结核治疗主要用于对链霉素耐药者的治疗,其作用机制同卡那霉素。静脉滴注 7.5mg/kg 后,1.5 小时达血液高峰浓度,维持 12 小时,可广泛分布于组织和体液中,可进入胸、腹膜腔,但不能透过血脑屏障。24 小时内 94%～98% 的药物由尿中排出,肾功能障碍者排出量显著减少。

(2)常见不良反应:同卡那霉素。

(3)用法及用量:常规用量 0.4g/d,肌肉注射,不能耐受注射部位疼痛者亦可静脉滴注,每日 1 次,疗程 2～6 个月。老年人酌减。WHO 推荐用于耐多药结核病治疗剂量为 0.5～1.0g/d。

9.卷曲霉素(Cm)

(1)药理作用和作用机制:是多肽类药物,对结核分枝杆菌和部分非结核分枝杆菌如堪萨斯分枝杆菌具有抑菌作用。但作用不及链霉素,而略强于卡那霉素。对结核分枝杆菌的最低抑菌浓度 3.13～6.25μg/ml,卷曲霉素易产生耐药性,并且与卡那霉素有单项交叉耐药作用,故需注意用药顺序。作用机制同氨基糖苷类抗生素。肌肉注射后 1～2 小时达血液高峰浓度,迅速,分布到全身组织和体液中,并可进入胸膜腔,腹膜腔,但不能透过血脑屏障,可通过胎盘进入胎儿循环,大部分药物从肾脏排出。

(2)常见不良反应:①卷曲霉素可致电解质紊乱,造成低血钾、低血钠、低血钙等,严重者出现抽搐,昏迷。②其他毒性反应同氨基糖苷类药物。但听神经损害程度低于链霉素,而肾毒性较链霉素多见并较严重,亦有神经肌肉传导阻滞作用。

(3)用法和用量:常规用量 0.75g,肌肉注射,每日 1 次,疗程 2～6 个月。

10.氟喹诺酮类

(1)药理作用和作用机制:包括氧氟沙星(Ofx),左氧氟沙星(Ux)及莫西沙星(Mfx)等,为广谱抗菌药,主要作用于细菌的拓扑异构酶,对细胞内及细胞外的人型结核分枝杆菌和除鸟分枝杆菌复合群以外的其他非结核分枝杆菌有不同程度的杀菌和抑菌作用,抗结核效力依次为氧氟沙星<左氧氟沙星<莫西沙星=加替沙星,氟喹诺酮类因其与异烟肼、利福平等药物作用位点不同,因此被WHO推荐作为治疗耐多药结核病的核心药物,也是治疗非结核分枝杆菌病的首选药物,临床上也应用于不能耐受一线药物的初治结核病患者。氟喹诺酮类单独应用极易产生耐药,故不推荐用于可疑结核病患者确诊前的抗感染治疗。由于加替沙星影响糖代谢,在有些国家已经退市,但由于其高效的抗结核作用,及相对低廉的价格,故在发展中国家仍在使用,但需要密切监测血糖。

(2)不良反应:中枢神经系统损害,表现为头痛、头晕、失眠,重者出现幻觉甚至诱发癫痫发作,其他不良反应还表现过敏反应和光敏反应,胃肠道反应,肝肾毒性,血液系统毒性和骨关节损害,18岁以下儿童禁用。

(3)用法鳄鱼用量:氧氟沙星600mg/d,左氧氟沙星600mg/d,莫西沙星400mg/d,加替沙星400mg/d;WHO推荐用于耐多药结核病治疗剂量为氧氟沙星800~1000mg/d,左氧氟沙星750~1000mg/d。

11.对氨基水杨酸钠(PAS,p)

(1)药理作用及作用机制:对结核分枝杆菌有选择性的抑制作用,仅作用于细胞外的结核分枝杆菌。可分布于全身组织器官和体液,药物浓度依次为肾、肝、肺,并可渗入到干酪病灶中,其浓度近似于血药浓度,也能分布到胸膜腔、腹膜腔,但不易渗入细胞内和通过血脑屏障。但当脑膜有炎性改变时,血脑屏障通透性增加,PAS在脑脊液中的浓度可达血药浓度的30%~50%,故可用于治疗结核性脑膜炎。PAS与其他抗结核药物联合应用治疗各种类型的结核病,但不做首选药。

(2)常见不良反应:胃肠道反应、过敏反应、肝、肾功能损害等。

(3)用法及用量:静脉滴注4~12g/d,用生理盐水或5%葡萄糖稀释成3%~4%浓度,避光下2~3小时滴完,新鲜配制,变色不能用。

12.丙硫异烟胺(Pto)

(1)药理作用及作用机制:是异烟肼的衍生物,对结核分枝杆菌和某些非结核分枝杆菌有较强的抑菌作用,能迅速而广泛地分布至各组织和体液中,组织中的浓度与血药浓度相近,并可透过血脑屏障进入蛛网膜下腔,并能达到有效浓度,亦可进入胸膜腔和干酪病灶中。治疗各类型的结核病,多用于复治、耐药病例或用于不能耐受其他药物治疗者。亦用于非结核分枝杆菌病的治疗。

（2）不良反应：胃肠道反应、肝功能损害、少数有糙皮病表现、多发性神经炎、偶有体位性低血压、内分泌紊乱；亦引起烟酰胺的代谢紊乱，营养不良、糖尿病和酗酒者需慎用，长期服用者需定期检测肝功能，慢性肝病、精神障碍，孕妇和 12 岁以下儿童禁用。

（3）用法及用量：成人一日 0.3～0.6g，分 3 次服用，WHO 推荐用于治疗耐多药结核病的剂量为 0.5～1.0g/d。

13.固定剂量复合剂

固定剂量复合剂是将两种以上的抗结核药物按固定剂量组合成一种药，其每种药物的生物利用度不能低于相对应的单药，进入体内后其溶解度较好，可使每一药物成分均达到有效血药浓度，其中利福平的生物利用度决定着复合剂的质量。目前在我国有多种固定剂量复合剂在临床应用：异烟肼、利福平、吡嗪酰胺、乙胺丁醇复合片剂；异烟肼、利福平、吡嗪酰胺复合片剂；以及异烟肼、利福平复合片剂。固定剂量复合剂具有许多优点，如高疗效低毒性；避免单药治疗从而防止和减少耐药的发生；防止用错药和用错剂量，简化化疗方案，提高患者服药的依从性，便于执行 DOTS 等，缺点为如果患者对复合剂中的某一种成分不能适应或过敏则不能选用该复合剂。

常见不良反应：与组成复合剂的异烟肼、利福平、吡嗪酰胺、乙胺丁醇散装药相同，有极个别患者对复合剂中的赋形剂过敏，即服用异烟肼、利福平、吡嗪酰胺散装制剂时无过敏，但服用相同成分的复合剂时出现过敏反应。

14.板式组合药

将每次顿服的多种抗结核药的片剂或胶囊，按规定方案和一定剂量压在同一片铝泡眼上，病人每次服药将组合板上的各种药片全部服下即为组合药，组成成分、药理作用及不良反应与单独包装时完全相同，优势是防止患者漏服、错服药物，保证联合用药。

（二）抗结核化学治疗的细菌学基础及原则

1.Mitchson 提出的菌群学说

20 世纪中叶 Mitchson 提出的菌群学说为现代结核病短程化学疗法提供了细菌学依据。他将宿主体内的结核分枝杆菌按生长代谢速度分为 A、B、C、D 四群。A 群为快速生长菌群，代谢旺盛，多存在于巨噬细胞以外的空洞或干酪病灶中，多数抗结核药物对其有效，其中异烟肼的作用最强，利福平次之；B 菌群为存在于巨噬细胞内酸性环境中生长缓慢的菌群，吡嗪酰胺对该菌群最敏感，发挥作用最强；C

菌群为大部分时间处于休眠状态,仅有短暂突发性旺盛生长的菌群,利福平对该菌群的作用最佳;D 菌群为完全休眠菌。研究证明,不同代谢菌群之间可以互相转化,A 菌群可以转化为 B 或 C 菌群,B 或 C 菌群也可以转化为 A 菌群,互相转化的机制各不相同。根据 Mitchson 的菌群学说,为达到尽最大可能消灭病灶内的结核分枝杆菌,合理的化疗方案所包括的药物应能杀灭所有生长代谢状态的结核分枝杆菌。

基于自身的特性,各种抗结核药物对不同菌群有着不同的作用。快速生长菌群在化疗的最初 2 周内可大部分或全部被杀死。6 个月的短程化疗余下的 4~5 个月以上的时间是用来杀灭 B 群和 C 群。利福平和吡嗪酰胺是在酸性环境下缓慢生长 B 菌群的有效药物,此菌群一般可在 1~2 个月内的强化期内被消灭。利福平是唯一对突发代谢的 C 群有效的药物。

2.结核分枝杆菌的寄存部位又可以把结核分枝杆菌分为两群

(1)细胞外菌群:生长在空洞腔内、结核结节以及在液化和干酪灶中,此菌群使痰集菌或涂片阳性,化疗后痰菌阴转并不代表细胞内菌群也被消灭,只是药物消灭细胞外菌群的标志,耐药菌总是存在于细胞外菌群中,早期化疗失败也主要由此群引起。结核分枝杆菌在细胞外迅速增殖的时机,除此嗪酰胺外的大多数抗结核药物均可发挥有效抗菌作用。

(2)细胞内菌群:此菌群数量较少,细菌繁殖慢,处于细胞内的酸性低氧环境中,痰集菌或涂片常显示为阴性,只有少部分药物能渗入细胞内酸性环境中发挥作用。此部分细胞内菌群为化疗后痰菌复阳与结核病复发的病原菌。

异烟肼、利福平等对细胞内外菌群均有杀灭作用,链霉素只对细胞外碱性环境中的菌群有杀灭作用,吡嗪酰胺只对细胞内酸性环境中的菌群有杀菌作用,因此化疗方案中必须以异烟肼、利福平、吡嗪酰胺联合才能起到同时杀灭细胞内及细胞外的菌群,从而彻底消灭病灶内结核分枝杆菌、减少复发的概率,达到治愈结核病。

3.抗结核药物的渗透能力

抗结核药物分子大小不同,其渗透力也不相同,其所渗入的生物膜不同,疗效也不相同。异烟肼、吡嗪酰胺能渗入各种生物膜,如血脑屏障、组织细胞膜、巨噬细胞膜,其中的浓度与血中的浓度接近,故对细胞内外的结核分枝杆菌均有杀灭作用。链霉素不能渗入细胞内,对细胞内细菌无杀灭作用。异烟肼、吡嗪酰胺,丙硫硫烟胺,环丝氨酸等能自由通过血脑屏障,更能通过炎症性的血脑屏障,具有杀菌作用,是结核性脑膜炎的首选药物,而链霉素、利福平与乙胺丁醇只能部分通过存在炎性反应的血脑屏障。

4.抗结核药物浓度与抑菌和杀菌的关系

结核病灶中的药物浓度与耐药菌的数量呈反比，药物浓度不同，其治疗效果也不同，只有在服用常规剂量抗结核药物后，其血药浓度能达到试管内最小抑菌浓度（MIC）至少 10 倍或以上，才能起到杀菌作用，在 10 倍以下只能起到抑菌作用，抗结核药按作用浓度分为杀菌药与抑菌药，杀菌药又分为全杀菌药与半杀菌药。

（1）全杀菌药：此类药物有异烟肼、利福平、利福喷丁以及利福布丁等，此类药物对细胞内、外，酸性环境以及碱性环境中的结核分枝杆菌均有杀灭作用，为全杀菌药。

（2）半杀菌药：包括链霉素、卡那霉素以及吡嗪酰胺。链霉素只在细胞外、碱性环境中其浓度可以达到 MIC 的 10 倍以上，对结核分枝杆菌有杀灭作用，而对细胞内、酸性环境中的结核分枝杆菌没有作用；卡那霉素与链霉素相同；而吡嗪酰胺只在细胞内、酸性环境中其浓度可达到 MIC 的 10 倍以上，有杀灭结核分枝杆菌的作用。故将链霉素与吡嗪酰胺联合应用，其作用相当于一个全杀菌药。杀菌药在化疗中起主要作用，尤其是短程化疗方案中必须应用杀菌药，且要达到两个或两个以上。

（3）抑菌药：除杀菌药外均为抑菌药，这类药在细胞内外的药物浓度只能达到 MIC 的 10 倍以下，其在化疗中起辅助作用，只能延缓杀菌药物耐药性的产生。包括对氨基水杨酸钠、丙硫异烟胺、乙胺丁醇等。

因此，在短程化疗方案中要求必须包括两种杀菌药物即异烟肼和利福平，吡嗪酰胺和链霉素联合应用，可以确保在酸、碱两种环境中均有可发挥杀菌作用的药物。

5.结核分枝杆菌的延缓生长期

结核分枝杆菌与抗结核药物接触后，当除去药物后，并不能立即恢复生长，需经过一段时间调整后才能再度生长，从撤除药物至细菌重新生长的时间即为延缓生长期，利用结核分枝杆菌的这一特性，可以设计出间歇给药的化疗方案，便于督导管理及减少药物不良反应。

6.结核分枝杆菌的耐药性

遗传学的研究表明结核分枝杆菌的耐药性是基因突变的结果，结核分枝杆菌在复制过程中每个碱基突变频率在 10^{-10} 左右，和其他细菌相当。但是，由于结核分枝杆菌缺乏碱基错配修复机制，使得在复制过程中出现的错配突变得到更多的固定，导致高耐药频率的现象。但是这种突变在自然条件下发生的概率非常低，其中结核分枝杆菌针对异烟肼和利福平发生突变的概率分别是 10^{-6} 和 10^{-8}，在两药联合应用时发生多耐药性突变的概率为 10^{-14}，因此，自然条件下出现多耐药性的情况几乎是不可能的。但在治疗过程中如单用一种药物或药物联合不当，致使病灶菌群中大量敏感菌被杀死，而少量自然耐药变异菌仍存活，并不断繁殖，最终完全替代敏感菌而成为病灶中的优势菌群。在临床上表现为短期好转或治愈后病情再次恶化，成为难以治愈的耐药结核病。因此在结核病的化疗方案中包含两种以上敏感药物是有效预防耐药结核病产生的重要措施。

综上所述，结核病化学治疗不但要达到临床治愈，还要达到生物学治愈的目的。

1978 年，我国在总结国内外成功的化疗经验的基础上，结合结核分枝杆菌的代谢特点及抗结核药物的作用特点制订了结核病化疗的基本原则，即"早期、联合、适量、规律、全程"的五项原则。早期：即是指发现和确诊结核病后立即开始抗结核治疗，此时病灶以炎性渗出为主，病灶局部药物浓度高，此时药物主要杀灭活跃生长的 A 菌群；联合：指根据病情及抗结核药物的作用特点，联合应用至少两种以上敏感的抗结核药物，以增强和确保疗效，减少耐药菌的产生；适量：指根据不同病情及不同个体规定不同给药剂量，发挥最大杀菌以及抑菌作用，同时使用合适的剂量减少药物不良反应的产生；规律：即存规律的坚持治疗，不可随意更改方案或无故随意停药；全程：指患者必须按照方案所定的时间坚持治疗，尽可能杀死缓慢生长的 B 菌群以及 C 菌群，减少复发的机会。一般而言，感染了敏感菌株的初治结核病患者按早期、联用、适量、规律和全程的原则规范治疗，治愈率可达 95%，大大减少了复发的比率。

（三）常用抗结核治疗方案及剂量

根据结核病化学治疗原则，为规范结核病治疗，便于各级结核病防治机构执行国家免费结核病治疗政策，卫生部疾病预防控制局、卫生部医政司、中国疾病预防控制中心编写了《中国结核病防治规划实施工作指南（2008 版）》，制订了结核病标准化学治疗方案，标准治疗方案适用于一般肺结核患者，在具体实施化疗的过程中，临床医生需根据患者的具体病情，遵循化疗原则，调整治疗方案，制定出适宜的治疗方案，以达到治愈的目的。

1.初治活动性肺结核化疗方案

新涂阳和新涂阴肺结核患者可选用以下方案治疗（药名前数字代表月份，药名下数字代表每周服药次数）：

（1）$2H_3R_3Z_3E_3/4H_3R_3$

强化期：异烟肼、利福平、吡嗪酰胺、乙胺丁醇隔日 1 次，共 2 个月，用药 30 次。

继续期:异烟肼、利福平隔日 1 次,共 4 个月,用药 60 次。

全疗程共计 90 次。

(2)2HRZE/4HR

强化期:异烟肼、利福平、吡嗪酰胺、乙胺丁醇每日 1 次,共 2 个月。用药 60 次。

继续期:异烟肼、利福平每日 1 次,共 4 个月。用药 120 次。

全疗程共计 180 次。

2.复治涂阳肺结核化疗方案

(1)$2H_3R_3Z_3E_3S_3/6H_3R_3E_3$

强化期:异烟肼、利福平、吡嗪酰胺、链霉素、乙胺丁醇隔日 1 次,共 2 个月,用药 30 次。

继续期:异烟肼、利福平、乙胺丁醇隔日 1 次,共 6 个月,用药 90 次。

全疗程共计 120 次。

(2)2HRZES/6HRE

强化期:异烟肼、利福平、吡嗪酰胺、乙胺丁醇、链霉素每日 1 次,共 2 个月,用药 60 次。

继续期:异烟肼、利福平、乙胺丁醇每日 1 次,共 6 个月,用药 180 次。

全疗程共计 240 次。

对于治疗无效的病例应及时分析失败原因,及时送检痰结核分枝杆菌药敏试验,明确是否为耐药结核病,根据药敏结果及临床治疗效果调整化疗方案。

(四)耐药结核病的治疗

WHO 将抗结核药物分为五组,方便在制定耐药结核病化疗方案时选择药物。

第一组:一线口服抗结核药物,包括异烟肼、利福平、吡嗪酰胺、乙胺丁醇、利福布丁。

第二组:注射用抗结核药物,包括链霉素、卡那霉素、阿米卡星、卷曲霉素。

第三组:氟喹诺酮类药物,包括氧氟沙星、左氧氟沙星、莫西沙星、加替沙星。

第四组:二线口服抑菌药物,乙硫异烟胺、丙硫异烟胺、环丝氨酸、特立齐酮、对氨基水杨酸钠。

第五组:疗效不确切未被推荐用于常规治疗的药物,克拉霉素、阿莫西林/克拉维酸钾、氯法齐明、亚胺培南、利奈唑胺、大剂量异烟肼。

中国防痨协会根据 WHO 的《耐药结核病规划管理指南》制订了我国的《耐药结核病化学治疗指南》,指南制定了针对耐药结核病的化疗原则:

1.化疗方案中至少选择 4 种以上有效药物组成方案。治疗耐多药结核病药物品种可达 5 种以上。应以二线注射剂(卡那霉素、阿米卡星、卷曲霉素)和氟喹诺酮(氧氟沙星、左氧氟沙星、莫西沙星)各一种为核心,配以 2—3 种口服二线尚敏感的一线药物组成方案。目前我国推行的耐多药结核病治疗方案:

6Lfx,Am,Pto,PAS,PZA/18Lfx,Pto,PAS,PZA

2.未获药敏结果前应根据患者的既往用药史,选择未曾应用的或估计敏感的药物组成方案,待获得药敏结果后再以药敏结果为依据调整方案。

3.方案中须包括一种敏感的注射剂,耐药结核病奎少连续应用 3 个月,耐多药和广泛耐药结核病分别至少连续应用 6～12 个月。

4.在 1～4 组抗结核药物不足以组成有效的耐药结核病化疗方案时,可考虑选择第 5 组药物,组成有效的治疗方案。

5.单耐药和多耐药结核病总疗程 9～18 个月(注射期 3 个月,继续期 6～15 个月)耐多药和广泛耐药结核病需要 24 个月以上(注射期 6 个月,继续期 18～24 个月)。

6.耐药结核病治疗分两个阶段,第 1 阶段为注射期,第 2 阶段为非注射期。

7.全程采用每日用药法,为减少二线口服药物的胃肠道反应,提高患者的可接受性,可采用一日量分次服用法,长时间使用注射剂或在药物毒性增加的情况下,可考虑采用每周 3 次的间歇疗法。

8.实施全程督导下化学治疗管理(DOT)。

(五)特殊人群的抗结核治疗

1.老年结核病人群的化疗

老年人因年龄大,机体各脏器功能衰退,药代动力学和药效学的发生相应变化,药物不良反应发生率高,对药物的耐受性差、接受治疗顺应性差;另外老年结核病患者的合并症多,同时服用的药物种类多,用药过程中要注意药物间的相互作用,治疗上应采取相应措施。

首先老年人肾血流量、肾小球滤过率、肾小管的分泌功能的降低均可能影响药物在体内的消除,增加药物的不良反应。因此要根据肾功能、肌酐清除率调整用药剂量或延长用药间隔时间。一般说,氨基糖苷类药物不宜采用,需要时可酌情减量。对有肾功能减退(肌酐清除率<30ml/min)和接受血液透析者,美国胸科协会、美国疾病控制预防中心及美国感染病学会 2003 年建议吡嗪酰胺、乙胺丁醇、左氧氟沙星应隔日使用,为了提高药物的峰值浓度,隔日用药优于药物减量。

另外老年人肝血流量减少,肝药酶活性降低,药物的生物转化与合成反应降低,药物灭活减少,而且,老年人血浆蛋白合成减少,降低了药物的蛋白结合率,游离部分增多而增加药物不良反应。

不少老年肺结核患者常有较多并存症及并发症,因此,既要注意到其耐受性及不良反应,又要考虑到药物间的相互作用。利福平是肝药酶的强诱导剂,可加速在肝内代谢药物的灭活:包括抗凝剂、磺脲类降糖药、苯妥英钠、强心苷、普萘洛尔、维拉帕米、糖皮质激素、茶碱、西咪替丁等。异烟肼可增加苯妥英钠的血药浓度,还可增加香豆素类抗凝药、降压药及三环抗抑郁药的作用。

老年患者推荐的化疗方案:

(1)初治病例:可采用 2HRZE/4HR 或 2HR2/4HR 或 9HRE 方案,还可以利福喷丁(L)代替利福平(R)、以对氨基水杨酸异烟肼(D)代替异烟肼(H),以左氧氟沙星代替吡嗪酰胺(Z)。

(2)复治病例:根据复发产生的原因而选择不同的治疗方案。对于未完成标准初治方案者,可采用初治方案治疗,严格督导用药。但对于反复治疗的慢性患者(可能为耐药患者),应该在药敏结果指导下制定新的化疗方案,新方案中应该包括2 种或以上敏感药物(如无药敏结果,新方案中应该包括)2 种或以上既往未用过的新药或应用较短时间的药物。

(3)耐多药(MDR-TB)病例:对于有明确药敏结果的 MDR-TB 患者可根据既往用药史及药敏结果选用至少含 3~4 种未用过的敏感药物的 4 至 5 药联用方案,方案中可能包括卷曲霉素、阿米卡星、丙硫异烟胺及三代氟喹诺酮类药物,具体药物的选择要根据患者的肝肾功能情况决定,用药期间要严密监测药物不良反应。疗程常需 18~21 个月。

2.妊娠妇女的结核病化疗

从优生优育及保护妇女健康的角度出发,活动性结核病患者和正在接受抗结核药物治疗及停药后不满两年的育龄妇女应该采取可靠的避孕措施,避免妊娠。对于妊娠妇女的化疗药物选择,既要尽避免造成胎儿畸形,又要保证孕妇得到有效的抗结核治疗,避免妊娠中或产后结核病进一步恶化。在妊娠期间发现的结核病者,尤其是在妊娠中后期发现的结核病患者,一般可不必终止妊娠,给予适当的抗结核治疗,尽快控制结核病病情,并密切监测药物不良反应。

(1)产程中及产后处理:结核病患者在临产时应住院待产,以保证孕妇充分休息及保持良好的心态。产程中,有人认为第二产程延长对产后肺结核控制不利,可导致结核病的恶化,故主张对病情较重者或产程延长者,应予以手术助产来结束分娩,在胎儿娩出后要即刻复查胸片等,观察生产后结核病的变化,在产后的一年内要密切监测结核病的病情。根据病情需要,可在产后加强抗结核治疗(比如选用妊娠期不能应用的药物)。

(2)抗结核药物的应用:妊娠前3个月,抗结核药物对胎儿有高度致畸作用,应特别注意药物的选择。

我国防痨协会1993年提出妊娠结核病治疗原则:

1)怀孕3个月内不应使用利福平。

2)避免使用氨基糖苷类。

3)避免使用磺胺类药物。

4)禁用喹诺酮类药物。

(3)中断妊娠的指征

1)重症活动性结核病:如急性血行播散性结核病,慢性排菌的纤维空洞型肺结核和毁损肺。

2)合并肺外结核,病情较重。

3)耐多药结核病。

4)结核病伴有慢性基础病如糖尿病、肾病、肾功能不全、肝病和心脏病等不能耐受妊娠者。

5)严重妊娠反应,影响抗结核药物吸收致结核病恶化。

6)肺结核反复咯血。

7)艾滋病并发结核病。

对存在以上情况的结核病患者应该劝告其采取避孕措施,一旦妊娠应于妊娠3个月内中止妊娠,以避免逾期需采用引产或剖宫术而导致严重并发症、增加病死率及出血、感染等危险。除以上条件外妊娠期患结核病可继续妊娠,但是必须经过结核科和妇产科医生共同评估,在有效抗结核治疗的情况下方可继续保留妊娠。患者在妊娠及产后应密切配合监测,监测应该包括结核病、药物不良反应及胎儿(新生儿)生长发育状况,以保证母亲得到有效的抗结核治疗,胎儿健康发育。

3.儿童结核病的治疗

对于儿童结核病的治疗原则同成人结核病一样,仍然遵循早期、联合、适量、规律和全程这一原则,但是由于儿童生理特点及机体各器官系统功能尚未完全发育成熟,在治疗方面又有其特殊性。

药物选择:抗结核药物异烟肼、利福平、吡嗪酰胺、乙胺丁醇、丙硫异烟胺和链霉素等药物均可使用。但是应注意链霉素对第Ⅷ对脑神经有损害作用,因此年幼儿童不能正确表达听力变化者应避免使用,如确需使用,则需在脑干测听监视下使用;乙胺丁醇有视神经的损害,须注意监测视力视野,如年幼儿童不能正确表达视力改变者亦应避免使用。喹诺酮类药物因可能影响骨骺发育,因此在儿童中忌用。

药物剂量:儿童抗结核药物的剂量均需根据千克体重计算,由于儿童体重变化较快,应该随时根据体重变化,调整剂量,治疗过程中需密切监测肝、肾功能的变化。

4.艾滋病合并结核病的化疗

艾滋病患者由于机体的细胞免疫功能受到破坏,因此是结核病的易感人群,结核病也是艾滋病最重要的机会感染,尤其是在结核病高发国家。对于艾滋病和结核病双重感染者,要兼顾抗病毒和抗结核治疗。两种治疗既相互促进又相互影响。抗病毒药物能改善机体的免疫功能,缓解症状,延长患者的生命,为抗结核治疗提供前提条件;抗结核治疗可以控制结核病对患者生命安全的威胁,另外某些抗结核药物会影响抗病毒药物治疗的效果。

(1)抗结核药物与抗病毒药物相互影响:利福平通过增加肝细胞色素 P450 通道使蛋白酶抑制剂的生物利用度减少而降低血药浓度,可导致抗病毒治疗失败及对抗病毒制剂产生获得性耐药,而抗病毒药物治疗可引起结核病及其他感染性疾病一过性恶化。因此,倾向于用利福布丁代替利福平。如果 CD_4^+ T 淋巴细胞数 $>400 \times 10^6$/L,病毒载量 RNA 拷贝数 <30000/L,可不予抗病毒治疗。

(2)抗病毒治疗

1)鸡尾酒疗法(高效抗反转录病毒疗法):2 种核苷类反转录酶抑制剂和 1 种蛋白酶抑制剂联合使用。

2)中药治疗:单味中药如天花粉、黄芪、苦瓜、甘草、夏枯草、紫花地丁等均有抑制 HIV,增强免疫功能的作用。

3)免疫治疗:IL-2、IFN-γ,γ 和 TNF 可增强细胞免疫功能。

(3)抗结核治疗:化疗强化期应包括异烟肼、利福布丁、吡嗪酰胺和链霉素(或阿米卡星、卷曲霉素),同时进行抗病毒治疗;巩固期可应用异烟肼和乙胺丁醇,并加入抗病毒治疗。如化疗方案中不含利福类药物或以利福布丁代替利福平,总疗程均应延长。美国疾病控制中心和美国胸科协会推荐 HIV 感染者合并结核病在抗结核治疗后在痰菌阴转后,至少还需要进行 6 个月化疗。如未用异烟肼或利福平的患者,疗程应 >18 个月。

5.糖尿病合并结核病者的化疗

糖尿病患者由于胰岛素相对或绝对不足,血糖升高,导致患者糖、脂肪、蛋白质代谢紊乱,巨噬细胞和白细胞的吞噬功能受到抑制,机体内环境有利于结核分枝杆菌的生长,而不利于结核病变组织的修复;因此糖尿病合并结核病者,临床表现为病情较重,病变进展迅速,并以干酪渗出性为主,而纤维增殖型病变较少。因此保证糖尿病合并结核病治疗成功的关键是一方面要强有力的化学治疗,另一方面要控制血糖,纠正机体代谢紊乱。

(1)结核病的治疗方案:糖尿病合并肺结核主张应用包括异烟肼、利福平、吡嗪酰胺和链霉素的强化治疗,其中吡嗪酰胺由于在酸性环境中的杀菌能力较强,特别适用于肺结核合并糖尿病者,如无严重不良反应,应该尽量在治疗方案中保留;当存在糖尿病血管神经病变时,应慎用氨基糖苷类药物和 EMB,避免加重肾脏和视网膜病变,在血糖控制良好的情况下,抗结核治疗的疗程与标准治疗方案相同,但当血糖控制不理想时,应适当延长结核病治疗时间。

(2)糖尿病的治疗

饮食治疗:是糖尿病治疗的基本措施,其热量供给以能维持理想体重为宜。活动性肺结核、有结核中毒症状及消瘦者摄入的热量需酌情增加,同时蛋白质的摄入也应有所增加。

运动疗法:适用于 2 型糖尿病肥胖者血糖较高者和稳定期的 1 型糖尿病,当合并活动性肺结核时,应根据两病的病情而定,一般在活动性结核病的早期,当结核感染中毒症状较重、咯血等情况存在时,应注意休息,而在抗结核治疗的巩固期患者的临床症状显著改善以后,可适当增加运动量。

药物治疗:包括口服降糖药和胰岛素。

在患有活动性肺结核时,由于存在结核中毒症状,增加了机体对胰岛素的需求量,可使隐性糖尿病发展为临床糖尿病,或加重原有糖尿病,诱发糖尿病酮症酸中毒等急性并发症;一些抗结核药物可能会影响糖代谢或加速口服降糖药的灭活;一些抗结核药物会引起肝功能或肾功能的损伤,而口服降糖药也会有类似的不良反应,因此在肺结核合并糖尿病时,建议首选胰岛素降糖治疗,尽快使血糖趋于正常,纠正代谢紊乱,以利于结核病的痊愈。

(六)肺结核化学治疗过程中的监测

在肺结核治疗过程中需要对治疗的有效性及安全性进行监测,以及时调整抗结核治疗方案,保证取得化疗的成功。

1.抗结核治疗有效性检测指标

临床症状:观察抗结核治疗后结核中毒症状好转、消失情况,一般情况下,患者接受抗结核治疗后最早表现为结核中毒症状好转消失,体温恢复正常,乏力、盗汗消失,食欲改善,体重增加。

影像学评价:病灶改变评判标准:①显著吸收:病灶吸收大于或等于≥1/2原病灶;②吸收:病灶吸收<1/2原病灶;③不变:病灶无明显变化;④恶化:病灶扩大或播散。空洞临床评判标准:①闭合:闭合或阻塞闭合;②缩小:空洞缩小≥原空洞直径1/2;③不变:空洞缩小或增大<原空洞直径1/2;④增大:空洞增大>原空洞直径1/2。

细菌学监测指标:痰涂片及痰结核分枝杆菌培养是肺结核治疗过程中重要的有效性监测指标,当连续两个月痰结核分枝杆菌培养阴性则判断为痰结核分枝杆菌阴转,治疗有效,传染性消失。

2.抗结核治疗安全性监测指标

(1)临床症状:体温、皮疹、食欲、精神状态、听力、视力改变等。

(2)实验室检查指标:血、尿常规,肝、肾功能,为常规监测指标,须在服用抗结核药物前、服药后每四周进行常规检查,如出现症状则随时进行相应检查;根据抗结核治疗方案所选用药物及出现的不良反应临床表现,进行相应化验检查,如方案中包括卷曲霉素则应该监测电解质,出现甲状腺功能低下症状则应行甲状腺功能检查。

【结核病的外科治疗】

抗结核药物的不断问世和合理化疗方案的实施,使绝大部分的肺结核患者可以通过内科的化疗而获得痊愈,肺结核患者在严格的管理下完成全程化疗者,治愈率可以达到95%以上,需要外科手术治疗的肺结核患者较40年前已经显著减少。但是临床上仍然有些肺结核病患者因为各种原因延误诊断、治疗,结核病变造成肺结构上的永久破坏,内科化疗手段无法修复、治愈,持续排菌或遗留下反复咯血、感染等合并症,手术治疗是行之有效的方法;近年来,由于耐药结核病的流行,在缺乏有效的抗结核新药的情况下,手术治疗无疑是化疗手段的有效补充措施,在减少和消灭结核病传染源、减少结核病发病率中起到相当重要的作用。由于结核病治疗的复杂性,手术适应证的掌握是手术能否获得预期效果的重要保证,术前需要结核内科医生和胸外科医生共同评估患者的结核病病情、术后复发风险、心肺功能状态等情况,作出合理选择。

一般情况下手术指征是:①内科手段不能控制的大咯血;②结核病变导致的局部支气管扩张形成,反复咯血或感染;③一侧损毁、支气管结核管腔狭窄伴远端肺不张或肺化脓症;④结核性脓胸或支气管胸膜瘘;⑤规律化疗 12 个月后痰菌仍阳性的干酪病灶、厚壁空洞;⑥内科治疗不易闭合的空洞性病变,如邻近肺门、靠近纵隔、胸膜下的空洞;⑦病变局限的耐药结核病,如经合理化疗病变吸收好转不明显者;⑧因各种原因不能耐受长期化疗者,而非肺内病变局限者。

肺结核外科治疗前、后需经有效的抗结核治疗(大咯血需紧急手术者术前可无化疗),一般情况下术后需化疗 6 个月,耐药结核病需治疗 12 个月,化疗方案的制定需根据既往用药史、药物敏感试验结果、患者的耐受性等因素综合考虑,制定出有效的化疗方案。

【结核病的预防】

(一)卡介苗(BCG)与卡介苗接种

卡介苗是一种无毒活菌疫苗,1908 年法国内科医生卡美特和兽医介兰把一株毒力很强的牛型结核分枝杆菌在甘油、牛胆汁、马铃薯培养基上移植培养,历经 13 年、230 代,该菌株对任何动物(豚鼠、马、猴、牛等)均不致病,但对结核病的免疫力仍保持高水平,于 1920 年将这株减毒而又能产生免疫的活的结核分枝杆菌,用两位科学家英文名字的字头命名为"卡介菌",简称 BCG。用它制造的菌苗称为"卡介苗"(BCG)。

WHO 认为,卡介苗仍然是一个行之有效的预防结核病方法,特别是可以有效预防儿童血型播散性结核病和结核性脑膜炎的发病。接种卡介苗的目的是通过接种无毒的 BCC,使机体产生一次轻微的、无临床发病危险的原发感染,从而对结核分枝杆菌产生特异的免疫力。卡介苗预防血型播散性结核病和结核性脑膜炎的作用为 46%～100%,但是 BCG 接种对肺结核的免疫保护作用各个研究结果差异甚大,2%～48%不等。所以,在结核病患病率和发病率均高的国家,应尽可能在婴儿出生或 1 岁以内接种 BCG。近年来国际上对卡介苗复种效果深入研究,发现卡介苗复种并不能带来额外的保护作用,在合格的卡介苗接种后,复种并没有实际意义,而且停止复种还大大减少因接种引起的不良反应,对已种过 BCG 者将不再提倡复种。

在全球结核病正处于紧急状态的今天,加紧研制新的更为有效的预防性和治疗性新疫苗对结核病的控制将有重大意义。

(二)结核病化学药物预防

人类肺结核的发生主要是由于体内潜伏感染结核分枝杆菌活化引起,抗结核药物预防可以减少活动性结核病的发生，尤其是在 HIV 感染等免疫功能低下的人群中具有重要意义。

结核病化学药物预防的重点对象主要有：新发现菌阳肺结核患者家庭内受感染的儿童；少年儿童中结核分枝杆菌素试验硬结≥15mm 者；HIV/TB 双重感染者；已受结核分枝杆菌感染的其他结核病高发人群，如糖尿病、矽肺、胃切除后以及应用免疫抑制剂者。

预防性化疗方案：异烟肼 300mg 每日 1 次顿服（成人）或 5～10mg/（kg·d）（儿童），疗程 6 个月；利福平 600mg 每日 1 次，疗程 3 个月；利福平 600mg＋异烟肼 300mg 每日 1 次，疗程 3 个月；有研究表明以上三种方案有相似的效果，均好于对照组。另外 2 个月的利福平加吡嗪酰胺方案也有较好的预防效果，但是不良反应多；应用 3 个月的异烟肼加利福喷丁方案，不良反应少，也有较好的保护率。

但是药物预防不能阻止再次结核分枝杆菌感染的发生，而且随着耐多药结核病的不断增加，非结核分枝杆菌病的暴发流行，结核病化学预防正面临着严峻的挑战，迫切需要研究新的短程化疗有效药物及方案，以适应不同高发人群的需要。

二、非结核分枝杆菌肺病

非结核分枝杆菌（NTM）：指结核分枝杆菌复合群（结核分枝杆菌、牛分枝杆菌、非洲分枝杆菌、田鼠分枝杆菌）和麻风分枝杆菌以外的分枝杆菌，NTM 广泛存在于自然界，是一种条件致病菌，健康人呼吸道中可以有某些类型 NTM 寄生。非结核分枝杆菌病则是指人类感染 NTM 并引起相关组织或脏器的病变，常累及皮肤、淋巴结、肺部及全身播散性病变，其中最常见的是非结核分枝杆菌肺病，由于其临床表现、胸部影像表现酷似结核病，且痰中可发现抗酸杆菌，经常被误诊为肺结核。本节以介绍非结核分枝杆菌肺病为主。

【病原学】

NTM 广泛存在于自然界，20 世纪 50 年代初才确定其致病性，目前已经发现 NTM 有 150 余种，其中 37 种已有病例报告。1959 年 Runyon 根据细菌在试管内培养时的菌落形态、产色以及光照对其的影响、培养温度和生长速度将其分为四群，而 Bergy 细菌鉴定手册则根据生长速度（固体培养基上 7 日内是否可见菌落）将其分为缓慢生长菌及快速生长菌。

Ⅰ群：光产色菌：缓慢生长菌，在固体培养基上，菌落不见光时为淡黄色，光照后变为黄色或橙色。本群主要有堪萨斯分枝杆菌、猿猴分枝杆菌、海分枝杆菌，前两种均可引起肺部病变，后者常经皮肤感染。

Ⅱ群:暗产色菌:缓慢生长菌,培养基上无光时菌落产生黄色或红色。本群主要有苏尔加分枝杆菌、戈登分枝杆菌、蟾蜍分枝杆菌和瘰疬分枝杆菌,后者常侵犯淋巴结。

Ⅲ群:不产色菌:缓慢生长菌,光照与否,菌落均不产生色素,亦可呈灰白色或淡黄色。本群有鸟胞内分枝杆菌复合群、玛尔摩分枝杆菌、土分枝杆菌、溃疡分枝杆菌、嗜血分枝杆菌等,其中 MAC 是免疫功能低下者最常见的非结核分枝杆菌肺病的致病菌。

Ⅳ群:快速生长分枝杆菌(RGM):培养基上 3～5 天内即可有肉眼可见的菌落,多数 1 周内即生长很旺盛。主要有偶然分枝杆菌、龟分枝杆菌、脓肿分枝杆菌、耻垢分枝杆菌、母牛分枝杆菌等,主要侵犯皮肤、软组织,偶也可以引起肺部病变。

【流行病学】

由于各国地理、环境、社会经济发展和医疗技术水平的差异,世界各地 NTM 病的发生率差异很大,经济发达国家报告较多,而发展中国家则较少,海洋型气候国家多于内陆型气候的国家,潮热、沿海或沼泽地带为多。NTM 肺病的致病菌在世界各国的分布情况也不一致,美国、英国、荷兰等地以堪萨斯分枝杆菌为主,日本、澳大利亚、中国以鸟胞内分枝杆菌为主,墨西哥以Ⅳ群快速生长分枝杆菌为主。我国在 1990 年及 2000 年结核病流行病学抽样调查中,NTM 占总分枝杆菌培养阳性菌株率分别为 4.9% 和 11.1%,十年间有明显增加,在地域分布上南方高于北方,沿海地区高于内地,农村高于城镇。

【传播途径】

NTM 是一种广泛存在于自然界中的条件致病菌,主要存在于各种水源、土壤及气溶胶中。吸入含菌气溶胶可能是 NTM 肺病的主要感染方式,人与人间的传播及动物与人间的传播均未获得确切证据,目前认为人的感染是从外界环境中获得的。近年来 NTM 引起的院内感染不容忽视,主要由消毒灭菌不严格或差错,手术器械或注射器污染导致创口感染、败血症,致病菌主要是快速生长分枝杆菌。

【病理】

NTM 肺病与肺结核的基本病理改变十分相似:组织学上以类上皮细胞结节多见,以淋巴细胞,巨噬细胞浸润和干酪样坏死为主的渗出性反应;以类上皮细胞、朗汉斯巨细胞肉芽肿形成为主的增殖性反应;浸润细胞消退伴有肉芽细胞的萎缩,胶原纤维增生为主的硬化性反应等三种病理组织变化。此外,该病尚可发生非坏死性组织细胞反应、中性粒细胞浸润、嗜酸性粒细胞增多等,有的缺乏类上皮细胞反应。肺部病变为肉芽肿性,有类上皮细胞和淋巴细胞聚集成结节病灶,但不如结核结节典型。肺内亦可见坏死和空洞形成，可单发或多发，侵及两肺，位于胸膜下，以薄壁空洞为多见。NTM 病亦可全身播散，在多处骨骼可见到抗酸杆菌，肺内则呈弥漫性小分散灶。

【临床表现】

NTM 肺病临床症状和体征，与感染的 NTM 种类有关。NTM 肺病的临床表现与肺结核病也十分相似，多呈慢性经过，由于 NTM 的致病力弱，其病变程度及临床症状较结核病轻。

NTM 肺病好发人群为 HIV/AIDS 患者、酗酒及（或）嗜烟男性，肺气肿、慢性支气管炎、支气管扩张、尘肺、肿瘤、长期使用肾上腺皮质激素患者。

咯血较多见，也可有发热、咳嗽、咳痰、胸痛。

由堪萨斯分枝杆菌引起的肺病可同时侵犯皮肤、淋巴结、骨关节、脑膜、泌尿生殖系统，也可引起全身播散。由瘰疬分枝杆菌引起的肺病常合并有浅表淋巴结和肠系膜淋巴结病变。感染偶然、脓肿、龟分枝杆菌等 NTM，则可引起局部脓肿。

堪萨斯及鸟胞内分枝杆菌肺病胸部影像表现多为薄壁空洞，空洞周围浸润病变少，结节性阴影不多见，无支气管播散、胸膜纤维增生性反应少见，病变部位以上叶居多，也可位于中叶和舌段，偶可伴有胸膜炎或脓胸，但 NTM 肺病的胸部影像表现也不排除浸润、弥漫、播散、纤维病变类型。

【诊断】

NTM 肺病的病理改变、临床症状、胸部影像表现乃至病理均酷似结核病，而且痰涂片抗酸染色在形态上也难与结核分枝杆菌区别，二者的鉴别须经菌种鉴定才能确定。在临床上常误诊为结核病而接受抗结核治疗。因此，临床上对于可疑者应积极进行痰培养及菌种鉴定以获得正确诊断，NTM 肺病可疑者包括：①肺内以空洞性病变为主，或薄壁空洞、周围浸润病变少、支气管播散病变少，以纤维增生病变为主；②抗结核治疗无效，痰菌持续阳性或初治结核病患者但对一线抗结核药物耐药者；③合并有上述基础病变者，尤其是 HIV/AIDS 患者；④分枝杆菌培养阳性但菌落形态及生长情况不同于结核分枝杆菌。

NTM 细菌学鉴定方法：

常用的方法是对硝基苯甲酸（PNB）生长试验，结核分枝杆菌复合群在含有 PNB 培养基上生长受抑制，而大多数 NTM 菌种对一定浓度的 PNB 有耐受性，所以 PNB 生长考虑为 NTM。另外 28℃ 生长实验、耐热触酶试验也可用于分枝杆菌菌群的鉴定。菌群鉴定被归为 NTM 菌群的分枝杆菌，通过相关实验进行生长速度、色素产生情况、菌落形态特征等生长特征的观察，以及在各种鉴别培养基上的生长情况,包括苦味酸培养基生长实验、5%NaCl培养基生长实验等进一步NTM的菌种鉴定。

近年来以分子生物学手段进行基因测序方法对菌种进行鉴定更为准确迅速。

2000年中华医学会结核病学会分会颁布了《非结核分枝杆菌病诊断与处理指南》,制定了非结核分枝杆菌肺病诊断标准:具有呼吸系统和(或)全身性症状,经放射影像学检查发现有肺内病变,已排除其他疾病,在确保标本无外源性污染的前提下,符合以下条件之一者结合放射影像学和临床做出NTM肺病的诊断:①痰NTM培养3次均为同一致病菌。②痰NTM培养2次均为同一致病菌,1次抗酸杆菌(AFB)涂片阳性。③支气管灌洗液NTM培养1次阳性,阳性度++以上。④支气管灌洗液NTM培养1次阳性,AFB涂片阳性度++以上。⑤支气管肺组织活检物NTM培养阳性。⑥肺活检见与NTM改变相似的肉芽肿,痰或支气管灌洗液NTM培养阳性。

【治疗】

目前尚无治疗NTM的特效药物,故NTM病的治疗困难,预后不佳。

近年出现了一些新抗生素,其中一些对NTM病有效。如利福类中的利福布丁(RFB)、苯恶嗪利福霉素1648(KRM-1648),氟喹诺酮类(FQ)的莫西沙星(MFX),新大环内酯类的克拉霉素(CTM)、阿奇霉素(ATM),另外还有头孢霉素类的头孢西丁(CXT)、头孢美唑(CMZ),碳青霉烯类的亚胺培南/西司他丁(IPM),烷酮类抗生素利奈唑胺等,四环素的衍生物甘氨酰环素,酮内酯类药物如泰利霉素。最近也发现了对NTM有活性的老一代抗生素。如磺胺类中的磺胺甲噁唑(SMZ)及其加增效剂的复方磺胺甲噁唑(TMP/SMZ,SMZco),四环素类的多西环素(又称强力霉素,DCC)和米诺环素(MOC),氨基糖苷类的妥布霉素(TOB)和阿米卡星(AMK),和抗麻风药氯法齐明等。

(一)NTM病的治疗原则

1.目前对NTM病化疗方案和疗程没有统一的标准,对不同的NTM种属用药的种类和疗程有所不同。

2.根据药敏试验结果和用药史结合NTM种属特点,选择4~5种药联合治疗,强化期共6~12个月,巩固期12~18个月;在抗酸杆菌阴转后继续治疗18~24个月,至少12个月。

3.药敏试验结果有局限性,因为体外药敏试验有时与体内实际情况不一致,临床医生必须根据治疗效果来评估药敏试验的状况,选择用药。

4.不建议对疑似NTM肺病进行诊断性或经验性治疗。

5.对于肺外病变及肺内病变,如病灶局限,应尽量手术清创治疗或进行病变部位的切除。

(二)治疗方法

1.缓慢生长 NTM 病

(1)MAC 病:对 MAC 肺病的治疗方案:核心药物包括 ATM(500mg,每日 1 次)或 CTM(500mg,每日 2 次)和 EMB[15mg/(kg·d)],当肺内空洞性病变或伴有支气管扩张症时可加用 RFP600mg,每日 1 次,或 RFB150~300mg/d,每日 1 次;AMK[10~15mg/(kg·d)],莫西沙星(400mg/d)。CTM 与 RFB 联合应用时需密切监测肝功能。

预防播散性 MAC 的治疗方案:当成人 AIDS 患者 $CD_4{}^+T$ 细胞计数少于 $50\mu l$ 时应进行预防性化疗,包括 ATM(1200mg,每周 1 次)或 CTM(500mg,每日 2 次),EMB[15mg/(kg·d)]。

免疫机制正常者应该接受至少 18~24 个月的治疗,AIDS 患者须终身服药,除非其经抗病毒治疗后,$CD_4{}^+T$ 细胞维持在 $100/\mu l$ 以上一年。

CTM+RFB 方案对于儿童淋巴结炎有效。

(2)堪萨斯分枝杆菌病:堪萨斯分枝杆菌为光产色菌,是引起 NTM 病的第二位主要病原菌。体外试验结果表明,该菌绝大多数对 RFP 敏感,对 INH、EMB、SM 轻度耐药,对 PZA 完全耐药。

堪萨斯分枝杆菌肺病的标准治疗方法是 INH(300mg,每日 1 次)、RFP(600mg,每习 1 次)、EMB(15mg/kg,每日 1 次),疗程 18 个月,痰菌阴转后全少 12 个月。对不能耐受 INH 的患者,应用 RFP 和 EMB 治疗,最初 3 个月加或不加 SM 治疗。

如分离菌株对 RFP 耐药,推荐以体外敏感的克拉霉素或阿奇霉素、莫西沙星、乙胺丁醇、链霉素和磺胺甲噁唑为基础组成新的化疗方案。亦可用 INH 900mg,每日 1 次,加维生素 B6(吡哆醇,500mg/d)、EMB[25mg/(kg·d)]。注:该剂量不是一个安全的剂量,必须密切监督该药物的眼毒性反应和 SM2(3.0g/d)18~24 个月。该治疗方案可和 SM 或 AMK 联用,每日用药或每周用药 5 次,连用 2~3 个月,然后间歇使用 SM 或 AMK 至少 6 个月。

堪萨斯分枝杆菌引起的播散性疾病是 AIDS 患者仅次于 MAC 引起的播散性疾病,其治疗原则与肺病相同,但由于利福霉素对抗反转录酶药效的影响,建议使用大环内酯类或莫西沙星来代替利福霉素。疗程与播散性 MAC 病相同。

(3)海分枝杆菌病:表现为肢体皮疹,尤其在肘、膝以及手足背部,可能发展至浅溃疡和瘢痕形成,也有肺部感染的报告。主要采取外科清创治疗,对微小损伤可单纯医学观察。体外药敏试验的结果显示海分枝杆菌对利福霉素、乙胺丁醇、克拉霉素,SMZco 敏感,对链霉素、DCC 中敏,对 INH 和 PZA 耐药。可接受的化疗方案:DCC(100mg,口服,每日 2 次)加 SMZco(TMP160mg/SMZ800mg.每日 2 次);或 RFP(600mg/d)加 EMB[15mg/(kg·d)];总疗程至少 3 个月。最近研究表明,CTM(500mg/d)单药治疗海分枝杆菌可能有效。

(4)瘰疬分枝杆菌病:NTM 淋巴结炎中瘰疬分枝杆菌感染占第二位,也有肺部感染的报告。体外试验对 INH、RFP、EMB、PZA、AMK、CIP 耐药,对 CTM、SM、红霉素(ETM)敏感。对局部病变手术清除。药物治疗可用 CTM 加 CLO,伴或不伴 EMB 和 INH、RFP、SM 加环丝氨酸(CS)等化疗方案均可考虑使用,疗程据病情而定。

(5)溃疡分枝杆菌病:溃疡分枝杆菌可引起 Bairnsdale 溃疡。该菌体外试验对 RFP、SM、CLO 敏感。化疗方案为 RFP 加 AMK(7.5mg/kg,每 12 小时 1 次或每日 2 次)或 EMB 加 SMZco 每日 3 次,亦可使用 RFP 加 CTM,疗程 4~6 周,需进行手术清除。术后化疗可防止复发和病灶扩散。

(6)蟾蜍分枝杆菌病:在加拿大、英国等国家,蟾蜍分枝杆菌是引起 NTM 肺病的第二位主要病原菌。其体外药敏试验的结果不一,有的显示对大多数一线抗结核药物敏感,有的显示对 RFP、EMB 耐药,对 INH 低度耐药。对蟾蜍分枝杆菌的治疗应包括 CTM、RFP 和 EMB,可加用 SM(强化期使用)和氟喹诺酮(最好选用莫西沙星),疗程应维持痰菌阴转后 12 个月。

(7)其他:苏加分枝杆菌、玛尔摩分枝杆菌、猿猴分枝杆菌、嗜血分枝杆菌和土地分枝杆菌引起的肺部或肺外播散型感染,在加拿大和欧洲的报道越来越多。AIDS 患者,尤其易患播散型疾病,初始治疗应包含 INH、RFP 和 EMB,加或不加 SM 或 AMK。最佳疗程仍未知,但至少 18~24 个月。也有建议对播散型猿猴分枝杆菌病与对播散型 MAC 病治疗一样,开始即应用 CTM+EMB+CLO+SM 或 AMK 四种药物联合治疗。

2.快速生长 NTM 病

偶然分枝杆菌、龟分枝杆菌、脓肿分枝杆菌均为快速生长 NTM,对传统抗结核药物高度耐药,但对某些抗生素敏感。

(1)脓肿分枝杆菌病:脓肿分枝杆菌肺病在美国的发病率仅次于 MAC 和堪萨斯分枝杆菌肺病,脓肿分枝杆菌对传统的结核药物均耐药,一般对 CTM,AK,CXT、CLO 敏感,有时对亚胺培南和利奈唑胺敏感。对于严重的骨、软组织和皮肤病,需使用 CTM(1000mg/d)、AK[10～15mg/(kg·d)]、CXT(12g/d)或亚胺培南(500mg 每日 2 次至每 6 小时 1 次),重症者至少 4 个月的强化治疗,任何治疗方案必须包括对感染伤口的外科清创术或异物切除。可根据临床好转情况和药物敏感试验结果,在巩固期,考虑改用两药联合口服治疗,如 CTM 加 FQ。脓肿分枝杆菌肺病的起始方案包括 CTM、AK、CXT 或亚胺培南,巩固期使用 CTM 加 FQ,但是肺病的疗效不及肺外疾病,手术联合多药化疗治疗局限性脓肿分枝杆菌肺病,可能是唯一的治愈方案,药物治疗虽不能根治,但可控制症状并防止病灶进展。目前一些新的抗生素可能对脓肿分枝杆菌有效,如利奈唑胺(600mg 每日 2 次)长期使用,甘氨酰环素类抗生素如替加环素有一定的效果,泰利霉素在体外有效,但缺乏临床疗效的数据。

(2)偶然分枝杆菌病:体外试验表明该菌对 DCC、MOC、CXT、IMP、SM、AK、TMP/SMZ、CIP、OFLX、ATM、CTM 等均敏感。治疗时根据药敏试验结果,至少两种药物联合治疗,肺病的疗程应在痰菌阴转后 12 个月,肺外疾病治疗应外科清除感染部位,同时用 AMK＋CXT＋丙磺舒 2～6 周,然后口服 TMP/SMZ 或 DCC 2～6 个月。建议试用新大环内酯类治疗。

(3)龟分枝杆菌病:该菌在体外对妥布霉素、CTM、ATM、利奈唑胺、亚胺培南、AK、CLO、DCC 和 CIP 敏感,对 CXT 耐药。外科清除有助于对皮下脓肿的治疗。可以使用 CTM 加上其他药敏试验显示为敏感的药物。肺病的疗程在痰菌阴转后 12 个月,肺外疾病在清创后至少 4～6 个月。

3.预防性治疗

对于 HIV/AIDS 患者,NTM 是重要的机会感染的病原菌,可以考虑预防性使用抗生素,以减少发生播散性 MAC 病的概率。可选用药物主要有 RFB(300mg/d)、ATM(1200mg/周)和 CTM(1000mg/d),ATM 或 CTM 既可以单用,也可以与 RFB 联合使用。所有 $CD_4^+ < 50/\mu l$ 的患者均需进行预防性治疗。

第六节　铜绿假单胞菌肺炎

铜绿假单胞菌肺炎是由铜绿假单胞菌又称为绿脓杆菌所引起的肺部炎症,是一种严重而又常见的医院内感染,治疗困难,病死率高。

一、病原学

1.铜绿假单胞菌属假单胞菌属,革兰染色阴性。无夹膜或芽孢,为专性需氧菌,生长要求不高。铜绿假单胞菌是人类致病的主要致病菌。

2.铜绿假单胞菌可产生水溶性色素绿色素和荧光素,典型患者的痰为翠绿色。

3.铜绿假单胞菌广泛分布于自然界。正常人皮肤、肠道及口腔,可带菌或寄生,为条件致病菌,是 HAP 常见的致病菌。

二、病理

由气道吸入的铜绿假单胞菌性肺炎的病理特征是典型的支气管肺炎。镜下为支气管周围的斑片状出血灶和小脓肿形成,并有炎症细胞的浸润。少有血管壁的侵蚀或胸膜渗出,脓胸形成史少。

血源性感染者病灶主要分布在下肺叶及上肺叶下部。有两种不同的病理类型:一种为界限不太清楚的出血灶,常见于胸膜下。镜下见肺泡出血、水肿,其间含有多量细菌,但缺少炎性细胞反应,严重部位可见肺泡坏死。另一种类型肉眼可见分散在肺实质的棕黄色脐形结节,多见于中小肺动脉周围,在镜下呈中心型凝固坏死,有多量细菌,但炎性细胞不多。在这些区域中小型肺动静脉的外膜和中层可见明显的细菌侵蚀,并有血管壁的透明样变性及肌细胞和内皮细胞的胞核收缩。

三、诊断

(一)临床表现

1.本病多见于老年、有免疫功能障碍或 AT 气道的住院患者。多发生在有严重基础疾病的患者。

2.起病急慢不一,血源性感染者可突发寒战、高热、咳嗽,咳翠绿色或黄色痰,重度中毒症状如烦躁不安等,重症患者较快出现呼吸衰竭和休克。

3.体检呈重病容,可有气急、发绀。重症患者可有血压下降或休克。

4.肺部体征与一般肺炎相同。啰音多为散在性,部分出现肺部实变体征。

(二)实验室检查

1.白细胞总数正常或稍有增高及分类核左移:白细胞总数可高达 $10 \times 10^9 \sim 20 \times 10^9/L$。

2.病原学检查:取血、痰、加用保护套管的纤维支气管镜或经环甲膜气管穿刺吸取的下呼吸道分泌物培养(最宜在使用抗生素以前采取标本)。血培养对血源性感染者可为阳性。多次痰培养为铜绿假单胞菌,其菌落数 $>10^7$ cfu/ml,并经涂片染色做形态鉴定及生化试验可证实。

3.血清中铜绿假单胞菌外毒素 A 抗体阳性及特异性脂多糖滴度增高。

（三）X 线检查

胸片呈双侧多发散在斑片或结节影，其间可见小透亮区。小结节影可迅速融合为较大的片状实变影，有的可见空腔，有时有少量胸液渗出。

（四）鉴别诊断

与其他细菌性肺炎和肺脓肿鉴别。

四、治疗

1.抗菌药物的治疗：选用敏感有效的抗生素是治疗的中心环节。目前对铜绿假单胞菌有效的药物有 β-内酰胺类，如头孢他啶、头孢哌酮/舒巴坦、哌拉西林/他索巴坦、氧哌嗪青霉素、亚胺培南、氨曲南等和氨基糖苷类，如丁胺卡那、妥布霉素等，以及氟喹诺酮类，如左氧氟沙星、加替沙星、莫西沙星。

2.积极治疗基础疾病。

3.对症及支持治疗。

五、预后

本病预后凶险，因其多为院内感染，且对多种抗生素耐药，治疗困难。病死率约为 50％，血源性感染者可高达 80％。

第七节　支原体肺炎

【定义及概况】

支原体肺炎是由肺炎支原体引起的呼吸道和肺部的急性炎症。常同时有咽炎、支气管炎和肺炎。秋冬季节发病较多，但季节性差异并不显著。临床主要表现为发热、咽痛、咳嗽及肺部浸润，肺部 X 线征象可较明显，体征相对较少。

本病约占非细菌性肺炎的 1/3 以上，或各种原因引起的肺炎的 10％，常于秋季发病。病人中儿童和青年人居多，婴儿有间质性肺炎时应考虑支原体肺炎的可能性。

本病潜伏期和呼吸道带菌时间长，但病死率较低，约为 1.4％。

肺炎支原体过去称"非典型肺炎"，该名称首次应用于 1938 年，描述一种常见的气管-支气管炎及症状。病原体于 1944 年由 Eaton 等首先自非典型肺炎患者的痰中分离，但直到 1961 年才被 Chanock 鉴定为肺炎支原体。

【病理生理】

支原体是一组原核细胞型微生物,介于细菌和病毒之间,是能在无细胞培养基上生长的最小微生物之一;无细胞壁,仅有三层结构的细胞膜,基本形态为杆状,长 $1\sim2\mu m$、宽 $0.1\sim0.2\mu m$,能在含有血清蛋白和甾醇的琼脂培养基上生长,$2\sim3$ 周后菌落呈煎蛋状,中间较厚,周围低平。

首次感染肺炎支原体后,病原体可在呼吸道黏膜内常驻,时间可长达数月(在免疫低下患者甚至可达数年),成为正常携带者,另外肺炎支原体可进入黏膜下和血流,并播散至其他器官。

肺炎支原体吸入呼吸道后,在支气管周围可有淋巴细胞和浆细胞浸润及中性粒细胞和巨噬细胞聚集,向支气管和肺蔓延,呈间质性肺炎或斑片融合性支气管肺炎。而且支原体通常存在于纤毛上皮之间,不侵入肺实质,通过细胞膜上神经氨酸受体位点,吸附于宿主呼吸道上皮细胞表面,抑制纤毛活动与破坏上皮细胞。

肺炎支原体致病性还可能与患者对病原体或其代谢产物的过敏反应有关。肺外器官病变的发生,可能与感染后引起免疫反应、产生免疫复合物和自身抗体有关。

肺炎支原体可附着并破坏呼吸道黏膜纤毛上皮细胞。在显微镜下,可见间质性肺炎、支气管炎和细支气管炎。支气管周围有浆细胞和小淋巴细胞浸润。支气管腔内有多形核白细胞、巨噬细胞、纤维蛋白束和上皮细胞碎片。

由于大环内酯类抗生素是临床上治疗支原体感染的首选药物,此类药物的广泛使用,导致支原体对大环内酯类抗生素耐药形势严峻。日本学者 Morozumi 等发现,2002 年肺炎支原体对大环内酯类耐药为 0,2003 年耐药为 5%,2004 年为 12.5%,2005 年为 13.5%,2006 年上升致 30.6%。而另一日本学者报道在 $2000\sim2003$ 年上呼吸道感染患者分离的肺炎支原体中,有约 20% 对大环内酯类耐药。我国辛德莉等将 2004 年 1 月至 2005 年 7 月期间北京友谊医院临床确诊的肺炎支原体感染 260 例患儿留取鼻咽分泌物或咽拭子,经培养和鉴定阳性 13 例,分离的 13 例阳性株中有 9 株耐药,占 69.2%,而且耐药株同时对阿奇霉素和交沙霉素耐药。可见肺炎支原体对大环内酯类耐药的形势十分严峻。

【流行病学】

血清流行病学显示全球范围的肺炎支原体感染率较高。支原体肺炎以儿童及青年人居多,主要通过呼吸道飞沫传播。支原体肺炎冬季高发,症状持续 $1\sim3$ 周。

在普通人群中,肺炎支原体感染常呈家庭内传播。在大中小学校和集体单位可引起小范围的暴发和流行。儿童支原体肺炎有一定的流行规律,一般每 $3\sim4$ 年流行一次。支原体肺炎占小儿肺炎的 15％～20％,占成人肺炎的比例可高达 15％～50％。40 岁以下的人群是支原体肺炎高发人群。

支原体肺炎的传染源是支原体肺炎病人和支原体携带者,主要通过口、鼻的分泌物在空气中传播,引起散发的呼吸道感染或者小流行。

【临床表现】

1.症状

大多数感染者仅累及上呼吸道。潜伏期约 2～3 周,起病缓慢。潜伏期过后,表现为畏寒、发热,体温多在 38～39℃,伴有乏力、咽痛、头痛、咳嗽、食欲缺乏、腹泻、肌肉酸痛、全身不适、耳痛等症状。发热可持续 2～3 周,体温恢复正常后可能仍有咳嗽。偶伴有胸骨后疼痛。少数病人有关节痛和关节炎症状。

咳嗽是肺炎支原体感染的特点,咳嗽初期为干咳,后转为顽固性剧烈咳嗽,无痰或伴有少量黏痰,特别是夜间咳嗽较为明显,偶可有痰中带血。由于持续咳嗽,病人可因肌张力增加而发生胸骨旁胸腔疼痛,但真正的胸膜疼痛较少见。

病情一般较轻,有时可重,但很少死亡。发热 3 天至 2 周,咳嗽可延长至 6 周左右。可有血管内溶血,溶血往往见于退热时,或发生于受凉时。

2.体征

体检示轻度鼻塞、流涕,咽中度充血、水肿。耳鼓膜常有充血、水肿,约 15％有鼓膜炎。颈淋巴结可肿大。少数病例有斑丘疹、红斑或唇疱疹。胸部一般无明显异常体征,约半数可闻干性或湿性啰音,约 10％～15％病例发生少量胸腔积液。

3.并发症

可并发皮炎、鼓膜炎或中耳炎、关节炎等;中枢神经受累者,可见脑膜炎、脑炎及脊髓炎病变;可伴有血液(急性溶血、血小板减少性紫癜)或雷诺现象(受冷时四肢间歇苍白或发绀并感疼痛),此时病程延长。心包炎、心肌炎、肝炎也有发现。

【实验室检查】

1.X 线胸片

显示双肺纹理增多,肺实质可有多形态的浸润形,以下叶多见,也可呈斑点状、斑片状或均匀模糊阴影。约 1/5 有少量胸腔积液。肺部病变表现多样化,早期间质性肺炎,肺部显示纹理增加及网织状阴影,后发展为斑点片状或均匀的模糊阴影,近肺门较深,下叶较多。约半数为单叶或单肺段分布,有时浸润广泛、有实变。儿童可见肺门淋巴结肿大。少数病例有少量胸腔积液。肺炎常在 2～3 周内消散,偶有延长至 4～6 周者。

2.血常规

血白细胞总数正常或略增高,以中性粒细胞为主。

3.尿液分析

可有微量蛋白,肝功能检查可有转氨酶升高。

4.病原学检查

可采集患者咽部分泌物、痰、支气管肺泡灌洗液等进行培养和分离支原体。

肺炎支原体的分离,难以广泛应用,无助于早期诊断。痰、鼻和咽拭子培养可获肺炎支原体,但需时约3周,同时可用抗血清抑制其生长,也可借红细胞的溶血来证实阴性培养。此项检查诊断可靠,但培养技术难度大,烦琐费时,无助于本病的早期诊断。

5.血清学检查

血清学检查是确诊肺炎支原体感染最常用的检测手段,如补体结合试验、间接荧光抗体测定、间接血凝试验、酶联免疫吸附试验(ELISA)及生长抑制试验等。酶联免疫吸附试验最敏感,免疫荧光法特异性强。血清学方法可直接检测标本中肺炎支原体抗原,用于临床早期快速诊断。肺炎支原体 IgM 抗体阳性可作为急性感染的指标,尤其是在儿科患者。在成人,IgM 抗体阳性是急性感染的指标,但阴性时不能排除肺炎支原体感染,因为再次感染时 IgM 抗体可能缺如。

6.冷凝集试验

是临床上沿用多年的一种非特异性血清学诊断方法,由于冷凝集抗体出现较早,阳性率较高,下降也快,故在目前仍不失为一项简便、快速、实用和较早期的诊断方法,但其他微生物也可诱导产生冷凝素,故该试验不推荐用于肺炎支原体感染的诊断,必须结合临床及其他血清学检测进行判断。

如果血清病原抗体效价>1:32;链球菌 MG 凝集试验,效价≥1:40 为阳性,连续两次 4 倍以上增高有诊断价值。

7.单克隆抗体

免疫印迹法、多克隆抗体间接免疫荧光测定、固相酶免疫技术 ELISA 法等可直接从患者鼻咽分泌物或痰标本中检测支原体抗原而确立诊断。此法快速、简便,但敏感性、特异性和稳定性尚待进一步提高。

8.核酸杂交技术及 PCR 技术等

具有高效、特异而敏感等优点,易于推广,对早期诊断肺炎支原体感染有重要价值。

【诊断】

1.好发于儿童及青少年,常有家庭、学校或军营的小流行发生,有本病接触史者有助于诊断。

2.发病缓慢,早期有乏力、头痛、咽痛等症状。多为中等度发热,突出症状为阵发性刺激性咳嗽,可有少量黏痰或脓性痰,也可有血痰,部分患者无明显症状。

3.肺部检查多数无阳性体征,部分患者可有干、湿啰音。

4.周围血白细胞总数正常或稍增多,以中性粒细胞为主。

5.血清免疫学检查:①红细胞冷凝集试验阳性(滴定效价 1∶32 以上)持续升高者诊断意义更大。一般起病后 2 周,约 2/3 病人冷凝集试验阳性,滴定效价大于1∶32,特别是当滴度逐步升高时,有诊断价值。②链球菌 MG 凝集试验阳性(滴定效价 1∶40 或以上),后一次标本滴度较前次增高达 4 倍或以上诊断意义更大;约半数病人对链球菌 MG 凝集试验阳性。③血清特异性补体结合试验阳性[滴定效价(1∶40)~(1∶80)],2 周后滴度增高 4 倍,有重要诊断价值。

6.痰液尤其是支气管吸出分泌物培养分离出肺炎支原体可确诊。

7.X 线检查:肺部有形态多样化的浸润阴影,以肺下野斑片状淡薄阴影多见,肺门处密度较深。部分呈叶段性分布。

【鉴别诊断】

1.气管-支气管炎

大多数感染肺炎支原体的病人症状很轻,起始时主要表现为上呼吸道症状,肺部也没有体征,白细胞通常是正常的,此种情况下容易误诊为急性气管和支气管炎,但通过胸部影像学的检查一般不难鉴别。对于不易诊断的可做胸部 CT 确诊。

2.传染性非典型肺炎(SARS)

本病主要表现为发热等病毒感染的非特异性症状,实验室检查白细胞不升高或降低,特别表现为淋巴细胞数量的下降。由于 SARS 是新出现的一个疾病,易与支原体肺炎混淆。但 SARS 有很强的传染性,重症发生率高,对抗生素治疗无效,病情进展快。对于鉴别有困难的,可通过实验室检查进行鉴别。

3.肺嗜酸粒细胞浸润症

多数支原体肺炎感染特征不是很明显,影像学特征又不具特异性,很容易与肺嗜酸粒细胞浸润症、过敏性肺炎等混淆,但非感染性肺疾病一般在病理学上有其相应特征,及时进行检查有助于鉴别。

4.细菌性肺炎

临床表现较肺炎支原体肺炎重,X 线的肺部浸润阴影也更明显,且白细胞计数明显高于参考值上限。

5.流感病毒性肺炎或流感后并发细菌性肺炎

发生于流行季节,起病较急,肌肉酸痛明显,可能伴胃肠道症状。

6.腺病毒肺炎

尤其多见于军营,常伴腹泻。

7.军团菌肺炎和衣原体肺炎

临床不易鉴别,明确诊断必须借助于病原的分离鉴定培养和血清学检查。

【治疗】

1.早期使用适当抗生素可减轻症状,缩短病程致 7~10 天。

大环内酯类抗生素是肺炎支原体感染的首选药物,红霉素、克拉霉素、多西环素治疗有效,可缩短病程。喹诺酮类(如左氧氟沙星、莫昔沙星等)、四环素类也用于肺炎支原体肺炎的治疗。疗程一般 2~3 周。因肺炎支原体无细胞壁,青霉素或头孢菌素类等抗生素无效。若继发细菌感染,可根据痰病原学检查结果,选用针对性的抗生素治疗。

推荐剂量:红霉素 0.5g/次,每 6 h 1 次;克拉霉素的胃肠道反应轻,其他副作用少,效果与红霉素相仿,用量 0.5g/天,口服;四环素 0.25g,每 6 h 1 次;多西环素 0.1g/天,口服。治疗须继续 2~3 周,以免复发。罗红霉素、阿奇霉素的效果亦佳,且不良反应少。如果不能排除军团菌肺炎,应选用红霉素。如果不能排除衣原体肺炎,推荐四环素和多西环素。

对于耐药的肺炎支原体,可选用他利霉素和利福霉素。他利霉素属于酮内酯类,是新一代大环内酯类抗生素,该类抗生素由 14 元环大环内酯衍生而成,因在菌体内有更广泛的结合位点,具有更强的抗菌活性。

利福霉素具有抗菌谱广、作用强、吸收快、局部浓度高、副作用小、耐药率较低等优点,对于耐阿奇霉素肺炎支原体引起的下呼吸道感染选用联合利福霉素治疗,有明显的疗效。

支原体耐药与抗生素的使用密切相关,在临床治疗支原体感染时,应结合药敏试验足量使用敏感药物,并使疗程尽可能短,避免低浓度药物与支原体长期接触,人为造成"抗生素压力",使原来占优势的敏感株被抑制或杀灭,诱导或选择出耐药菌株并使之繁衍成抗菌药物主要作用对象,造成治疗失败。

2.对剧烈呛咳者,应适当给予镇咳药。

【预后】

本病预后良好。但在老年患者和已有慢性病,如 COPD 的患者,或继发其他细菌性肺炎患者,预后较差。

本病有自限性,部分病例不经治疗可自愈。注意事项:家庭中发病应注意隔离,避免密切接触。抗生素预防无效。支原体肺炎疫苗的预防效果尚无定论。鼻内接种减毒活疫苗的预防尚在研究中。

【预防】

预防支原体肺炎,一定要多到户外活动,以增强体质;外出回来及用餐前一定要用洗手液或肥皂洗手;咳嗽或打喷嚏时用手绢或纸掩住口鼻,尽量减少飞沫向周围喷射,以免传染他人。

第八节　衣原体肺炎

衣原体属,包括 4 个衣原体种,即沙眼衣原体、鹦鹉热衣原体、肺炎衣原体和家畜衣原体。沙眼衣原体引起人类沙眼、包涵体性结膜炎、非淋球菌尿道炎、宫颈炎等。鹦鹉热衣原体引起人类的鹦鹉热,表现为呼吸道感染或以呼吸系统为主的全身性感染。家畜衣原体尚无引起人类疾病的报道。血清流行病学调查显示,人类的肺炎衣原体感染是世界普遍性的,成人有一半以上感染过肺炎衣原体,即血清存在肺炎衣原体特异性 IgG 抗体。

【诊断要点】

1.病史

追问鹦鹉、家禽、鸟类饲养或接触史。

2.临床症状

肺炎衣原体肺炎的症状无特异性,有时表现为无症状,有时症状较重。表现为发热、咳嗽等。有些患者可出现喘息或哮喘,成人肺炎患者多较严重,可发生呼吸衰竭。

3.影像学

X 线显示双肺片状浸润,胸膜渗出不常见。鹦鹉热衣原体肺炎患者肺内阴影吸收缓慢,有报道治疗 7 周后尚有 50%患者病灶不能完全吸收。

4.病原学检查

(1)微生物学培养:肺炎衣原体培养需要通过细胞培养,细胞内包涵体在 72 小时以后出现,可通过特异性荧光抗体检测加以证实。

(2)微量免疫荧光法:IgG≥512 和(或)IgM≥1∶32,在排除类风湿因子影响后提示近期感染。

（3）急性期恢复期（发病后第 2～3 周）双份血清进行抗体测定：后者抗体效价与前者相比有 4 倍或以上升高，有助于确诊。

【治疗原则】

1.抗菌药物

（1）首选四环素类或大环内酯类

①多西环素：首剂 200mg，以后 100mg，口服，每日 2 次。

②红霉素：500mg 口服，每 6 小时一次。疗程均为 3 周。复发者可进行第 2 疗程。阿奇霉素：在细胞内半衰期更长，胃肠道副作用少，逐渐取代红霉素的治疗。首剂 500mg，每日 1 次，以后 4 天每次 250mg，每日 1 次口服。或罗红霉素 150mg，每日 2 次。疗程常为 21 天。

（2）氟喹诺酮类对肺炎衣原体也有效。

2.注意隔离和对症治疗。

第九节　病毒性肺炎

【定义及概况】

病毒性肺炎（VP）是由多种不同种类的病毒侵犯肺实质而引起的肺部炎症，通常由上呼吸道病毒感染向下蔓延所致，常伴气管-支气管炎。临床表现无特异性，主要为发热、头痛、全身酸痛、干咳及肺部浸润等。目前已知能引起呼吸道感染的病毒约有 200 种。自 2002 年 11 月于我国广东省首发而后波及世界许多国家和城市的严重急性呼吸综合征（SARS），系由一种新发现的病毒——SARS 病毒引起的病毒性肺炎。因其具有极强的传染性和较高的病死率而受到高度重视。

【病因】

引起病毒性肺炎的病毒以呼吸道合胞病毒（RSV）、流行性感冒病毒和腺病毒为常见，其他有副流感病毒、巨细胞病毒（CMV）、鼻病毒、冠状病毒、EB 病毒和某些肠道病毒，如柯萨奇病毒、埃可病毒等，以及单纯疱疹病毒（HSV）、水痘病毒、带状疱疹病毒、风疹病毒、麻疹病毒等。新发现的人类免疫缺陷病毒（HIV）、汉塔病毒、尼派病毒、高致病性禽流感病毒以及新冠状病毒（又称 SARS 病毒）也可引起肺炎。本病主要经飞沫和直接接触传播，但器官移植的病例可以通过多次输血，甚至供者的器官途径导致病毒感染。其一年四季均可发生，但多见于冬春季节。可散发流行或暴发流行。VP 的发生除与病毒本身的毒力、感染途径及感染量有关外，宿主的年龄、呼吸道局部及全身的免疫功能状态等也是重要的影响因素。一般儿童发病率高于成人,婴幼儿高于年长儿。据统计,在非细菌性肺炎中,病毒性肺炎约占 25%～50%。近年来由于免疫抑制药物广泛应用于肿瘤、器官移植以及获得性免疫缺陷综合征(AIDS)的出现及其流行,HSV、水痘-带状疱疹病毒(VZV)、CMV 等都可引起严重的 VP。

【发病机制】

(一)基本发病机制

病毒感染主要表现为肺间质病变。最初累及纤毛柱状上皮细胞,然后侵及其他呼吸道细胞,包括肺泡细胞、黏液腺细胞及巨噬细胞。病毒在细胞内复制,然后释放出感染性病毒感染相邻细胞。被感染的纤毛细胞可出现退行性变包括颗粒变形、空泡形成、细胞肿胀和核固缩,继而坏死和崩解。细胞碎片聚集在气道内和阻塞小气道,并出现呼吸道肿胀。肺泡间隔有明显的炎症反应,伴淋巴细胞、巨噬细胞浸润,偶有浆细胞和中性粒细胞浸润和水肿。肺泡毛细血管内可出现坏死和出血的纤维蛋白血栓,肺泡可见嗜酸性透明膜。重症感染者可出现肺水肿、实变、出血,肺实质坏死,肺不张。

(二)非典型表现发病机制

SARS 病毒通过短距离飞沫、气溶胶或接触污染的物品传播。发病机制未明,推测 SARS 病毒通过其表面蛋白与肺泡上皮等细胞上的相应受体结合,导致肺炎的发生。病理改变主要显示弥漫性肺泡损伤和炎症细胞浸润,早期的特征是肺水肿、纤维素渗出、透明膜形成、脱屑性肺炎及灶性肺出血等病变;机化期可见到肺泡内含细胞性的纤维黏液样渗出物及肺泡间隔的成纤维细胞增生,仅部分病例出现明显的纤维增生,导致肺纤维化甚至硬化。

人感染 H_5N_1 迄今的证据符合禽-人传播,可能存在环境-人传播,还有少数未得到证据支持的人-人传播。虽然人类广泛暴露于感染的家禽,但 H_5N_1 的发病率相对较低,表明阻碍获得禽流感病毒的物种屏障是牢固的。家族成员聚集发病可能由共同暴露所致。尸检可见高致病性人禽流感病毒肺炎有严重肺损伤伴弥漫性肺泡损害,包括肺泡腔充满纤维蛋白性渗出物和红细胞、透明膜形成、血管充血、肺间质淋巴细胞浸润和反应性成纤维细胞增生。

【病理】

病毒侵入细支气管上皮引起细支气管炎。感染可波及肺间质与肺泡而致肺炎。气道上皮广泛受损,黏膜发生溃疡,其上覆盖纤维蛋白被膜。气道防御功能降低,易招致细菌感染。单纯病毒性肺炎多为间质性肺炎,肺泡间隔有大量单核细胞浸润。肺泡水肿,被覆含蛋白及纤维蛋白的透明膜,使肺泡弥散距离加宽。肺炎多为局灶性或弥漫性,偶呈实变。肺泡细胞及巨噬细胞内可见病毒包涵体。炎性介质释出,直接作用于支气管平滑肌,致使支气管痉挛,临床上表现为支气管反应性增高。病变吸收后可留有肺纤维化。

【临床表现】

(一)症状

1.常见症状

无特异性症状。常有上呼吸道感染的前驱症状如咽干、咽痛,继之喷嚏、鼻塞、流涕、头痛、乏力、发热、食欲减退以及全身酸痛等。病变进一步向下发展累及肺实质发生肺炎,则表现为咳嗽,多呈阵发性干咳、气急、胸痛,持续高热,尚可咳少量白色黏液痰。部分患者可并发细菌性肺炎。

2.非典型症状

一些病毒性肺炎在临床表现上可以出现不典型改变,如儿童、老年人或免疫损害宿主患者易发生重症病毒性肺炎,出现呼吸困难、心悸、气急、发绀、嗜睡、精神萎靡,甚至出现休克、心力衰竭、急性呼吸窘迫综合征(ARDS)和肾功能衰竭等疾病的表现。成人水痘合并水痘病毒肺炎时,可发生致命性并发症,如肺水肿、休克等。在脏器移植(如肾移植、骨髓移植等)患者,CMV肺炎可呈现为急剧进展的临床表现过程,在很短时间内(数小时或1~2天)发展为白肺状态,出现呼吸衰竭。SARS起病急骤,多以发热为首发症状,体温大于38℃,可有寒战、咳嗽、少痰,偶有血丝痰、心悸、呼吸困难或呼吸窘迫。可伴有肌肉关节酸痛、头痛、乏力和腹泻。禽流感重症患者可出现高热不退,病情发展迅速,几乎所有患者都有临床表现明显的肺炎,常出现急性肺损伤、急性呼吸窘迫综合征(ARDS)、肺出血、胸腔积液、全血细胞减少、多脏器功能衰竭、休克及瑞氏(Reye)综合征等多种并发症。可继发细菌感染,发生败血症。

(二)体征

1.常见体征

一般病毒性肺炎胸部体征不明显或无阳性体征。其临床症状较重,而肺部体征较少或出现较迟为其特征。常见肺部体征为:轻中度患者病变部位浊音,呼吸音减弱,散在的干湿性啰音。

2.非典型体征

重症患者体检可见吸气三凹征和鼻翼扇动,呼吸浅速、心动过速、发绀,可出现休克、心力衰竭体征,肺部可闻及较为广泛的干、湿性啰音,病情极危重者可听不到呼吸音及啰音。

【实验室检查】

（一）常见表现

白细胞计数一般正常，亦有稍高或偏低，血沉大多正常。继发细菌感染时白细胞总数和中性粒细胞均增多。痰涂片可见白细胞以单核细胞为主，痰培养常无致病菌生长。但若痰白细胞核内出现包涵体，则提示病毒感染。

血清学检测是目前临床诊断病毒感染的重要方法，双份血清病毒抗体滴度4倍以上升高有诊断意义。

病原学检查：病毒分离培养和鉴定是确诊病毒性肺炎的最可靠方法，可采集咽喉和鼻拭子、咽喉漱液、痰液、经纤支镜获取的下呼吸道分泌物、支气管肺泡灌洗液或血液标本，接种于鸡胚或组织细胞进行病毒培养，或采用动物接种法进行病毒分离，然后进行病毒鉴定。但病毒的分离培养一般实验室不能常规进行，阳性率也不高。特异性诊断技术如免疫荧光法、免疫酶法、同位素免疫标记法等检测病毒抗原、聚合酶链反应（PCR）检测病毒DNA等都有助于病原学诊断。

（二）非典型表现

外周血白细胞计数一般不升高，或降低，常有淋巴细胞减少，可有血小板降低。部分患者有血清转氨酶、乳酸脱氢酶升高等多系统损害的实验室检查结果。

【器械检查】

（一）常见表现

胸部X线检查可见肺纹理增多，小片状浸润或广泛浸润，病情严重者显示双肺弥漫性结节性浸润，但大叶实变及胸腔积液者均不多见。病毒性肺炎的致病原不同，其X线征象亦有不同的特征。

（二）非典型表现

病毒性肺炎在胸部影像学上常出现：①肺体征不明显时，即可出现X线改变；②大小不等的片状阴影或融合成大病灶，可形成肺气肿；③部分病灶吸收缓慢，需数周或更长等非典型特征。

【诊断】

在病毒感染的流行季节，根据患者有关病毒感染的基本特征，肺炎的症状和体征，以及胸片有絮状阴影或间质性肺炎改变，血象不高者并排除其他病原体引起的肺炎，应考虑病毒性肺炎的可能。确诊有赖于病原学检查，包括病毒分离、血清学检查以及分子病毒学检查等。呼吸道分泌物中细胞核内的包涵体可提示病毒感染。

【鉴别诊断】

(一)常见表现鉴别诊断

主要应与细菌性肺炎、支原体性肺炎、支气管哮喘、肺结核、卡氏肺孢子虫肺炎、衣原体肺炎、真菌性肺炎等相鉴别。一般根据发病季节、流行史及临床表现等方面,结合实验室检查和 X 线胸片所见,有助于病毒性肺炎的诊断,并可与其他呼吸道疾病相鉴别。值得注意的是,在呼吸道病毒感染的基础上,呼吸道自身防御能力及全身抵抗力均有不同程度的削弱,故易继发肺部的细菌感染。继发细菌感染多出现在后期,病情重,病死率高。临床上难以判断,归纳以下几点可作参考:①体温降至正常后再度发热,咳嗽加重,痰白色转黄色,全身中毒症状严重;②肺部体征增多,呼吸困难加重,发绀明显;③白细胞总数及中性粒细胞百分数由少到多;④白细胞碱性磷酸酶(AKP)积分＞200 或四唑氮蓝(NBT)还原试验＞15％;⑤血清 C-反应蛋白(CRP)浓度升高;⑥胸部 X 线示肺部出现新阴影;⑦痰液连续 2 次分离到相同致病菌,或其他方法证实的致病菌。

(二)非典型表现鉴别诊断

非典型表现应与军团菌肺炎、重症肺炎、肺水肿、支原体肺炎等相鉴别。

【治疗】

病毒性肺炎治疗除首先积极抗病毒治疗外,还应采取综合治疗措施,包括一般对症处理和支持疗法等。重点应预防继发细菌感染和并发症的发生。

1.一般治疗

加强护理,注意休息,保持室内空气流通、新鲜,环境安静整洁。

2.保持呼吸道通畅

对有呼吸困难和发绀的患者需保持呼吸道通畅,可给予雾化或湿化气道,给予祛痰药物,并行体位引流,清除呼吸道痰液。对有喘息症状者适当给予支气管扩张剂治疗,并早期进行持续氧疗(血气分析动脉氧分压＜60mmHg 或 SpO_2＜90％者),如出现严重低氧血症,应行面罩或气管插管、气管切开机械通气。

3.对症治疗

(1)退热与镇静。对于发热、烦躁不安或发生惊厥者,应及时给予降温及镇静治疗。烦躁不安或缺氧严重,有明显憋喘者可适当给予镇静剂如 10％水合氯醛口服或灌肠(有心力衰竭时禁用),有呼吸衰竭者慎用镇静剂,痰黏稠者不用异丙嗪。

(2)止咳平喘。对咳嗽有痰者,一般祛痰药可以达到减少咳嗽的作用,不用镇咳药。干咳,特别是因咳嗽引起呕吐及影响睡眠者可服用美沙芬。对咳嗽明显者可雾化吸入糖皮质激素治疗。对有憋喘者酌情应用氨茶碱、沙丁胺醇、溴化异丙托品等。对有呼吸道梗阻、憋喘严重、中毒症状严重者,可应用短暂糖皮质激素治疗。

(3)物理疗法。对肺部啰音经久不消的患者,可用光疗、电疗、超短波等以减轻肺部淤血,促进肺部渗出物的吸收。

4.抗病毒治疗

目前对于病毒性肺炎尚缺乏理想的特异性治疗。常用于临床的抗病毒药物有以下几种。

(1)利巴韦林(RBV)。又称三氮唑核苷、病毒唑,是一种鸟苷类似物,通过干扰鸟苷酸合成而发挥抗病毒作用,为广谱抗病毒药物。临床主要可用于 RSV、腺病毒、流感病毒、副流感病毒、疱疹病毒、水痘病毒、麻疹病毒肺炎治疗。也可用于汉塔病毒感染的治疗。

(2)阿昔洛韦(ACV)。又称无环鸟苷,对病毒 DNA 多聚酶呈强大抑制作用,阻止病毒 DNA 的合成,具有广谱、强效和起效快的特点,为疱疹病毒感染的首选治疗药物。临床主要用于疱疹病毒、水痘病毒性肺炎的治疗。尤其对免疫缺陷或应用免疫抑制药物者并发 VP 应尽早应用。

(3)阿糖腺苷。又称阿糖腺嘌呤,为嘌呤核苷类化合物,能抑制病毒 DNA 的合成,具有广泛抗病毒作用。临床主要用于疱疹病毒、水痘病毒及巨细胞病毒肺炎,尤其适用于免疫抑制病人并发 VP 的治疗。

(4)金刚烷胺和金刚乙胺。为人工合成的胺类抗病毒类药物,能阻止某些病毒进入人体细胞内,并有退热作用。临床上主要用于流感 A 型病毒肺炎的治疗,且在发病 24~48h 内应用效果最佳,可减轻发热和全身症状,减少病毒排出,防止流感病毒的扩散。

(5)更昔洛韦。又名丙氧鸟苷,属无环鸟苷的衍生物,但比阿昔洛韦有更强更广谱的抗病毒作用。尤其对人巨细胞病毒(HCMV)有高度选择性抑制作用。主要用于治疗肾移植、骨髓移植等脏器移植患者和 AIDS 病人的巨细胞病毒性肺炎。

(6)膦甲酸钠。静滴治疗巨细胞病毒肺炎,并可作为免疫缺陷患者疱疹病毒耐药株 VP 的首选药物。静滴剂量每次 9mg/kg,2 次/天,滴速为 0.078mg/(kg·min)或连续静滴每日 20mg/kg,稀释浓度低于 12mg/ml,疗程 2~3 周。

5.中医中药

双黄连粉针剂及口服液,以及金银花、贯众、板蓝根、大青叶和具有抗病毒作用的中药方剂等对病毒感染有一定疗效。

6.免疫治疗

(1)干扰素(IFN)。干扰素具有广谱抗病毒作用,可用于防治流感病毒、腺病毒、RSV 等引起的 VP。干扰素与阿昔洛韦或阿糖腺苷合用治疗骨髓移植后的巨细胞病毒性肺炎可取得较好的疗效。

（2）聚肌胞（Poly I:C）。是一种高效的干扰素诱导剂。主要用于预防和治疗婴幼儿病毒性肺炎。用法：2 岁以下儿童 1mg/次，2 岁以上儿童 2mg/次，每日或隔日肌注一次，共 2～4 周。

（3）其他。如白细胞介素-2（IL-2）、特异性抗病毒免疫核糖核酸（iRNA）、左旋咪唑、转移因子和胸腺肽也有一定的抗病毒作用。

（4）被动免疫治疗。包括输血和新鲜血浆、高效价特异性免疫球蛋白和抗体以及恢复期血清等也被用于治疗病毒性肺炎。

7.抗生素的应用

无细菌感染证据的患者，无需抗菌药物治疗。一旦并发细菌感染或不能除外细菌感染者，应选用敏感的抗生素治疗。

8.少见症状的治疗

（1）糖皮质激素的应用。应采取谨慎态度，严格掌握使用指征，必要时短程应用，并同时应用有效抗病毒药物，以防止病毒扩散，加重病情。

（2）ARDS 的治疗。对于病毒性肺炎患者发展为急性呼吸窘迫综合征（ARDS）时应将患者收入重症监护病房（ICU）进行救治，主要治疗措施包括：①氧疗，应高浓度吸氧；②机械通气，明确诊断后宜尽早机械通气，PEEP 从低水平开始，5～15cmH$_2$O；③合适的血容量；④维持适当的液体平衡，轻度负平衡（一500ml/天），早期一般不宜补胶体，如有明显低蛋白血症，可考虑给予白蛋白；⑤其他如抗炎治疗，生命支持，保护器官功能，防治并发症等。

【预后】

预后与年龄、机体免疫功能状态有密切关系。正常人获得性感染有自限性，肺内病灶可自行吸收，年龄越小、免疫力低下特别是器官移植术后、AIDS 患者以及合并其他病原体感染时预后差。

第十一章　肺部真菌感染

肺部真菌感染即肺真菌病是由真菌引起的最常见内脏真菌病。由于近年来广谱抗生素、皮质激素、免疫抑制剂的应用,真菌感染率及病死率增高,其中肺部真菌感染占首位。真菌广泛存在于自然界,与人类关系密切,致病菌以念珠菌、曲霉菌最多见,而组织胞浆菌、新型隐球菌、球孢子菌、放线菌、奴卡菌和毛霉菌较少见,健康人体对真菌具有较强的抵抗力,但在一定条件下仍可发生肺部真菌感染,严重者可经血循环至全身。常见的致病条件如长期大量使用广谱抗生素、皮质激素或免疫抑制剂、放疗、化疗,或患者存在各种基础病,或使用导管、插管、静脉营养等。

一、肺念珠菌病

肺念珠菌病是念珠菌引起急性或慢性呼吸道感染,为常见的肺真菌病。

【病因】

致病菌主要为白色念珠菌,它广泛存在于自然界,亦寄殖于人体口咽、皮肤、阴道、肠道等部位,10%～20%的健康人痰中可查见。感染途径可经呼吸道或皮肤、黏膜入侵。当患者长期大量应用广谱抗生素、皮质激素、免疫抑制剂、放疗、化疗等致机体防御系统破坏及功能失调,或患者原有支气管-肺疾病等各种基础疾病,念球菌即可侵入呼吸系统引起继发性感染。

【病理】

早期病变以急性化脓性炎症或多发性小脓肿形成为主,周围有菌丝及巨噬细胞浸润。慢性感染则呈纤维性组织增生及肉芽肿病变,其内可找到菌丝和孢子。

【诊断】

(一)临床表现

依病情发展可表现为两种类型:

1.支气管炎型

患者全身情况良好,有咳嗽、咳白色黏痰或胶冻样小块状物,内有菌丝,多无发热,似慢性支气管炎。体检可见口咽黏膜被覆散在点状白膜如"鹅口疮",X线表现为两中、下肺野纹理增多。本型多见。

2.肺炎型

大多见于免疫抑制或全身情况衰弱患者,病情较重,呈急性肺炎表现,出现畏寒、发热、剧咳、咳带血脓痰或胶冻样痰,呈酵母臭味。X线表现两中、下肺野弥漫性斑点或片状阴影,甚至波及整个肺叶,短期内发展迅速。慢性病常有广泛纤维组织增生及肺气肿表现。重者可经血行播散至全身多个器官。预后不良。

以上两型可混合存在。

(二)诊断要点

1.患者有各种易感染因素,如长期使用广谱抗生素、激素或免疫抑制剂等。

2.原有肺部感染,在抗生素治疗下病情恶化,要警惕真菌感染可能。

3.具有上述临床表现及X线征象,但无特异性。

4.多次痰涂片或痰培养见念珠菌菌丝或培养出同一菌种有参考价值,标本要新鲜,久置会自然产生菌丝体。

5.经环甲膜穿刺或用纤维支气管镜防污染毛刷采取下呼吸道分泌物以及血、尿等涂片及培养阳性即可确诊。

6.皮肤敏感试验意义不大。血清学检查仅有参考价值。

7.组织活检可以确诊。

总之,念珠菌肺部感染临床表现轻重不一,缺乏特异性,早期诊断较难,确诊依据病原菌的发现,因此,老弱患者及免疫缺陷、抵抗力降低患者,发现肺部感染应考虑真菌感染可能。

(三)鉴别诊断

需与支气管炎、肺结核、肺炎、肺癌、肺脓肿及其他真菌病相鉴别。

【治疗】

1.消除诱因,治疗原发病及基础病,提高机体抗病能力,较轻者可自然好转或痊愈,严重感染需积极治疗。

2.抗真菌药物治疗

(1)氟康唑:口服或静脉滴注200mg/d,首剂加倍,病重者可用400mg/d,或者用至6～12mg/(kg·d)。轻者用5～7天,重者应延长至痊愈。不良反应小,偶有恶心、腹泻,故常首选。

(2)伊曲康唑:口服200mg/d,不良反应偶有肝、肾功能损害,胃肠道不适。

(3)两性霉素B脂质复合体:多用于重症病例,将两性霉素B由0.1mg/(kg·d)开始渐增至0.7mg/(kg·d),避光静脉滴注,总剂量1～3g。

(4)5-氟胞嘧啶:口服50mg/(kg·d),重者疗程1～3个月。不良反应有胃肠道不适,药物热,骨髓抑制及肝功能损害。本品也可气雾吸入。

(5)大蒜制剂:90~150mg/d 静脉滴注,或口服 40mg,每日 3 次,可试用。

3.辅助及支持疗法:应用免疫球蛋白、输血、增加营养、加强支持疗法。

【预防】

避免滥用广谱抗生素、皮质激素等。重症患者行口腔护理。

二、肺曲菌病

肺曲菌病是由曲霉菌所致的肺部慢性疾病,曲霉菌可侵犯全身多个器官。

【病因】

病原体为曲霉属中多种曲霉菌,主要是烟曲菌,可发生在有基础肺病的患者或有免疫功能低下者,长期应用皮质激素或免疫抑制剂可助长曲菌病发生。曲霉菌分布广泛,如发酵食品、饲养鸟禽、发霉谷物等。常因大量吸入曲霉菌孢子而致病。

【病理】

主要改变为急性坏死性出血性炎症反应,伴多发脓肿形成。慢性时为非特异性肉芽肿。亦可引起呼吸道 I 型、III 型变态反应,或在空腔内聚集形成团块而成为曲菌球。

【检查与诊断】

(一)临床表现

临床表现可有二种类型。

1.侵袭性曲菌病

本型最常见。常继发于全身或局部抵抗力降低的患者,而引起支气管肺炎。病情严重,发热,咳嗽,咯血,咳棕黄色痰,呼吸困难。体检肺部可闻及干、湿啰音。X 线片示以胸膜为基底的多发的楔形阴影或空洞。CT 示早期为晕轮征,即肺结节影(水肿或出血)周围环绕低密度影(缺血),后期为新月体征。

2.曲霉肿

又称曲菌球,多发生在支气管囊状扩张、肺结核空洞、慢性肺脓肿等腔内,由繁殖的曲菌与纤维蛋白、黏膜细胞凝聚形成。临床可无症状,或有反复咯血。痰少,常找不到曲菌。典型 X 线示在原有的慢性空洞内有一团球影,随体位改变而在空腔内移动。

3.变应性支气管肺曲菌病(ABPA)

一般发生在特异性体质患者,大量吸入孢子后表现为"支气管哮喘"或"过敏性肺泡炎"症状,数小时内出现喘鸣、低热、咳嗽,痰黏稠呈棕黄色,有时带血。体检两肺满布哮鸣音,浸润部位有湿啰音。血液中 IgE 或 IgG 增高,嗜酸粒细胞增多。X 线显示短暂游走性肺部浸润或肺段、叶不张,但无叶间裂移位。以上表现如患者脱离接触可自行消退,应用皮质激素则短期内消失。再次接触可反复发作。晚期则出现肺纤维化及肺气肿。

（二）诊断要点

1.常有饲养鸟禽、接触农业发霉稻谷或从事酿造等职业史、基础病史和抵抗力低下。

2.支气管深部吸出分泌物,或中段尿培养阳性,结合临床有一定意义。

3.典型曲菌病 X 线征象有助于诊断。

4.皮试及血清学检查仅供参考。

5.活体组织检查及组织培养有确诊价值。

6.发作性哮喘、血嗜酸粒细胞增多、IgE 增多、X 线示肺部游走性浸润灶,经纤维支气管镜吸出物发现菌丝,反复培养有曲菌生长等可诊断为过敏性曲菌病。

（三）鉴别诊断

同上述念珠菌病。肺曲菌球尚应与肺结核球、癌性空洞、肺包虫囊肿鉴别。

【治疗】

1.抗真菌药物:曲菌病是抗真菌药物最难治疗的真菌病之一。首选两性霉素 B 脂质复合体,5mg/(kg·d)。也可选用 5-氟胞嘧啶 50～100mg/(kg·d),分 3 次口服,连续 1～3 个月;伊曲康唑,第 1、2 天每次 200mg,每 12 小时 1 次,约 1 小时静脉滴注完毕,以后 200mg,每日 1 次;其他对曲霉有效的还有伏立康唑和卡泊芬净等。

2.过敏反应者应脱离接触,同时用支气管扩张药及皮质激素治疗哮喘发作。也可雾化吸入抗真菌药。

3.肺曲菌球若有症状,如反复咯血、合并感染者可手术切除。支气管内和脓腔内注入抗真菌药或口服伊曲康唑可能有效,

三、肺放线菌病

肺放线菌病是由放线菌属引起的肺部慢性化脓性肉芽肿病变。

【病因】

大多数由以色列放线菌引起,它的菌丝集结成直径 1～2mm 大小黄白色所谓

"硫黄颗粒",具有细菌特征,革兰染色阳性,寄生于口腔黏膜、龋齿周围引起继发感染。肺部感染是吸入口腔的污染物所致。

【病理】

以多发性脓肿、瘘管形成、分泌物含"硫黄颗粒"为特征,破坏与增生同时进行。

【诊断】

1.临床表现

类似慢性肺炎,缓慢起病,低热、咳嗽、咳痰、咳含"硫黄颗粒"血痰。波及胸膜形成瘘管可排出"硫黄颗粒",瘘管周围组织有色素沉着,引起剧烈胸痛,瘘管口愈合后在其附近又有出现瘘管现象。X线片示双中、下肺不规则斑片状阴影,其中有透光区。

2.诊断要点

肺放线菌无特征改变,临床诊断困难,主要依据真菌检查、脓液或痰中发现"硫黄颗粒"、革兰染色阳性而抗酸染色阴性等,厌氧菌培养分离出放线菌可明确诊断。

3.鉴别诊断

需鉴别肺结核病、肺脓肿、肺癌、阿米巴病及其他真菌病等。

【治疗】

首选青霉素,剂量要大,1000万～3000万 U/d,分 4 次静脉滴注,4～6 周后改为青霉素 V 钾每日 300 万 U 口服,持续 4 个月。青霉素过敏者可根据药敏试验选用四环素类、磺胺类、红霉素、林可霉素类、利福平或头孢唑啉等。慢性病灶或脓胸需手术治疗。

四、肺奴卡菌病

肺奴卡菌病是由奴卡菌属引起的肺部慢性化脓性疾病,也可侵入其他器官。

【病因】

常见病原菌是星形奴卡菌,存在于土壤或家畜。约 70% 的患者可累及肺部,并可经血液散布全身。一般发生于免疫力低下者或器官移植后。巴西奴卡菌毒性大,可为原发感染。

【病理】

肺部病变为急性坏死性肺炎、肺脓肿,以下叶为主,也可形成胸膜瘘管、胸膜炎。

【诊断】

1.临床表现

类似结核病,发热、咳脓性痰,有时带血,伴纳差、体重减轻、贫血等全身症状。X线表现为肺叶或肺段浸润,结节影,也可有厚壁空洞,肺门淋巴结可肿大,部分可累及全身各脏器。

2.诊断依据

临床表现无特异性,关键在于真菌检查,痰涂片可见菌丝,革兰染色阳性而抗酸染色部分阳性,需氧菌培养放线菌阳性可明确诊断。支气管肺泡灌洗或局部针吸有助诊断。

3.鉴别诊断

主要需与结核病及放线菌病区别。

【治疗】

磺胺类药物治疗有特效,但剂量大,疗程长,常用 SMZ 4.8g/d 和 TMP 0.96g/d,或磺胺嘧啶 4～8g/d,分次口服,一般疗程需半年。治疗 1 个月后如病情好转可酌情减量。磺胺类与氨苄青霉素有协同作用。服药期应多饮水,且服碳酸氢钠,以防肾损害。二甲胺四环素、亚胺培南或第三代头孢菌素与氨基糖苷类联用可作为二线药物。红霉素、强力霉素等可试用。慢性脓肿需手术治疗。

五、肺毛霉菌病

【病因】

毛霉菌病由毛霉菌目引起的急性化脓性疾病,毛霉菌主要侵犯肺部,根霉菌主要侵犯鼻窦、眼眶、中枢及消化道。呼吸道是主要感染途径,常发生于机体抵抗力低下及有基础疾病等易感患者。

【病理】

以出血性坏死为主,可能与菌丝引起血管、淋巴管血栓形成有关。偶有呈毛霉菌球表现。

【临床表现】

肺部感染可原发或继发鼻窦感染,引起肺实变及肺脓肿。表现为高热中毒症状,胸痛、血痰、气急、呼吸困难,甚至有大咯血。体检可闻及两肺广泛湿啰音及胸膜摩擦音。胸片检查示迅速发展的大片肺实变阴影,可有空洞形成及梗死阴影,一般呈进展性,预后差。可侵犯其他器官,引起眼球突出、头痛、腹痛等相应症状。

【诊断】

对于糖尿病、粒细胞缺乏症等免疫低下患者,有以上临床表现要考虑其可能性。临床诊断较难,生前往往不易诊断。痰涂片、培养或组织切片发现毛霉菌菌丝可确诊。

【鉴别诊断】

需与细菌性肺炎、病毒性肺炎、肺结核、肺部肿瘤及其他真菌感染相鉴别。

【治疗】

本病病情严重,死亡率高达 50%,早期诊断及时治疗尤为重要。

1.抗真菌药物治疗:首选两性霉素 B,成人首剂 1mg/d,以后每日增加 2～5mg,至 30～50mg/d,疗程 1～2 个月或更长。其他抗真菌药疗效差。

2.治疗原发疾病。

3.切除及引流病灶。

六、肺隐球菌病

【病因】

肺隐球菌病是由新型隐球菌引起,主要经呼吸道吸入而致病,局限在肺内,常自愈。当抵抗力下降时可经血行播散至全身,多侵犯中枢神经系统。

【病理】

隐球菌感染少有炎症反应,肺部病灶的中性粒细胞减少,有少数淋巴细胞浸润,晚期有小肉芽肿病变。

【诊断】

1.临床表现

多数患者无症状,少数有低热、微咳或呈急性肺炎表现。X 线表现为两中、下肺野结节状病灶,亦可呈片状阴影,侵犯中枢可出现脑膜脑炎表现。本病起病隐袭,极易误诊。

2.诊断要点

痰或脑脊液涂片、培养及肺组织活检找到隐球菌可确诊,间接免疫荧光法对无症状者有诊断价值。

【治疗】

对于两肺弥漫性病变且有肺外播散者应积极治疗。因常在抵抗力低下时发病,故消除诱因亦很重要。同时用抗真菌药物治疗。两性霉素 B 的总用量需 1～

1.5g,可与 5-氟胞嘧啶联用。氟康唑治疗亦有效,200～400mg/d,静脉滴注,症状稳定后,改为口服,视病情可连用 2～6 个月。大蒜素也有一定疗效,可与其他抗真菌药联用。

七、肺组织胞浆菌病

【病因】

肺组织胞浆菌病由组织胞浆菌引起,在美国部分地区为地方性流行病,我国已有发现。它在土壤中以菌丝型存在,美洲型组织胞浆菌可经吸入到达肺泡,发育释放酵母型寄生巨噬细胞并繁殖。鸟、鸽等动物可带菌而污染环境。多数感染者无临床症状,有症状者亦以肺部表现为主,仅少数免疫力低下或缺陷者可有严重全身播散,侵犯至肝、脾及淋巴结等处。

【病理】

病理特征与结核病相似,形成上皮样肉芽肿及结核样结节、干酪样坏死及钙化,部分变为空洞,但少化脓。组织细胞或巨噬细胞内可见孢子。

【诊断】

(一)临床表现

常见临床类型有以下几种:

1.慢性型

此型最多,与肺结核相似。肺结核患者中感染率高,故抗结核治疗效果差时可考虑同时合并组织胞浆菌病,此型易进行性发展导致肺纤维化。

2.单个或多个钙化灶

症状较轻,仅血清学检查阳性。

3.进行性肺部感染

表现为肺部弥漫性结节性损害。有发热、呼吸困难、咳黏液脓痰,愈合较慢,但不留痕迹,少数可合并进行性肺外组织胞浆菌病,出现肝、脾、淋巴结肿大,皮肤溃疡,死亡率较高。

4.肺炎型

炎症渗出性及急性肺炎,多是良性经过。临床类似肺结核病。

5.纵隔型

仅表现在肺门纵隔淋巴结肿大,可缓慢痊愈。

6.Loeffler 综合征

少见,表现为肺炎伴明显嗜酸粒细胞增多,无需特殊处理。

7.粟粒型

或称游走性肺炎,极少见。

(二)实验室检查

1.组织胞浆菌素皮试

阳性表明有感染。

2.血清学检查

阳性仅能提示诊断。

3.病原菌培养

阳性是可靠依据,但费时,阳性率低,诊断价值有限。

4.组织病理学检查

与结核病相似,目的是发现酵母型真菌以确诊。

5.纤维支气管镜检查

目的是获取组织,以利培养和病检。

6.X 线检查

胸片可见肺门增宽,肺内斑点片状影。愈后呈散在钙化点。

(三)诊断要点

1.流行病资料、职业史、家畜接触史。

2.有类似肺结核症状,要考虑其可能。

3.根据组织病检,培养发现病原菌可确诊。

【治疗】

大多数能自愈,对慢性活动性病情重、全身播散者应积极治疗。

1.抗真菌药物治疗:对急性肺部感染可用两性霉素 B,1mg/(kg·d),缓慢静脉滴注,在 2~3 周内总剂量用至 500mg,重症者用至 1.5~2g,然后口服伊曲康唑巩固疗效。对慢性肺部感染口服伊曲康唑 400mg/d,疗程 6~12 个月。

2.手术治疗:局限病灶或反复咯血者可慎重考虑,但手术前后仍需药物治疗。

3.对症支持疗法。

八、肺孢子虫肺炎

【病因】

肺孢子虫肺炎也叫卡氏肺囊虫肺炎(PCP),是由卡氏肺囊虫(PC)引起的间质性浆细胞性肺炎,是免疫功能低下患者最常见、最严重的机会感染性疾病之一。近年来由于免疫抑制剂、皮质激素、器官移植等的广泛应用以及艾滋病(AIDS)的出现和流行,其发病率急剧增加。PC 属于原虫,但分裂方式更接近于真菌,广泛寄生于人与多种哺乳动物体内;患者与隐性感染者可能是本病的传染源。传播途径主要是空气和飞沫,少数可经胎盘先天性感染,在人肺泡内完成生活史。PC 有 3 种结构形态,即滋养体、包囊和孢子(囊内体)。

【病理】

本病绝大多数侵犯肺脏,孢子虫黏附寄生于肺泡上皮细胞表面。肺泡上皮增生,肺间质有炎症细胞浸润,以浆细胞、淋巴细胞为主,并伴渗出、水肿、纤维化。造成病理生理方面的改变是低氧血症,肺顺应性降低及肺活量、肺总量降低。

【诊断】

(一)临床表现

潜伏期一般为 2 周,而发生于 AIDS 患者时潜伏期为 4 周左右。PCP 患者往往症状严重而体征缺如,临床表现差异很大,可分为:

1.流行型(经典型)

发生于早产儿、营养不良儿。表现为低热、腹泻、干咳、呼吸困难、发绀,严重者呼吸衰竭,病死率可高达 50%。

2.散发型(现代型)

多发生于免疫力低下患者。表现为腹泻、低热、纳差、干咳、呼吸困难、发绀,短期内病情可进行性加剧,呼吸急促,严重者出现呼吸衰竭,如不及早治疗,病死率达 100%。

(二)实验室检查

1.血常规

白细胞总数正常或增高,分类正常或核左移,嗜酸粒细胞略高,淋巴细胞绝对值减少。

2.病原学检查

肺组织或呼吸道分泌物内找到卡氏孢子虫可确诊。但患者常不咳痰,此时可用诱导痰标本检查。可经纤维支气管镜刷检、经纤维支气管镜肺活检(TBLB)、支气管肺泡灌洗(BAL)液检查有重要价值。必要时可经皮穿刺肺活检或开胸肺活检。

3.免疫学检查

因患者处于免疫抑制状态价值不大。

4.分子生物学检查

可使用基因扩增技术,其敏感性及特异性均较高。

（三）X线检查

早期肺门周围呈网条状间质性炎症阴影，逐渐发展呈蝴蝶状实变阴影，其中常有局限性肺气肿和亚段肺不张，肺尖及肺底很少受累。10%～25%患者X线正常。90%患者枸橼酸镓（^{67}Ga）、二乙烯三胺乙酰酸锝（^{99m}Tc-DTPA）和多克隆免疫球蛋白铟（^{111}In）肺显像显示异常，但特异性较差。

（四）肺功能及血气检查

肺功能障碍明显，潮气量、肺总量和一氧化碳弥散量降低。血气分析示低氧血症严重，$PaCO_2$ 正常或降低。

（五）诊断要点

1.免疫功能低下患者出现发热、干咳、进行性呼吸困难，X线片示间质性肺炎。

2.确诊有赖于病原学检查。

（六）鉴别诊断

需与肺结核、真菌及细菌性肺炎鉴别。

【治疗】

该病病死率高，特效治疗可迅速恢复，早期治疗效果好，故怀疑本病立即行试验性治疗。

1.病原学治疗

（1）复方新诺明：100mg/（kg·d），分4次服用，疗程14～21天。

（2）羟乙基磺酸戊烷脒：0.4mg/（kg·d）深部肌内注射，疗程2周；或以0.6g/d雾化吸入，不良反应小，但复发率高。不良反应多严重，如肝、肾及造血功能障碍、一过性氮质血症、低血压、呕吐等。

（3）克林霉素（氯林可霉素）、伯氨喹联合用药：前者剂量600mg，静脉注射8h，后者13.2mg/d，3周为1个疗程。

（4）氨苯砜、三甲曲沙等也可选用。

2.支持及对症处理

加强营养，吸氧，必要时人工辅助呼吸。

3.治疗基础病

第十二章　肺脓肿

　　肺脓肿是由于多种病原菌所引起的肺实质坏死的肺部化脓性感染。早期为肺组织的感染性炎症,继而坏死液化,由肉芽组织包绕形成脓肿。临床主要表现为高热、咳嗽、脓肿破溃进入支气管后咯大量脓臭痰。脓肿一般为单个病灶,偶尔可出现多发性散在病灶,典型胸部X线显示肺实质呈圆形空腔并伴有气液平面。本病可见于任何年龄,多发生于青壮年,男多于女。临床上,根据感染的不同病因和感染途径将肺脓肿分为三种类型:吸入性肺脓肿、继发性肺脓肿和血源性肺脓肿;根据发病的时间可分为急性肺脓肿和慢性肺脓肿。自抗生素广泛应用以来,肺脓肿的发病率已明显下降。

【诊断标准】

　　根据有口腔手术、昏迷、呕吐、异物吸入等病史,结合临床表现如急性或亚急性起病,畏寒发热,咳嗽和咯大量脓性痰或脓臭痰,外周血白细胞总数和中性粒细胞比例显著增高,胸部X线检查显示肺部大片浓密炎性阴影中有脓腔及液平的征象,可以作出急性肺脓肿的诊断;血、痰培养,包括需氧菌与厌氧菌培养,有助于病原学诊断。有皮肤创伤感染、疖肿等化脓性病灶者,出现发热不退、咳嗽、咯痰症状,胸部X线显示双肺多发性小脓肿,可诊断血源性肺脓肿。

　　1.临床表现

　　(1)症状

　　①急性吸入性肺脓肿:起病急骤,患者畏寒、发热,体温可高达39～40℃。伴咳嗽、咯黏液痰或黏液脓痰。炎症波及局部胸膜可引起胸痛,呼吸时加重。病变范围较大者,可出现气急。此外,还有精神不振、乏力、纳差等。如感染不能及时控制,约1～2周后,咳嗽加剧,脓肿破溃于支气管,咳出大量脓臭痰及坏死组织,每天可达300～500ml,臭痰多为厌氧菌感染所致。约有1/3的患者有痰血或小量咯血,偶有中、大量咯血。如治疗及时有效,一般在咯出大量脓臭痰后体温即明显下降,全身毒性症状随之减轻,数周以后一般情况逐渐恢复正常,获得治愈。如机体抵抗力下降和病变发展迅速时,脓肿可破溃到胸膜腔,出现突发胸痛、气急等脓气胸症状。

②继发性肺脓肿:多继发于肺部其他疾病,如细菌性肺炎或支气管扩张、支气管肺癌、空洞型肺结核等,由继发于葡萄球菌性肺炎、肺炎杆菌肺炎、流感嗜血杆菌肺炎及军团菌肺炎等,可在发病后 2～3 周,此时肺炎本应治愈或好转,再出现高热、脓痰量增加,常伴乏力等症状。

③血源性肺脓肿:多常有肺外感染史,先有原发病灶引起的畏寒、高热等全身的脓毒血症的症状,经数日至 2 周才出现咳嗽、咯痰,痰量不多,极少咯血。

④慢性肺脓肿:急性阶段未能及时有效治疗,支气管引流不畅,抗菌治疗效果不佳、不充分、不彻底,迁延 3 个月以上即为慢性肺脓肿。患者常有慢性咳嗽、咯脓痰、反复咯血、不规则发热、贫血、消瘦等慢性毒性症状。

(2)体征:体征与肺脓肿的大小和部位有关。疾病早期病变较小或肺深部病变,肺部可无异常体征,或患侧出现湿性啰音等肺炎体征。病变继续发展、病变较大时,可出现实变体征,叩诊呈浊音或实音,可闻及支气管呼吸音,有时可闻湿啰音。疾病较晚时,肺脓肿脓腔较大时,支气管呼吸音更明显,可有空瓮音或空洞性呼吸音。如病变累及胸膜可闻及患侧胸膜擦音或出现胸腔积液体征。产生脓胸或脓气胸时可出现相应的体征。慢性肺脓肿患者患侧胸廓略塌陷,叩诊浊音,呼吸音减低,常有杵状指(趾)。血源性肺脓肿体征大多阴性。

2.辅助检查

(1)血常规:外周血白细胞总数升高,总数可达(20～30)×10⁹/L,中性粒细胞在 90%以上,核明显左移,常有中毒颗粒。慢性肺脓肿患者的白细胞可稍升高或正常,但可有轻度贫血,红细胞沉降率加快。

(2)病原学检查:痰液涂片革兰染色检查、痰液培养、包括厌氧菌培养和细菌药物敏感试验。可采用纤维支气管镜防污染毛刷采集标本或经胸腔穿刺采集胸腔脓液,进行厌氧菌和需氧菌培养。血源性肺脓肿患者的血培养可发现致病菌。

(3)影像学检查:肺脓肿的 X 线表现根据类型、病期、支气管的引流是否通畅以及有无胸膜并发症而有所不同。

①吸入性肺脓肿在早期化脓性炎症阶段,其典型的 X 线征象为大片密度较高的炎性模糊浸润阴影,边缘不清,分布在一个或数个肺段,与细菌性肺炎相似。脓肿形成后,大片密度高的炎性阴影中出现圆形透亮区及液平面。在消散期,脓腔周围炎症逐渐吸收,脓腔缩小而至消失,最后残留少许纤维条索阴影。

②慢性肺脓肿脓腔壁增厚,内壁不规则,周围炎症略消散,但不完全,伴纤维组织显著增生,并有程度不等的肺叶收缩,胸膜增厚。纵隔向患侧移位。

③血源性肺脓肿在一侧或两侧圆形多发的浸润阴影,中心可见透亮区及液平。

④肺脓肿并发脓胸时,患侧胸部呈大片浓密阴影;若伴发气胸则可见液平。

⑤胸部CT扫描较普通的胸部平片敏感,胸部CT检查可发现多发类圆形的厚壁脓腔,脓腔内可有液平出现。脓腔内壁常表现为不规则状,周围有模糊炎性阴影。

(4)纤维支气管镜检查:纤维支气管镜检查有助于明确病因、病原学诊断及治疗。如见异物取出可以解除梗阻,使气道引流恢复通畅;如怀疑肿瘤,可通过组织活检做病理检查明确诊断;经支气管镜保护性防污染采样,做相应的病原学培养,可明确病原。借助支气管镜吸引脓液和病变部位注入抗生素,可促进支气管引流和脓腔愈合。

【鉴别诊断】

肺脓肿由于肺内空腔样病变应与下列疾病相鉴别。

1.细菌性肺炎

早期肺脓肿与细菌性肺炎在症状及X线表现上很相似。细菌性肺炎中肺炎球菌肺炎最常见,常有口唇疱疹、咯铁锈色痰而无大量黄脓痰。胸部X线片示肺叶或肺段实变或呈片状淡薄炎性病变,边缘模糊不清,但无脓腔形成。如细菌性肺炎经正规的抗生素治疗后高热不退、咳嗽加剧、并咳出大量脓痰时,应该考虑肺脓肿可能。

2.空洞型肺结核

发病缓慢,病程长,常伴有午后低热、乏力、盗汗、长期咳嗽、食欲减退、反复咯血等症状。胸部X线片示空洞壁较厚,其周围可见结核浸润病灶,或伴有斑点、结节状病变,一般空洞不伴液平,有时伴有同侧或对侧的结核播散病灶。痰中可找到结核杆菌。继发感染时,亦可有多量黄脓痰,应结合过去史,在治疗继发感染的同时,反复查痰涂片抗酸染色可发现结核杆菌。

3.支气管肺癌

支气管肺癌阻塞支气管可引起阻塞性炎症及支气管化脓性感染,形成肺脓肿。其病程相应较长,脓痰量相应较少。由于支气管引流不畅,阻塞性感染引起的炎症及发热多不容易控制。肺鳞癌病变本身可发生坏死液化,形成空洞,即"癌性空洞",但一般无急性感染症状,胸部X线片显示空洞壁较厚,多呈偏心空洞,残留的肿瘤组织使空洞内壁凹凸不平,空洞内一般无液平,空洞周围亦较少有炎症浸润,由于癌肿经常发生转移,可有肺门淋巴结肿大,故不难与肺脓肿鉴别。通过X线胸片、胸部CT扫描、痰脱落细胞检查和纤维支气管镜组织活检等明确诊断。

4.肺囊肿继发感染

肺囊肿呈圆形,腔壁薄而光滑,当继发感染时,其周围组织可有炎症浸润,囊肿内可见液平,但炎症反应较轻,常无明显的感染中毒症状,咳嗽较轻,可脓痰较少。感染控制、炎症吸收后,可呈现光滑整洁的囊肿壁。若有感染前的 X 线片相比较,则更易鉴别。

【治疗原则】

1.一般治疗

肺脓肿患者一般多有消耗性表现,特别是体质差者应加强营养支持治疗,如补液、高营养、高维生素治疗;有缺氧表现时可以吸氧。

2.抗生素治疗

在应用抗生素之前,应送痰、血和胸腔积液等标本做需氧和厌氧菌培养和药物敏感试验,应根据药物敏感试验结果调整抗生素。

吸入性肺脓肿是以厌氧菌感染为主的混合性感染,一般对青霉素敏感,疗效较佳,因此经验治疗应首选青霉素。根据病情,每天剂量为静脉滴注 240 万～1000万 U,严重感染时可用 2000 万 U/d。对厌氧菌感染还可以选用或联合其他抗厌氧菌感染治疗。如林可霉素 1.8～2.4g/d,静脉滴注;克林霉素 0.6～1.8g/d,分 2～3 次肌内注射或静脉滴注;甲硝唑 1.0～1.5g/d,分 2～3 次静脉滴注。当疗效不佳时,应根据细菌培养的药敏结果选用合适的抗生素。

血源性肺脓肿多为金黄色葡萄球菌感染,可选用耐青霉素酶的半合成青霉素如苯唑西林钠 6～12g/d,分次静脉滴注,亦可加用氨基糖苷类或第二代头孢菌素;耐甲氧西林金黄色葡萄球菌(MRSA)应选用万古霉素;革兰阴性杆菌感染时,常用第二代、第三代头孢菌素(头孢西丁、头孢噻肟、头孢他定)、氟喹诺酮(左旋氧氟沙星、莫西沙星),必要时可联合使用氨基糖苷类抗生素;如嗜肺军团杆菌所致的肺脓肿,红霉素和氟喹诺酮治疗有良效;对阿米巴原虫引起的肺脓肿,应选择甲硝唑治疗。

抗生素治疗的疗程一般为 8～12 周左右,直到临床症状完全消失,X 线片显示脓腔及炎性病变消散,或残留条索状纤维阴影为止。

在全身用药的基础上,可以加上抗生素的局部治疗,如环甲膜穿刺经鼻导管气道内或经支气管镜局部给药,常用青霉素 40 万～80 万 U,5～10ml 生理盐水稀释。滴药后,按脓肿部位采取适当体位静卧1小时。

3.痰液引流

有效的痰液引流可以缩短病程、提高疗效。一般可采用体位引流,辅助以祛痰药、雾化吸入和纤维支气管镜吸引等。

4.外科治疗

急性肺脓肿经有效抗生素治疗后,大多数患者可治愈,少数治疗效果不佳,在全身状况和肺功能允许的情况下,可考虑外科手术治疗。其手术适应证如下。

(1)慢性肺脓肿经内科治疗3个月以上脓腔仍不缩小,感染不能控制或反复发作。

(2)并发支气管胸膜瘘或脓胸,经抽吸冲洗脓液疗效不佳者。

(3)大咯血经内科治疗无效或危及生命时。

(4)支气管阻塞疑为支气管肺癌致引流不畅的肺脓肿。

第十三章 肺结核

结核病(TB)是由结核分枝杆菌感染引起的慢性传染病,肺结核为最常见类型,被列为我国重大疾病之一。我国是全球 22 个结核病高负担国家之一,病例数仅次于印度而居全球第二位。根据 2010 年全国第五次结核病流行病学调查结果显示,我国现有活动性肺结核患者总数为 523 万,其中传染性肺结核患者总数为 134 万。同时,我国也是全球 27 个耐多药肺结核高负担国家之一。根据 2007—2008 年开展的全国结核病耐药性基线调查结果,估算我国每年新发耐多药肺结核患者数约为 12 万。

结核病可侵及全身各器官,其中肺结核为最常见类型,约占 85%,结核分枝杆菌阳性,尤其涂阳肺结核患者是主要传染源,是防治的主要对象。在肺外结核病中,淋巴结结核、结核性胸膜炎、骨关节结核、泌尿生殖系结核病较多见,此外,还有结核性脑膜炎、结核性心包炎、肝、脾结核、脑结核等。结核病常因各种不同的相关症状而首诊于综合医院临床各科,据统计,90% 以上肺结核患者首诊于综合医院。在内科日常诊疗工作中,无论是长期发热、慢性咳嗽、咯痰、咯血、胸腹腔、心包腔积液及肺部异常阴影等的病因学诊断,结核病是常需注意鉴别的重要病种之一。

基于感染的结核分枝杆菌的数量、毒力、机体的免疫与变态反应等诸多影响,结核性病变或以渗出性病变为主(结核性炎症);或以增殖性病变为主(结节性病变);或以变质为主(干酪样坏死、溶解乃至空洞形成),而有不同的临床表现与经过,上述三种病理改变可交错并存、互相转化、使肺结核的胸部 X 线表现呈现多样化。

【诊断标准】

肺结核的诊断主要根据病史、临床症状、胸部 X 线表现及痰结核分枝杆菌检查,从流行病学观点看,痰结核菌检查更为重要,是诊断的主要依据。

1.临床表现

肺结核的临床表现是机体对疾病发生、发展的反映,其临床表现复杂多样,轻重缓急不一,20% 患者可无症状或症状轻微易被忽视,这取决于宿主状况、细菌的毒力、传播途径、病理变化、被侵及器官及其范围。

(1)全身症状:大多数的结核病患者有不同程度的发热及食欲不振、全身乏力、盗汗、体重减轻等结核中毒症状。发热是活动性肺结核患者最常见的表现,发生率37%～80%,结核病患者的发热多为长期午后低热至中度发热,但血行播散性肺结核及结核性胸膜炎等肺外结核可有顽固性的稽留热或弛张热。一般性抗感染治疗无效,多数患者可于有效的试验性抗结核药物治疗2～4周内退热。

部分患者可表现为结核超敏感症候群,这是由结核变态反应引起,包括结核风湿性关节炎、结节性红斑及疱疹性结膜角膜炎,发生率为10%～20%。多见于青年女性,患者可有四肢关节痛、低热、关节无明显肿胀、畸形。有些患者还可反复出现结节性红斑或环形红斑,多见于下肢胫前伸侧或踝关节附近,常有多发、反复、易于融合、周围组织水肿等特点。

(2)呼吸系统症状:咳嗽、咯痰是各种呼吸系统疾病最常见的症状。早期轻症肺结核可无咳嗽或仅有轻微干咳或少量白黏痰,病变活动、空洞形成、并发结核性支气管扩张时,则咳嗽频繁伴多量白黏痰或黄痰或血痰、咯血,当并发肺门、纵隔淋巴结结核、支气管结核、支气管淋巴结瘘时,则常有阵发性刺激性干咳与喘鸣,有时咳出"豆腐渣样"干酪样物质或血痰。当并发脓气胸、胸膜支气管瘘时,常于阵发性剧咳后排出较多脓痰或脓血痰。当肺结核病变活动进展、侵袭邻近血管时则可发生咯血,咯血量因累及血管的大小、动脉、静脉或毛细血管而不同,空洞性肺结核较易发生咯血,纤维厚壁空洞内Rasmussen's动脉瘤或支气管动脉破损时咯血量大,可引起失血性休克或窒息。但陈旧性肺结核由于纤维灶的牵拉、继发性支气管扩张或钙化灶脱落也可引起咯血。急性渗出性病变由于毛细血管通透性增高可出现血染痰,反复血痰或咯血还应考虑有支气管结核、支气管结石等可能。

轻度肺结核常无呼吸困难,当肺部病变广泛或伴广泛胸膜增厚、膈肌粘连、支气管结核所致的气管、支气管管腔狭窄或支气管旁肿大淋巴结压迫或并发肺叶或全肺不张时均可有不同程度的呼吸困难。当并发大量胸腔.心包腔积液、肺源性心脏病、心功能不全时,常有明显呼吸困难,并发张力性气胸、纵隔气肿时则呈急性发作性呼吸困难并伴有锐性胸痛、重度紫绀。当肺部病变侵及胸膜时可有锐性或钝性胸痛。

查体可无阳性体征,也可在患处闻及湿啰音,当伴有支气管结核、管腔狭窄时可闻及局限性哮鸣音,肺实变时可闻及支气管呼吸音或支气管肺泡呼吸音。当伴有肺外结核时则可呈现其各自相应的体征。

2.辅助检查

(1)胸部X线检查:胸部X线及CT检查是诊断肺结核的主要手段之一,肺结核胸部 X 线表现可有如下特点：多发生在肺上叶尖后段、肺下叶背段、后基底段；病变可局限也可多肺段侵犯；X 线影像可呈多形态表现（即同时呈现渗出、增殖、纤维和干酪性病变），也可伴有钙化；易合并空洞，并伴有支气管播散灶；可伴胸腔积液、胸膜增厚与粘连；呈球形病灶时（结核球）直径多在 3cm 以内，周围可有卫星病灶，内侧端可有引流支气管征；病变吸收慢（1 个月以内变化较小）。

胸部 CT 及增强 CT 扫描对以下情况有补充性诊断价值：发现胸内隐匿部位病变，包括气管、支气管内的病变；早期发现肺内粟粒阴影；诊断有困难的肿块阴影、空洞、孤立结节和浸润阴影的鉴别诊断；了解肺门、纵隔淋巴结肿大情况，鉴别纵隔淋巴结结核与肿瘤；少量胸腔积液、包裹积液、叶间积液和其他胸膜病变的检出；囊肿与实体肿块的鉴别。

影像学检查对异常阴影的发现及定位显著优于其他检查，但在定性诊断方面则需密切结合临床及细菌学等各项检查，全面综合考虑。

（2）痰结核分枝杆菌学检查：包括痰结核分枝杆菌涂片及培养是肺结核病原学诊断的直接证据，是临床确诊、判断疗效的重要依据，但涂片染色法检出率不高，仅 30%～50%，痰标本中结核杆菌数量达到 104 个细菌/ml 时才能检出，且抗酸杆菌在形态上不能与非结核分枝杆菌鉴别。分离培养法的检出灵敏度为 101～102/ml 痰，但培养时间需 4～6 周左右。目前临床广泛应用的是 BACTEC960、MGIT 等液体培养基，其敏感度和培养速度明显高于固体培养基，但缺点是污染率略高。

（3）结核菌素纯蛋白衍生物（PPD）皮肤试验：是判断结核感染的主要方法和流行病学调查感染率的指标，但 PPD 并非纯化抗原，含有其他非结核分枝杆菌共有的抗原成分，因此，在鉴别结核或非结核分枝杆菌感染、区分卡介苗接种后反应与结核自然感染等方面均有一定局限性，而且不少临床研究发现 0.5%～20% 活动性结核病可呈现假阴性。结核病患者伴免疫功能低下或并发 HIV 感染/AIDS 者假阴性率更高。故其诊断价值主要是儿童结核病。PPD 强阳性提示机体处于超敏感状态，对原发性肺结核、结核性浆液膜炎的诊断有参考价值，PPD 皮肤试验近期阳转者也有一定意义，需进一步检查。

（4）淋巴细胞培养＋γ 干扰素释放试验：以结核菌特异抗原-结核杆菌早期分泌性抗原-6（ESAT-6）和培养滤液蛋白-10（CFP-10）为基础的结核致敏的特异性 T 淋巴细胞斑点试验，其与传统结核菌素皮肤试验相比，特异度和敏感度更高，可鉴别卡介苗接种后反应与结核自然感染，对免疫功能低下合并结核感染的患者，阳性率明显高于 PPD 皮肤试验。为筛查潜伏结核感染提供了有利的工具。但在鉴别潜伏感染与活动性肺结核方面仍需结合临床。

(5)聚合酶链反应和其他核酸体外扩增技术:聚合酶链反应 PCR 是一种根据 DNA 复制原理设计的体外 DNA 或 RNA 扩增方法,PCR 的敏感度很高,其可以培养出阴性标本中的结核杆菌 DNA,理论上讲应是敏感特异的诊断方法,但在临床实践中仍存在假阴性和假阳性的问题,当前采用的实时定量 PCR 可降低假阳性率。

(6)血清学检查:应用酶联免疫法检测患者血清中结核特异性抗体是结核病常用的辅助诊断,由于采用不同的抗原,检测的敏感性及特异性均不同。至今临床应用价值评价不一。

(7)支气管镜检查:支气管镜检查对气管、支气管结核、涂阴或菌阴肺结核都具有重要的诊断价值,通过纤维支气管镜吸取分泌物、刷检、活检以及支气管肺泡灌洗液常可提供细菌学及病理学证据。另外,还可通过支气管镜明确咯血的部位,也可进行支气管结核的治疗。

(8)肺的活组织检查:原因不明的周围性肺内肿块或肺门纵隔肿块经上述各项检查仍未确诊者,需要进行活组织检查以明确诊断,检查的方式较多,最常见的是CT 定位下经胸壁皮肤针刺活检。

(9)诊断和试验性治疗:高度怀疑肺结核但未获确切证据且基本上可排除其他非结核性肺部疾病、又无使用抗结核治疗禁忌证者,可在严密观察下进行诊断性治疗。

总之,肺结核尤其菌阴肺结核需结合临床进行综合诊断。还需注意与其他疾病鉴别,如原发性肺结核需注意与结节病、恶性淋巴瘤、中心型肺癌以及其他可引起肺门、纵隔淋巴结肿大的疾病鉴别;血行播散性肺结核需与病毒、支原体、衣原体、伊氏肺孢子菌及细菌引起的急性肺部感染性疾病鉴别,还需与弥漫性细支气管肺泡癌、转移性肺癌、尘肺、肺间质纤维化等鉴别;继发性肺结核则需与各种不同病因的肺部炎性病变鉴别;结核性空洞需与肺化脓、癌性空洞、坏死性肉芽肿等鉴别;结核球则需与周围型肺癌、错构瘤、炎性假瘤等鉴别。

【结核病分类】

2001 年 7 月我国卫生部公布了新的结核病分类,将结核病分为如下。

(1)原发型肺结核(代号:Ⅰ型):原发性肺结核为原发结核感染所致的临床病症,包括原发综合征及支气管淋巴结结核。

(2)血行播散型肺结核(代号:Ⅱ型):此型包括急性血行播散性肺结核(急性粟粒性肺结核)及亚急性、慢性血行播散性肺结核。

(3)继发型肺结核(代号:Ⅲ型):继发性肺结核是肺结核中的主要类型,可出现以增殖性病变为主、浸润性病变为主、干酪样病变为主或以空洞为主等多种病理改变。

（4）结核性胸膜炎（代号：Ⅳ型）：为临床上已排除其他原因引起的胸膜炎。在结核性胸膜炎发展的不同阶段，有结核性干性胸膜炎、结核性渗出性胸膜炎、结核性脓胸。

（5）其他肺外结核（代号：Ⅴ型）：上述类型之外的其他肺外结核，如骨结核、淋巴结核、结核性脑膜炎等。

【菌阴肺结核的诊断】

定义：菌阴肺结核为三次痰涂片及一次痰培养阴性的肺结核。其诊断标准：

（1）典型肺结核的临床症状和胸部 X 线表现。

（2）抗结核治疗有效。

（3）临床上可排除其他非结核性肺部疾患。

（4）结核菌素（PPDSTU）皮肤试验强阳性；血清抗结核抗体阳性。

（5）痰结核菌 PCR＋探针检测阳性。

（6）肺外组织病理检查证实结核病变。

（7）BALF 检出抗酸杆菌。

（8）支气管或肺部组织检查证实结核性改变。

存在肺部疾患具备 1～6 条中三项或 7～8 条中任何一项可确诊。

【治疗原则】

1.化学疗法

化学疗法是结核病的基本治疗，早期、规律、联合、适量、全程是结核病化疗的原则，以期达到消灭结核菌、治愈疾病、防止耐药菌产生、减少复发的目的。加强科学管理，实施直接观察下的督导化疗（至少在强化期），是确保患者按规定疗程、按时接受合理治疗的有效措施。化疗方案的制定应根据年龄、具体病情（病变严重程度及范围、排菌情况、有无伴发疾病）、既往治疗史（初治、复治或耐药）及药敏结果等决定。化疗方案一般包括强化期与巩固期（持续期）两个阶段；强化期（2～3 个月）：联合采用 3～4 种抗结核药物，以期尽快杀灭不同代谢状态的结核菌、减少传染性、促进病变尽早吸收。巩固期（4～7 个月）：联合采用 2～3 种或 4 种药物以达到继续杀灭残留菌群、巩固疗效、防止复发。治疗期间还需观察各种抗结核药物可能发生的毒副反应如过敏反应、肝肾功能异常、胃肠道反应、骨髓抑制、听力障碍、眩晕等。此外，根据病情进行合理营养及适当休息。

2.化疗方案

根据结核病治疗的情况,分为初治菌阳、初治菌阴、复治及耐药结核病的治疗。

(1)初治菌阳肺结核指从未接受过抗结核药物治疗或接受过抗结核药物治疗但不超过1个月的痰菌阳性[涂片和(或)培养],还包括伴有空洞或血行播散性肺结核初治菌阴患者,可根据病情选用下列方案。

①2小时 RZE(S)/4小时 R。

②小时 RZE(S)/4小时 RE。

③2小时 RZE(S)/4小时 3R3

④小时 $3R_3Z_3E_3(S_3)$/4小时 $3R_3$。

⑤2小时 R2/4小时 R。

注1:痰菌持续阳性时可适当延长疗程。血行播散性肺结核、原发性肺结核疗程宜为12个月,合并结核性脑膜炎或重要器官的肺外结核、糖尿病、尘肺、免疫功能低下(包括 HIV 感染和 AIDS 者),总疗程不少于1年。

注2:如因各种原因强化期不含 PZA 者,则可采用 9HRE。

(2)初治菌阴肺结核

①2小时 R2/4小时 R。

②2小时 R2/4小时 $3R_3$。

③2小时 $3R_3Z_3$/4小时 $3R_3$。

(3)复治菌阳肺结核

①2小时 RZES/6HRE。

②2小时 RZES/$6H_3R_3E_3$。

③$3H_3R_3Z_3E_3S_3$/$5H_3R_3E_3$。

注:化疗方案的有关说明:①为简明起见,化疗方案常由数种抗结核药物的缩写词组成,前组为强化期用药品种,后组为巩固期用药品种。②药名前的阿拉伯数字表示用药月数。③药名右下方的阿拉伯数字表示每周用药次数,未附加者表示每天用药;括号内药物表示可替代使用。

(4)耐药肺结核根据药物敏感试验结果可分为单耐药、多耐药、耐多药及广泛耐药。单耐药是对一种结核药物耐药;多耐药是对一种以上的抗结核药物耐药,但不同时耐异烟肼和利福平;耐多药(MDR-TB)是至少同时耐异烟肼和利福平的多耐药结核病;广泛耐药(XDR-TB)是对任意一种氟喹诺酮类药物及对三种二线抗结核注射剂(卡那霉素、丁胺卡那霉素和卷曲霉素)中的至少一种耐药的耐多药结核病。

世界卫生组织为方便耐多药结核病患者制定化疗方案,将现有抗结核药物分为五组。

耐多药肺结核患者的治疗应为个体化的治疗方案,其治疗方案应建立在患者的用药史及药敏结果的基础上.使用至少 4 种确定有效或者几乎确定有效的药物。强化期至少 6 个月,疗程要根据痰培养的阴转情况,应在痰培养的阴转后至少治疗 18~24 个月。

耐多药肺结核的治疗:对至少包括 H 和 R 两种或两种以上药物产生耐药的结核病为 MDR-TB,所以耐多药肺结核必须要有痰结核菌药敏试验结果才能确诊。耐多药肺结核化疗方案:主张采用每日用药,疗程要延长至 21 个月为宜,世界卫生组织推荐一线和二线抗结核药物可以混合用于治疗 MDR-TB,一线药物中除 H 和 R 已耐药外,仍可根据敏感情况选用 S、Z 和 E。

【病例登记、报告与转诊】

根据卫生部卫疾控(1996)第 5 号文件,已将肺结核列为《中华人民共和国传染病防治法》乙类传染病管理。凡在各级各类医疗卫生机构和医疗单位诊断为活动性肺结核患者或新发现的结核性胸膜炎和其他肺外结核患者或疑似肺结核患者都列为病例报告对象,城镇于 12 小时内,农村 24 小时内向地方卫生行政部门指定的卫生机构寄出传染病报告卡。各级综合医疗机构对诊断或疑似肺结核患者除急、重症、需手术治疗及必需住院治疗者外,均要求填报转诊单,向当地结防机构转诊,进行规范管理。

第十四章　阻塞性睡眠呼吸暂停低通气综合征

阻塞性睡眠呼吸暂停低通气综合征(OSAHS)是多种原因引起患者睡眠中上气道完全或不完全阻塞,以睡眠中反复发生伴有鼾声的呼吸幅度明显降低或暂停和日间嗜睡为特征的一种常见综合征。其对机体的危害主要是睡眠过程中长期反复间歇低氧、二氧化碳潴留及正常睡眠结构的破坏引发的心脑血管等多系统、多脏器合并症,是多种全身疾患的独立危险因素,严重者可发生睡眠猝死。

【诊断标准】

主要根据病史、体征和 PSG(PSG)监测结果。

1.临床表现

睡眠中打鼾且鼾声不规律,睡眠中反复出现呼吸暂停及觉醒;自觉憋气、可憋醒,夜尿增多,晨起头痛,头晕,口干,日间嗜睡明显,记忆力下降;可合并或加重高血压、冠心病、复杂严重心律失常和心力衰竭、肺心病、中风等心脑血管疾病及糖尿病等;严重者可出现心理、智能和行为异常,并可引起道路交通事故等社会问题。

主要危险因素包括如下。

(1)肥胖:体重超过标准体重 20%或以上,体重指数(BMI)≥25。

(2)年龄:成年后随年龄增长患病率增加;女性绝经期后患病者增多,70 岁以后患病率趋于稳定。

(3)性别:生育期男性患病者明显多于女性。

(4)上气道解剖异常:鼻腔阻塞(鼻中隔偏曲、鼻甲肥大、鼻息肉、鼻部肿瘤等),Ⅱ以上扁桃体肥大,软腭松弛下垂、悬雍垂过长过粗,咽腔狭窄、咽腔黏膜肥厚,舌体肥大、舌根后坠,下颌后缩、颞颌关节功能障碍及小颌畸形等。

(5)打鼾和肥胖家族史。

(6)长期大量饮酒和(或)服用镇静催眠药物及肌肉松弛药。

(7)长期吸烟。

(8)其他相关疾病:包括甲状腺功能低下、肢端肥大症、垂体功能减退、淀粉样变性、声带麻痹、小儿麻痹后遗症或其他神经肌肉疾患(如帕金森病)、长期胃食管反流等。

2.辅助检查

(1)便携式诊断仪监测:便携式监测的指标大多数是多导睡眠图(PSG)监测中的部分指标进行组合,如单纯血氧饱和度监测、口鼻气流＋血氧饱和度、口鼻气流＋鼾声＋血氧饱和度＋胸腹运动等。适用于基层患者或睡眠实验室不能满足临床需要的医院,用来除外 OSAHS 或初步筛查 OSAHS 患者,也可应用于治疗前后对比及患者随访。

(2)多导睡眠图监测

①整夜 PSG 监测:是诊断 OSAHS 的"金标准"。包括二导脑电图(EEG)多采用 C3A2 和 C4Al、二导眼电图(EOG)、下颌颏肌电图(EMG)、心电图(ECG)、口、鼻呼吸气流、胸腹呼吸运动、血氧饱和度、体位、鼾声、胫前肌 EMG 等,正规监测一般需要整夜不少于 7 小时的睡眠。其适用指征为:临床上怀疑为 OSAHS 者;临床上其他症状体征支持患有 OSAHS,如夜间哮喘、肺或神经肌肉疾患影响睡眠;难以解释的白天低氧血症或红细胞增多症;原因不明的夜间心律失常、夜间心绞痛、清晨高血压;监测患者夜间睡眠时低氧程度,为氧疗提供客观依据;评价各种治疗手段对 OSAHS 的治疗效果;诊断其他睡眠障碍性疾患。

②夜间分段 PSG 监测:同一晚上的前 2～4 小时进行 PSG 监测,之后进行 2～4 小时的持续气道正压通气(CPAP)治疗压力调定。其优点在于可减少检查和治疗时间和费用,只推荐在以下情况采用:AHI＞20 次/小时,反复出现持续时间较长的睡眠呼吸暂停或低通气,伴有严重低氧血症;因睡眠后期快动眼期 REM 睡眠增多,CPAP 压力调定时间应＞3 小时;当患者处于平卧位时,CPAP 压力可以完全消除 REM 及非 REM 睡眠期的所有呼吸暂停、低通气及鼾声。如果不能满足以上条件,应进行整夜 PSG 监测并另选整夜时间进行 CPAP 压力调定。

(3)嗜睡程度的评价

①嗜睡的主观评价:主要有 Epworth 嗜睡量表(ESS)和斯坦福嗜睡量表(SSS),现多采用 ESS 嗜睡量表。

②嗜睡的客观评价:应用 PSG 对可疑患者日间嗜睡进行客观评估:多次睡眠潜伏期试验(MSLT)通过让患者白天进行一系列小睡实验客观判断其白天嗜睡程度。每两小时测试一次,每次小睡持续 30 分钟,计算患者入睡的平均潜伏时间及异常 REM 睡眠出现的次数,睡眠潜伏时间＜5 分钟者为嗜睡,5N10 分钟为可疑嗜睡,＞10 分钟者为正常;维持醒觉试验(MWT):进行 MWT 检查可以定量分析患者保持清醒状态的时间,其操作方法和结果分析与 MSLT 大致相同。

3.诊断要点

(1)诊断标准临床上有典型的夜间睡眠时打鼾及呼吸暂停、白天过度嗜睡,经 PSG 监测提示每夜 7 小时睡眠中呼吸暂停及低通气反复发作在 30 次以上,或呼吸暂停低通气指数(AHI)大于或等于 5 次/小时。

(2)病情分度应当充分考虑临床症状、合并症情况、AHI 及夜间血氧饱和度等实验室指标,根据 AHI 和夜间血氧饱和度将 OSAHS 分为轻、中、重度,其中以 AHI 作为主要判断标准,夜间最低 SaO_2 作为参考。见下表 14-1。

表 14-1　OSAHS 的病情分度

程度	AHI(次/小时)	最低 SaO_2(%)
轻度	5～15	0.85～0.90
中度	>15～30	0.80～<0.85
重度	>30	<0.80

由于临床上有些 OSAHS 患者的 AHI 增高和最低 SaO_2 降低程度并不平行,目前推荐以 AHI 为标准对 OSAHS 病情程度评判,注明低氧血症情况。例如:AHI 为 25 次/小时,最低 SaO_2 为 0.88,则报告为"中度 OSAHS 合并轻度低氧血症"。即使 PSG 指标判断病情程度较轻,如合并高血压、缺血性心脏病、脑卒中、2 型糖尿病等相关疾病,应积极治疗。

(3)简易诊断方法和标准:由于基层缺乏专门诊断仪器的单位,主要根据病史、体检、血氧饱和度监测等进行诊断,其诊断标准如下。

①至少具有 2 项上述主要危险因素,特别是肥胖、颈粗短或有小颌或下颌后缩,咽腔狭窄或有扁桃体Ⅱ。肥大、悬雍垂肥大,或甲状腺功能低下、肢端肥大症,或神经系统明显异常。

②中重度打鼾、夜间呼吸不规律,或有屏气、憋醒(观察时间应不少于 15 分钟)。

③夜间睡眠节律紊乱,特别是频繁觉醒和白天嗜睡(ESS 评分>9 分)。

④血氧饱和度监测趋势图可见典型变化、氧减饱和指数大于 10 次/小时。

⑤符合以上 5 条者即可做出初步诊断,有条件的单位可进一步进行 PSG 监测。

(4)评估对全身各系统脏器产生的危害及合并症

①心血管系统:引起或加重高血压(晨起高血压)、冠心病、夜间心绞痛、心肌梗死,夜间发生严重心律失常,如室性早搏、心动过速、房室传导阻滞,夜间反复发作

左心衰竭,肺动脉高压、肺心病。

②神经精神系统:脑血栓、脑出血,癫痫发作,痴呆症,焦虑、抑郁,神经衰弱,语言混乱、行为怪异、性格变化、幻视、幻听。

③呼吸系统:呼吸衰竭,夜间哮喘;重迭综合征(OSAHS+COPD)。

④内分泌系统:甲状腺功能低下,糖尿病,肢端肥大症,加重肥胖,小儿发育延迟,性功能障碍。

⑤血液系统:继发性红细胞增多,血液黏滞度增高。

⑥其他:遗尿,胃食管反流,重大交通事故。

(5)鉴别诊断

①单纯鼾症:夜间有不同程度鼾症,AHI<5 次/小时,白天无症状。

②上气道阻力综合征:夜间可出现不同频度、程度鼾症,虽上气道阻力增高,但AHI<5 次/小时,有白天嗜睡或疲劳,试验性无创通气治疗有效支持诊断。

③肥胖低通气综合征:过度肥胖,清醒时 CO_2 潴留,$PaCO_2>45mmHg$(1mmHg=0.133kPa),多数患者合并 OSAHS。

④发作性睡病:主要临床表现为难以控制的白天嗜睡、发作性猝倒、睡眠瘫痪和睡眠幻觉,多在青少年起病,主要诊断依据为 MSLT 时异常的 REM 睡眠。鉴别时应注意询问发病年龄、主要症状及 PSG 监测的结果,同时应注意该病与 OSAHS合并的可能性很大,临床上不可漏诊。

⑤不宁腿综合征和睡眠中周期性腿动:不宁腿综合征患者日间犯困,晚间强烈需求腿动,常伴异样不适感,安静或卧位时严重,活动时缓解,夜间入睡前加重,PSG 监测有典型的周期性腿动,应和睡眠呼吸事件相关的腿动鉴别。后者经CPAP 治疗后常可消失。通过详细向患者及同室睡眠者询问患者睡眠病史,结合查体和 PSG 监测结果可以鉴别。

【治疗原则】

一般来说戒烟、减肥、睡前禁饮酒与禁服镇静安眠药、改卧位为侧位睡眠等措施,对 OSAHS 均可收到一定的疗效。

1.非手术治疗

(1)持续正压气道通气装置(CPAP)的治疗 CPAP 是一个可以产生压力的小气泵,它与鼻腔相连接使上气道保持一定压力(通常为 $5\sim18cmH_2O$)可有效地防止睡眠过程中上气道的塌陷与闭合。以此来维持上气道通畅,达到治疗目的。CPAP 治疗不但可以防止睡眠中的气道塌陷,长期使用还可以使中枢神经系统对呼吸的调节功能得到改善。CPAP 是目前内科治疗 OSAHS 的主要手段和第一选择。

（2）药物治疗：药物对 OSAHS 的治疗效果尚不肯定。

（3）口腔矫治器：是一种防止睡眠中上气道闭合的口腔装置。通过牵拉下颌前伸，使舌根及上气道壁前移来完成这一功能。临床观察结果显示，对轻中度 OSAHS 患者有较好的疗效。该治疗可以减少 AHI 次数，提高睡眠血氧饱和度并改善睡眠质量。对不能适应 CPAP 治疗的轻中度患者亦可作为适应证。

2.手术治疗

手术是治疗 OSAHS 的重要手段，其中以悬雍垂软腭咽成型术（UPPP）最为普遍。确定手术前必须严格选择适应证和尊重患者意愿。

（1）腭咽成型术：是 OSAHS 手术治疗最常选的术式。手术需切除扁桃体、部分扁桃体前后弓及部分软腭后缘（包括悬雍垂），使口鼻咽入口径线增加，防止睡眠时上气道的阻塞。手术的有效率国外报道在 50％左右，国内报道高于 50％。严格的选择适应证对愈后是非常重要的。

（2）气管切开和气管造口术：对严重的 OSAHS 患者，睡眠中氧饱和度低于 50％、伴严重心律失常、肺部感染并发心力衰竭，气管切开可作为救命措施。部分患者经造口术后，长期保留造口亦取得良好的治疗效果。

（3）下颌骨前移"舌骨悬吊术"：适于 UPPP 手术失败、舌根与后咽壁间气道狭小者。手术的目的是将舌骨悬吊于前上位置，解除舌根对上气道的阻塞。由于手术难度大、适应证严格，目前尚未广泛开展。

（4）激光和射频消融术：已经作为手术治疗的一部分被临床采用，其临床疗效、特别是远期临床疗效尚待进一步观察。

第十五章　呼吸系统危重症疾病的诊疗方法

第一节　呼吸衰竭

呼吸衰竭是由各种原因引起的肺通气或换气功能严重障碍,不能进行正常的气体交换,导致严重的低氧血症,伴(或不伴)二氧化碳潴留,从而引起一系列生理功能和代谢紊乱的综合征。临床上以海平面大气压下静息呼吸室内空气时,当动脉血氧分压(PaO_2)<60mmHg,或伴有二氧化碳分压($PaCO_2$)>50mmHg 作为诊断呼吸衰竭的依据;若 PaO_2<60mmHg,$PaCO_2$ 正常或低于正常时为 I 型呼吸衰竭;若 PaO_2<60mmHg 且 $PaCO_2$>50mmHg 时为 II 型呼吸衰竭。

一、临床表现

1.呼吸异常的表现

呼吸异常的表现如呼气性或吸气性呼吸困难、潮式呼吸、点头样呼吸、间歇呼吸等。

2.缺氧的临床表现

(1)中枢神经系统:中枢神经对缺氧十分敏感,轻度缺氧即引起注意力不集中、头痛、兴奋等症状。重度缺氧出现烦躁不安、谵妄、惊厥,甚至引起脑水肿、呼吸节律改变和昏迷。

(2)心血管系统:开始时出现代偿性心率增快,心搏量增加,血压增高。当缺氧严重时,则出现心率减慢、血压降低、心律失常,同时还可引起肺小动脉收缩、肺动脉高压,导致肺心病的出现。

(3)呼吸系统:缺氧可通过刺激颈动脉窦和主动脉体的化学感受器,反射性地增加通气量,但其对呼吸的影响远较 CO_2 小。

(4)其他:缺氧可损害肝细胞,使转氨酶增高。轻度缺氧使肾血流量、肾小球滤过率增加,但当 PaO_2 下降至 40mmHg 时,肾血流量开始减少,肾功能受到抑制,出现蛋白尿、血尿和氮质血症。慢性缺氧通过肾小球旁细胞产生促红细胞生成素因子,刺激骨髓,引起继发性红细胞增多。

3.二氧化碳潴留的临床表现

(1)中枢神经系统:CO_2 潴留使血管扩张,脑血流量增加,早期起到代偿作用,如果病情持续或加重时,出现脑水肿,颅内压增高。由于 pH 值下降,引起细胞内酸中毒,初期抑制大脑皮层,表现为嗜睡,随后皮层下刺激增强,间接引起皮层兴奋,表现为躁动不安、兴奋、肌肉抽搐、失眠等。晚期则皮层和皮层下均受到抑制而出现"二氧化碳麻醉",病人表现为肺性脑病的症状。

(2)心血管系统:早期使血管运动中枢和交感神经兴奋,回心血量增加,使心率增快,血压升高,脉搏有力,也可引起肺小动脉收缩,而导致肺心病。脑循环对 CO_2 亦非常敏感,可使脑血流量增加,出现搏动性头痛。

(3)呼吸系统:CO_2 潴留可兴奋呼吸中枢,使呼吸加深加快。但随着 CO_2 浓度的增加,呼吸中枢反而受到抑制。

4.酸碱平衡失调与电解质紊乱

在 Ⅱ 型呼吸衰竭中呼吸性酸中毒最为常见,主要是因为肺泡通气不足,导致 CO_2 在体内潴留引起。病情较重者可合并代谢性酸中毒,多由于无氧代谢引起乳酸增加和无机盐积聚所致。另外,由于利尿剂的使用、大量葡萄糖的输入、皮质激素的应用等,可导致低钾、低氯血症,以及肾功能障碍等,都可引起代谢性碱中毒。少数病人可因机械过度通气导致呼吸性碱中毒,甚至还可出现三重酸碱失衡。酸碱失调时,又与电解质紊乱密切相关,如酸中毒时,细胞外 H^+、Na^+ 进入细胞内,而 K^+ 自细胞内移到细胞外,产生高钾血症;碱中毒时则相反。其他尚有低氯血症、低钠、低钙和低镁血症等。

5.肺性脑病

发生的原因主要是呼吸性酸中毒使脑细胞内 H^+ 浓度增加,pH 值下降导致脑组织酸中毒所致。低氧血症对于肺性脑病的发生居次要地位。临床表现为头痛、淡漠不语、多汗、嗜睡,随着 $PaCO_2$ 增加而出现兴奋、躁动不安、抽搐及无意识动作和行为、幻听等精神症状,最后昏迷、死亡。

6.其他表现

其他尚可出现肺心病、心力衰竭、胃肠道出血、肾功能不全、DIC 等。

二、诊断

临床上根据血气分析的结果,以 $PaO_2 < 60mmHg$ 和(或)伴有 $PaCO_2 >$

50mmHg 作为诊断呼吸衰竭的标准；若仅 $PaO_2<60mmHg$，$PaCO_2$ 正常或低于正常时，即为Ⅰ型呼吸衰竭；若 $PaO_2<60mmHg$，$PaCO_2>50mmHg$ 时，即为Ⅱ型呼吸衰竭。

三、救治措施

呼吸衰竭的急救原则是迅速改善通气，积极控制感染，纠正缺氧和二氧化碳潴留，为基础疾病的治疗争取时间和创造条件。

1.保持呼吸道通畅

(1)清除呼吸道异物：清除堵塞于呼吸道分泌物、血液、误吸的呕吐物或其他异物，解除梗阻，改善通气。对痰液黏稠者，可用祛痰药，如溴已新、祛痰合剂、氯化铵、氨溴索(安普索)等，无效者注意增加水分，多饮水和静脉补液(不少于 1000～1500mL/d)，并用药物雾化吸入或超声蒸气雾化吸入。常用吸入药物：①庆大霉素 4 万 U＋地塞米松 5mg＋氨茶碱 0.25g＋生理盐水 20mL；②α-糜蛋白酶 5～10mg＋生理盐水 20mL；③青霉素 G40 万 U＋链霉素 0.5g＋氨茶碱 0.25g＋α-糜蛋白酶 5mg＋生理盐水 20mL。对咳痰无力者，可采用翻身、拍背、体位引流等措施帮助排痰。病情严重者，可用纤维支气管镜进入气管、支气管进行冲洗、抽吸。

(2)解除支气管痉挛：①避免诱发因素。引起支气管痉挛的因素很多，除疾病本身外，吸痰操作不当，吸入高浓度干燥氧过久、吸入气过冷、气管内给药浓度过高或药量过多等均可加重气管痉挛。②氨茶碱是最常用的药物，剂量 0.25～0.5g，加入 5％葡萄糖液 250mL 缓慢静滴，一般每日不超过 1.0g，也可用 0.25g 溶入 25％葡萄液 40mL 内缓慢静注。该药直接舒张支气管平滑肌，而且还有兴奋延髓呼吸中枢、提高膈肌收缩力、降低肺动脉阻力及利尿、强心的作用。但剂量过大会引起恶心、呕吐等症状，严重时有心悸、兴奋、心律失常等。对于老人、心肾功能减退者，应减量，或改用副作用较少的二羟丙茶碱，用量为 0.25～0.5g 加入 5％葡萄糖液 250mL 静滴。③βz 受体兴奋药，常用的有沙丁胺醇、特布他林、沙美特罗(强力安喘通)、丙卡特罗(美喘清)等，气雾剂有沙丁胺醇(喘乐宁、舒喘宁)、特布他林(喘康速)等。④肾上腺皮质激素多用于重症支气管痉挛者，地塞米松 10～20mg/d 或氢化可的松 200～400mg/d，一般 3～5 天后减量。

(3)机械通气：当上述方法仍不能改善通气时，应立即建立人工气道。适应证：病情变化急剧、危及生命、意识障碍者，应立即行气管插管；其他如肺性脑病或其早期，经氧疗、呼吸兴奋药等积极治疗后，PaO_2 继续下降，$PaCO_2$ 继续升高，自主呼吸微弱、痰液不易排出等情况下也应建立人工气道。应急时可进行气管插管，但不宜久置。估计病情不能短期恢复者,应进行气管切开,长时间的切开时,要加强消毒隔离等护理手段和抗感染治疗,要注意继发感染的发生。过分干燥的气体长期吸入将损伤呼吸道上皮细胞,使痰液不易排出,细菌容易侵入而发生感染。因此,保证病人有足够液体摄入,保持气道的湿化是相当重要的,气道滴入的量以250mL/d左右为宜。目前已有多种提供气道湿化作用的湿化器或雾化器装置,可以直接使用或与呼吸机连接应用。湿化是否充分的标志就是观察痰液是否容易咳出或吸出。

2.氧气疗法

氧疗的指证:低氧血症($PaO_2 \leqslant 80mmHg$),即是氧疗的指证。一般根据PaO_2的不同,将低氧血症分为3种类型,PaO_2 60~80mmHg 为轻度、40~60mmHg 为中度、<40mmHg 为重度低氧血症。吸氧浓度亦分为低浓度(≤35%)、中浓度(35%~50%)、高浓度(>50%)。轻度低氧血症一般不需要氧疗。

(1)Ⅰ型呼吸衰竭病人,多为急性病,以缺氧为主,因不伴有CO_2潴留,氧浓度可以提高到50%,流量4~5L/min,将PaO_2提高到70~80mmHg。待病情稳定后,逐渐减低氧浓度。吸氧浓度可按下列公式推算:实际吸氧浓度(%)=21+4×O_2流量(L/min)。

(2)Ⅱ型呼吸衰竭病人既有缺氧,又有CO_2潴留,宜用低流量(1~2L/min)、低浓度(24%~28%)持续吸氧。力争在短期内将PaO_2提高到60mmHg或以上,将$PaCO_2$降至55mmHg以下。若在氧疗过程中PaO_2仍低于60mmHg,$PaO_2 >$70mmHg,应考虑机械通气。

(3)吸氧途径:常规有鼻塞法、鼻导管法、面罩法等。对危重病人常规吸氧无效时,应考虑气管插管或气管切开进行机械通气治疗。吸入氧温度应保持在37℃,湿度80%左右。

(4)氧疗有效的指证:发绀减轻或基本消失,呼吸改善、平稳,神志好转,心率减慢,瞳孔恢复正常,出汗减少等。实验室检查:无$PaCO_2$增高时,$PaO_2 > 60mmHg$,有$PaCO_2$增高时,PaO_2应达到50~60mmHg。

3.呼吸兴奋药的使用

呼吸衰竭经常规治疗无效,PaO_2过低,$PaCO_2$过高,或出现肺性脑病表现或呼吸节律、频率异常时,均可考虑使用。常用药物有:

(1)尼可刹米(可拉明):直接兴奋呼吸中枢,使呼吸加深加快,改善通气。剂量:0.375~0.75g静脉缓慢推注,随即以3.0~3.75g溶于5%葡萄糖液500mL内静脉滴注。总量<5.0g/d。一般3天为一疗程,无效即停用。副作用有恶心、呕吐、

颜面潮红、肌肉抽动等。

(2)洛贝林(山梗菜碱):3～9mg,静脉推注,2～4h 一次,或 9～15mg 加入液体静滴,可与可拉明交替使用。

(3)二甲弗林(回苏林):8～16mg 加入液体静滴,起效快,维持时间长。

(4)多沙普仑(吗乙苯吡酮):除具有兴奋呼吸中枢作用外,还可通过颈动脉体化学感受器反射性地兴奋呼吸中枢。该药特点是呼吸兴奋作用强,安全范围大,对改善低氧血症和高碳酸血症优于其他呼吸兴奋药。剂量:100mg 加入液体 500mL 中以 1.5～3mg/min 静滴。

(5)阿米西群(阿米脱林):口服 2h 药浓度达高峰,半衰期 40h,副作用少,通常用 50～100mg,每日两次。

4.纠正酸碱失衡与电解质紊乱

(1)呼吸性酸中毒:治疗原则是改善通气,增加肺泡通气量,促使二氧化碳排除。当 pH 值<7.30 时应用氨丁三醇(THAM)进行纠正,它与二氧化碳结合后形成 HCO_3^-,使 $PaCO_2$ 下降,提高 pH 值。用法:3.64% THAM 溶液 200mL 加 5% 葡萄糖 300mL 静脉滴注,每日 1～2 次。快速大量滴注可致低血糖、低血压、恶心、呕吐、低血钙和呼吸抑制。值得注意的是,如果呼吸性酸中毒病人的 HCO_3^- 增高或正常时,不要急于使 $PaCO_2$ 下降过快,否则当 $PaCO_2$ 突然降至正常时,而 HCO_3^- 不能及时降低,导致呼吸性酸中毒过度代偿,出现碱中毒。

(2)代谢性酸中毒:如果合并有代谢性酸中毒,$PaCO_2$ 增高,缺氧纠正后即可恢复,可不给碱性药,尤其不宜使用碳酸氢钠,因碳酸氢钠分解后形成更多的二氧化碳,使 $PaCO_2$ 更加增高($NaHCO_3^- \rightarrow Na^+ + HCO_3^-$,$H^+ + HCO_2^- \rightarrow H_2CO_2 \rightarrow H_2O + CO_2$)。但如果 HCO_3^- 明显降低,pH 值减低严重者可少量补碱,选用 THAM 为宜。单纯 HCO_3^- 减低,$PaCO_2$ 正常时,当 pH 值<7.20 时可予补碱。

(3)代谢性碱中毒:多由于利尿剂、皮质激素等药物的使用,导致低钾、低氯性碱中毒,所以要积极补充氯化钾、谷氨酸钾、氯化铵等,严重者可补酸性药物如盐酸精氨酸。

(4)电解质紊乱:常见有低钾血症、低氯血症、低钠血症等,其原因与摄入不足或排出过多有关,尤其是与利尿剂的使用不当有关,治疗措施是找出原因,补充相应电解质。

5.控制感染

呼吸道感染是引起呼吸衰竭或诱发慢性呼吸衰竭急性加重的主要原因.迅速有效地控制感染是抢救呼吸衰竭的重要措施。应在保持呼吸道引流通畅的情况下,根据细菌及药物敏感试验的结果选择有效的抗生素。而且应该注意:①如果没有痰培养的条件,应联合使用抗生素;②以大剂量、静脉滴注为主;③不可停药过早,以免复发;④一般在急性发作缓解后仍巩固治疗 3~5 天,如用药 2~3 天无效时可更换或加用抗生素;⑤对广谱抗生素使用时间长、剂量大,又同时使用糖皮质激素的病人,要注意有继发真菌感染的可能。

6.其他疗法

(1)营养支持:由于呼吸衰竭病人的呼吸做功增加,且多伴有发热,导致能量消耗增加,加上感染不易控制,呼吸肌容易疲劳,因此,应给病人补充营养,以满足机体的需要。常用鼻饲高蛋白、高脂肪和低碳水化合物饮食,以及多种维生素。必要时补充血浆、人血白蛋白、脂肪乳、氨基酸等。

(2)脱水疗法:缺氧和二氧化碳潴留均可导致脑水肿,肺性脑病病人更是如此,故应进行脱水疗法。但过多的脱水又可引起血液黏度增加,痰不易咳出,所以脱水以轻或中度为宜。

(3)糖皮质激素:激素具有减轻脑水肿、抗支气管痉挛、稳定细胞溶酶体膜和促进利尿等作用,常用于严重支气管痉挛、肺性脑病、休克和顽固性右心衰竭病人的治疗。用量为泼尼松 10mg,口服,3 次/d,或氢化可的松 100~300mg/d、地塞米松 10~20mg/d 静脉滴注,减量时注意逐步递减。

(4)防治并发症:对于出现心律失常、心力衰竭、休克、消化道出血、DIC 等并发症,要予以相应的治疗和预防措施。

第二节　重症肺炎

一、基本概念

肺炎是指终末气道、肺泡及肺间质的炎症改变。其中,细菌性肺炎是肺炎及感染性疾病中最常见的类型之一。此病的诱发因素主要有病原微生物感染、理化因素、免疫损伤、药物及过敏等。本节讨论的是由病原微生物感染引起的重症肺炎。

重症肺炎是由各种病原微生物所致的肺实质性炎症,进而造成严重血流感染。临床上伴有急性感染的症状,多见于老年人,青壮年也可发病。临床表现呼吸频率≥30 次/分,低氧血症,$PaO_2/FiO_2 < 300mmHg$,需要机械通气支持,肺部 X 线显示多个肺叶的浸润影,脓毒性休克,需要血管加压药物支持>4h 以上,少尿,病情严重者可出现弥散性血管内凝血、肾功能不全而死亡。参考肺炎的分类,重症肺炎也可分为重症社区获得性肺炎(SCAP)和重症医院获得性肺炎(SHAP),SHAP又可分为两类,入院后 4d 以内发生的肺炎称为早发型,5d 或以上发生的肺炎称为迟发型,两种类型 SHAP 在病原菌分布、治疗和预后上均有明显的差异。在 SHAP 当中,呼吸机相关性肺炎(VAP)占有相当大的比例,而且从发病机制、治疗与预防方面均有其独特之处。此外,还包括医疗护理相关性肺炎(HCAP)。据估计我国每年约有 250 万人患肺炎,年发病率约 2/1000,年死亡 12.5 万例,死亡率 10/10 万人,SCAP 的病死率为 21%~58%,而 SHAP 的病死率为 30%~70%。在美国约 75% 的 CAP 患者是在急诊科进行初始诊断和治疗的,在我国也占 70%~80% 左右。

二、常见病因

(一)易感因素

SCAP 最常见的基础病是慢性阻塞性肺疾病(COPD);其次是慢性心脏疾病、糖尿病、酗酒、高龄、长期护理机构居住等;约有 1/3 的 SCAP 患者在发病前是身体健康的。SHAP 的发生与患者的个体因素、感染控制相关因素、治疗干预引起的宿主防御能力变化等有关。患者相关因素包括多方面,如存在严重急性/慢性疾病、昏迷、严重营养不良、长期住院或围手术期、休克、代谢性酸中毒、吸烟、合并基础性疾病、中枢神经系统功能不全、酗酒、COPD、呼吸衰竭等。

(二)病原微生物

病原体可以是单一致病微生物,也可以是混合致病微生物。SCAP 最常见的病原体为肺炎链球菌(包括 DRSP)、军团菌属、流感杆菌、革兰阴性肠杆菌(特别是克雷伯杆菌)、金黄色葡萄球菌、肺炎支原体、铜绿假单胞菌、呼吸道病毒及真菌。SHAP 早发型的病原体与 SCAP 者类似;晚发型 SHAP 多见革兰阴性菌为铜绿假单胞菌、鲍曼不动杆菌、嗜麦芽窄食单胞菌、大肠埃希菌、肺炎克雷伯菌、阴沟肠杆菌、洋葱伯克霍尔德菌;革兰阳性菌为金黄色葡萄球菌、肠球菌属、凝固酶阴性葡萄球菌;真菌以念珠菌为主。

然而临床上常用的致病微生物检测方法只能检测出不足一半的致病微生物,我国台湾的研究显示,在所有 CAP 中,不明原因肺炎占 25%。

1.肺炎链球菌

为革兰阳性双球菌,属链球菌的一种。有 20%~40%(春季可高达 40%~70%)的正常人鼻咽部分可分离出呼吸道定植菌-肺炎链球菌。肺炎链球菌可引起大叶肺炎,皆为原发性。

2.军团杆菌

为需氧革兰阴性杆菌,以嗜肺军团菌最易致病。此类细菌形态相似,具有共同的生化特征,引起疾病类似。

3.流感嗜血杆菌

是一种没有运动力的革兰阴性短小杆菌。所致疾病分原发感染和继发感染两类,前者为急性化脓性感染,以小儿多见;后者常在流感、麻疹等感染后发生,多见于成人。

4.克雷伯菌

为革兰阴性杆菌。主要有肺炎克雷伯氏菌、臭鼻克雷伯菌和鼻硬结克雷伯菌。其中肺炎克雷伯菌对人致病性较强,是重要的条件致病菌和医源性感染菌之一。

5.大肠埃希菌

为条件致病菌,属肠杆菌科,埃希杆菌属,革兰阴性,兼性厌氧,该菌为肠道正常菌群。

6.金黄色葡萄球菌

是人类的一种重要病原菌,隶属于葡萄球菌属,有"嗜肉菌"的别称,是革兰阳性菌的代表,可引起许多严重感染。

7.铜绿假单胞菌

是条件致病菌,属于非发酵革兰阴性杆菌。为专性需氧菌。正常人皮肤,尤其潮湿部位如腋下、会阴部及耳道内,呼吸道和肠道均有该菌存在,但分离率较低。铜绿假单胞菌感染常在医院内发生,医院内多种设备及器械上均曾分离到本菌,通过各种途径传播给病人,病人与病人的接触也为传播途径之一。

8.鲍曼不动杆菌

为非发酵革兰阴性杆菌,广泛存在于自然界、医院环境及人体皮肤。估计0.5%～7.6%健康者的皮肤上带有鲍曼不动杆菌,住院病人则高达20%,属于条件致病菌,甚至是造成重症监护病房(ICU)、医院感染暴发的主要致病菌。

9.肺炎支原体

是人类支原体肺炎的病原体。支原体肺炎的病理改变以间质性肺炎为主,有时并发支气管肺炎,称为原发性非典型性肺炎。主要经飞沫传染,潜伏期2～3周。

10.呼吸道病毒

包括导致 SARS 的冠状病毒、新甲型 H1N1 流感病毒、H3N2 流感病毒、H5N1 流感病毒、H7N9 流感病毒、高致病性禽流感病毒等。

11.真菌

在真菌感染方面,除了曲霉病、念珠菌病外,隐球菌病及肺孢子菌肺炎感染日益增多。隐球菌病最常见病原为新型隐球菌。

(1)念珠菌:病原主要为白色念珠菌,此菌正常情况与机体处于共生状态,不引起疾病。当某些因素破坏这种平衡状态时,白色念珠菌便由酵母相转为菌丝相,在局部大量生长繁殖,引起皮肤、黏膜甚至全身感染。另外念珠菌属还有少数其他致病菌,如克柔念珠菌、类星形念珠菌、热带念珠菌等。

(2)曲霉:是腐物寄生性真菌,曲霉为条件致病性真菌。可导致各种感染、过敏反应和肺曲霉球等疾病,也可在人体内定植。大多数是在原有肺部疾患的基础上或因长期使用抗生素和激素后继发感染。

(3)新型隐球菌:又名溶组织酵母菌,是土壤、鸽类、牛乳、水果等的腐生菌,也可存在人口腔中,可侵犯人和动物,一般为外源性感染,但也可能为内源性感染,对人类而言,它通常是条件致病菌。

(4)肺孢子菌:肺孢子菌为单细胞生物,兼有原虫及真菌的特征,具有两种生活周期的形态特征:包囊和滋养体。主要通过呼吸道(空气、飞沫)传播,少数可为先天性感染,健康成人感染肺孢子菌呈亚临床表现,而血清中可检出肺孢子菌抗体,但当免疫功能受到抑制时,肺孢子菌则迅速大量繁殖,引起肺孢子菌肺炎(PCP)。

三、发病机制

足够数量的具有致病力的病原菌侵入肺部,可引起肺部上皮细胞及间质的结构、功能损害,从而引起呼吸困难、低氧血症、ARDS甚至呼吸衰竭。另一方面是机体防御反应过度。一旦炎性细胞高度活化,进一步引起炎症介质的瀑布样释放,而机体的抗炎机制不足与之对抗,出现全身炎症反应综合征(SIRS)/代偿性抗炎反应综合征(CRS),其结果是全身炎症反应的失控,从而引起严重脓毒症、脓毒性休克,并可引起全身组织、器官的损害,出现MODS。

四、临床特征

1.一般症状与体征

寒战,高热,但亦有体温不升者。可伴头痛,全身肌肉酸痛,口鼻周围出现疱疹。恶心、呕吐、腹胀、腹痛。体温在39℃～41℃,脉搏细数,血压下降<90/60mmHg。神志模糊,烦躁不安,嗜睡,谵妄,抽搐和昏迷,四肢厥冷,出冷汗,少尿或无尿。

2.呼吸系统

(1)咳嗽、咯痰、咯血:可为干咳、咯黏痰或脓性痰,有时咯铁锈痰或血痰,甚至咯血;伴发肺脓肿(厌氧菌感染)时可出现恶臭痰。

(2)胸痛:多为尖锐的刺痛,咳嗽吸气时加重。

(3)呼吸困难:表现为气促、进行性呼吸困难、呼吸窘迫等。

(4)体征:呼吸急促无力或为深大呼吸,呼吸频率>30次/分,鼻翼扇动,口唇及肢端发绀。肺病变部位语颤增强,叩诊浊音或实音,肺泡呼吸音减弱,可闻及干湿啰音,部分病人可闻及胸膜摩擦音。

3.并发症

炎症反应进行性加重,可导致其他器官功能的损害。常并发脓毒症、脓毒性休克、MODS。

五、辅助检查

1.病原学检查

(1)血培养:严重感染伴血流感染者,于抗菌药物使用前,可在血液中培养出致病菌。因此对所有重症患者均应留取两套血培养。

(2)有创检查:应用其他有创操作取得原本无菌部位的标本对肺炎诊断具有重要意义。有创检查包括:胸腔穿刺、经皮肺穿刺、支气管镜保护性毛刷、支气管肺泡灌洗、支气管吸取物定量、支气管镜。

(3)痰培养:痰培养在 24~48 小时可确定病原菌。重症肺炎患者如有脓痰则需要及时进行革兰染色涂片,出现单一的优势菌则考虑为致病菌,同时可解释痰培养的结果。与革兰染色相符的痰培养结果可进行种属鉴定和药敏试验。某些特殊染色如吉曼尼兹染色,可见巨噬细胞内呈紫红色细菌应考虑为军团杆菌可能。诊断卡氏肺孢子虫病(PCP)的金标准是在肺实质或下呼吸道分泌物中找到肺孢子菌包囊或滋养体。

(4)抗原检测:对住院的重症肺炎患者以及任何出现肺炎伴胸腔积液的患者均需要应用免疫层析法进行尿肺炎链球菌抗原检测。因病情严重以及流行病学或临床怀疑军团菌感染患者,需要进行尿液及血清军团菌抗原检测。其中,尿军团菌Ⅰ型抗原检测是最快捷的诊断或排除诊断方法,试验阴性则表明军团菌感染可能性不大,但并不能完全排除。隐球菌荚膜多糖抗原,对隐球菌感染均有非常好的诊断特异性。

(5)血清学试验：对于肺炎支原体、肺炎衣原体和军团菌感染，血清学试验在流行病学研究中的作用比个体诊治更重要。如果在治疗过程中考虑有非典型病原感染可能（例如患者对 β 内酰胺类抗生素治疗无反应），那么血清学试验不应作为唯一的常规诊断试验，联合应用病原 IgM 抗体和 PCR 检测可能是最敏感的检测方法。真菌由于痰培养阳性较低，近年来研究发现通过测定真菌的细胞壁成分半乳甘露聚糖（GM）和代谢产物 1,3-β-D 葡聚糖（G 试验）可提高对真菌感染的诊断能力。GM 试验对肺曲霉病的诊断价值非常大，其诊断的敏感度和特异度均高达 90％左右。怀疑病毒感染者应进行病毒抗体检测。

(6)分子生物学试验：对于 CAP 患者，应用定量分子检测方法进行痰和血液中肺炎链球菌的检测可能有效，尤其是对于已经开始抗生素治疗患者，可以作为一个评估病情严重度的有用工具。在检测冬季流行常见的流感和呼吸道合胞病毒感染以及非典型病原体方面，分子生物学试验提供了可行的检测方法，其结果可以及时地用于指导临床治疗。

2.血常规

白细胞＞$(10～30)\times10^9$/L，或＜4×10^9/L，中性粒细胞多在 80％以上，并有中毒颗粒，核左移。累及血液系统时，可有血小板计数进行性下降，导致凝血功能障碍。卡氏肺孢子虫病白细胞计数正常或稍高，约 50％病例的淋巴细胞减少，嗜酸性粒细胞轻度增高。

3.X 线胸片

早期表现为肺纹理增多或某一个肺段有淡薄、均匀阴影，实变期肺内可见大片均匀致密阴影。SARS 肺部有不同程度的片状、斑片状浸润性阴影或呈网状改变，部分患者进展迅速，呈大片状阴影；常为多叶或双侧改变，阴影吸收消散较慢；肺部阴影与症状、体征可不一致。卡氏肺孢子虫病影像学表现主要涉及肺泡和肺间质改变。

4.胸部 CT

主要表现为肺多叶多段高密度病灶，在病灶内有时可见空气支气管征象，于肺段病灶周围可见斑片状及腺泡样结节病灶，病灶沿支气管分支分布。

5.血气分析

动脉血氧分压下降，PaO_2/FiO_2＜300mmHg。早期产生呼吸性碱中毒，晚期出现代谢性酸中毒及高碳酸血症。

六、诊断思路

(一)重症肺炎的诊断

1.出现意识障碍。

2.呼吸频率≥30次/分。

3.呼吸空气时,PaO_2<60mmHg、PaO_2/FiO_2<300mmHg,需行机械通气治疗。

4.动脉收缩压<90/60mmHg,并发脓毒性休克。

5.X线胸片显示双侧或多肺叶受累,或入院48小时内病变扩大≥50%。

6.血尿素氮>7mmol/L,少尿,尿量<20mL/h,或<80mL/4h,或并发急性肾衰竭需要透析治疗。

但晚发性发病(入院>5d、机械通气>4d)和存在高危因素者,如老年人、慢性肺部疾病或其他基础疾病、恶性肿瘤、免疫受损、昏迷、误吸、近期呼吸道感染等,即使不完全符合重症肺炎规定标准,亦视为重症。

(二)肺炎发生的状态

1.病程

根据肺炎发生的时间可有急性(病程<2周)、迁延性(病程2周～3个月)和慢性(病程>3个月)肺炎。

2.病理

根据肺炎的病理形态分为大叶性肺炎、支气管肺炎、间质性肺炎和毛细支气管炎。

3.病原

由于微生物学的进展,同一病原可致不同类型的肺炎,部分肺炎可同时存在几种病原的混合感染,临床上主要区分为细菌、病毒、真菌、支原体等性质的肺炎。

4.来源

根据肺炎发生的地点不同可分为社区获得性和医院内获得性肺炎。

5.途径

根据肺炎发生的方式不一,应特别分析肺炎属于吸入性(如羊水、食物、异物、类脂物等)、过敏性、外源感染性、血行迁徙性(败血性)等。

6.病情

根据肺炎发生的严重程度分为普通肺炎和重症肺炎。

（三）鉴别诊断

1.肺结核

与急性干酪性肺炎及大叶性肺炎的临床表现、X线特征颇相似，但前者病人的病程较长，对一般抗生素无效，痰中可找到结核分枝杆菌，以资鉴别。

2.非感染性呼吸系统急症

由于本章主要讨论的是感染引起的重症肺炎，因此，在鉴别诊断时，亦需与一些非感染原因引起的呼吸系统急症进行鉴别，如吸入性损伤、非感染原因引起的急性呼吸窘迫综合征（ARDS）、急性放射性肺炎等。

七、救治方法

（一）一般治疗

卧床休息，注意保暖，摄入足够的蛋白质、热量和维生素，易于消化的半流质。监测呼吸、心率、血压及尿量。高热时可予前额放置冰袋或酒精擦浴，不轻易使用阿司匹林或其他退热剂。剧烈咳嗽或伴胸痛时可予可待因 15～30mg 口服。烦躁不安，谵妄者可服安定 5mg 或水合氯醛 1～1.5mg，不应用抑制呼吸的镇静剂。

（二）抗菌治疗

1.初始经验性抗菌治疗

对于经验性治疗重症肺炎患者应采取重锤猛击和降阶梯疗法的策略，在获得细菌学培养结果之前应早期使用广谱足量的抗生素，以抑制革兰阴性和革兰阳性的病原菌。抗生素应用原则是早期、足量、联合、静脉应用。查清病原菌后，可选用敏感抗生素。

早期经验性抗菌治疗参考因素应包括：①社区感染还是医院感染；②宿主有无基础疾病和免疫抑制；③多种药物耐药（MDR）和特殊（定）病原体发生的危险因素是否存在；④是否已接受抗菌药物治疗，用过哪些品种，药动学/药效学（PK/PD）特性如何；⑤影像学表现；⑥病情的严重程度、病人的肝肾功能以及特殊生理状态如妊娠等。

（1）SCAP 治疗：合理运用抗生素的关键是整体看待和重视初始经验性治疗和后续的针对性治疗这两个连续阶段，并适时实现转换，一方面可改善临床治疗效果，另一方面避免广谱抗生素联合治疗方案滥用而致的细菌耐药。早期的经验性治疗应有针对性地全面覆盖可能的病原体，包括非典型病原体，因为 5%～40% 患者为混合性感染；2007 年美国胸科协会和美国感染性疾病协会（ATS/IDSA）建议的治疗方案：A组无铜绿假单胞菌感染危险因素的患者，可选用：①头孢曲松或头孢噻肟联合大环内酯类；②氟喹诺酮联合氨基糖苷类；③β内酰胺类抗生素/β内酰胺酶抑制剂(如氨苄西林/舒巴坦、阿莫西林/克拉维酸)单用或联合大环内酯类；④厄他培南联合大环内酯类。B组含铜绿假单胞菌的患者选用：①具有抗假单胞菌活性的β内酰胺类抗菌药物包括(如头孢他啶、头孢吡肟、哌拉西林/他唑巴坦、头孢哌酮/舒巴坦、亚胺培南、美罗培南等)联合大环内酯类，必要时可同时联用氨基糖苷类。②具有抗假胞菌活性的β内酰胺类联合喹诺酮类。③左旋氧氟沙星或环丙沙星联合氨基糖苷类。

(2)SHAP治疗：SHAP早发型抗菌药物的选用与SCAP相同，SHAP迟发型抗菌药物的选用以喹诺酮类或氨基糖苷类联合β-内酰胺类。如为MRSA感染时联合万古霉素或利奈唑胺；如为真菌感染时应选用有效抗真菌药物；如流感嗜血杆菌感染时首选第二、三代头孢菌素、新大环内酯类、复方磺胺甲恶唑、氟喹诺酮类。

若有可靠的病原学结果，按照降阶梯简化联合方案调整抗生素，应选择高敏、窄谱、低毒、价廉药物，但决定转换时机除了特异性的病原学依据外，最重要的还是患者的临床治疗反应。如果抗菌治疗效果不佳，则应"整体更换"。抗感染失败常见的原因有细菌产生耐药、不适当的初始治疗方案、化脓性并发症或存在其他感染等。疗程长短取决于感染的病原体、严重程度、基础疾病及临床治疗反应等，一般链球菌感染者推荐10天。非典型病原体为14天，金黄色葡萄球菌、革兰阴性肠杆菌、军团菌为14～21天。SARS对抗感染治疗一般无效。

(3)抗病原微生物治疗方案有：①铜绿假单胞菌可选择抗假单胞菌活性头孢菌素(头孢吡肟、头孢他啶)或抗假单胞菌活性碳青霉烯类(亚胺培南、美罗培南)或哌拉西林/他唑巴坦，同时联合用环丙沙星或左氧氟沙星或氨基糖苷类。②超广谱β内酰胺酶(ESBL)阳性的肺炎克雷伯菌、大肠埃希菌可选择头孢他啶、头孢吡肟或哌拉西林/他唑巴坦、头孢哌酮/舒巴坦或亚胺培南、美罗培南，可同时联合用氨基糖苷类。③不动杆菌可选择头孢哌酮/舒巴坦或亚胺培南、美罗培南，耐碳青霉烯不动杆菌可考虑使用多黏菌素。④嗜麦芽窄食单胞菌可选择氟喹诺酮类抗菌药物特别是左旋氧氟沙星或替卡西林/克拉维酸或复方新诺明。⑤耐甲氧西林的金黄色葡萄球菌可选择万古霉素或利奈唑胺。⑥嗜肺军团菌可选择新喹诺酮类或新大环内酯类。⑦厌氧菌可选青霉素、甲硝唑、克林霉素，β内酰胺类/β内酰胺酶抑制剂。⑧新型隐球菌、酵母样菌、组织胞浆菌可选氟康唑，当上述药物无效时可选用两性霉素B。⑨巨细胞病毒首选更昔洛韦或联合静脉用免疫球蛋白(IVIG)或巨细胞病毒高免疫球蛋白。⑩卡氏肺孢子虫首选复方磺胺甲恶唑(SMZ＋TMP)，其中SMZ 100mg/(kg·d)、TMP 20mg/(kg·d)，口服或静脉滴注，q6h。替代：喷他脒

$2\sim4mg/(kg\cdot d)$，肌注；氯苯砜 $100mg/d$ 联合 TMP $20mg/(kg\cdot d)$，口服，q6h。早期恶化（48～72 小时）或改善后有恶化，应加强针对耐药菌或少见病原菌治疗。

重症肺炎抗菌治疗疗程通常为 7～10 天，但对于多肺叶肺炎或肺组织坏死、空洞形成者，有营养不良及慢性阻塞性肺病等基础疾病和免疫性疾病或免疫功能障碍者、铜绿假单胞菌属感染者，疗程可能需要 14～21 天，以减少复发可能。

2.抗真菌治疗

根据患者临床情况选择经验性治疗、抢先治疗或针对性治疗的策略。目前应用的抗真菌药物有多烯类、唑类、棘白菌素类等。多烯类如两性霉素 B 虽然广谱、抗菌作用强，但毒性很大，重症患者难于耐受，近年研制的两性霉素 B 脂质体毒性明显减轻，且抗菌作用与前者相当。唑类如氟康唑、伊曲康唑及伏立康唑等，氟康唑常应用于白念珠菌感染，但对非白念珠菌及真菌疗效较差或无效；伏立康唑对念珠菌及真菌均有强大的抗菌作用，且可透过血-脑屏障。棘白菌素类如卡泊芬净，是通过干扰细胞壁的合成而起抗菌作用，具有广谱、强效的抗菌作用，与唑类无交叉耐药，但对隐球菌无效。对于病情严重、疗效差的真菌感染患者，可考虑联合用药，但需注意药物间的拮抗效应。抗真菌治疗的疗程应取决于临床治疗效果，根据病灶吸收情况而定，不可过早停药，以免复发。

3.抗病毒治疗

抗病毒药物分为抗 RNA 病毒药物、抗 DNA 病毒药物、广谱抗病毒药物。

（1）抗 RNA 病毒药物：①M_2 离子通道阻滞剂：这一类药物包括金刚烷胺和金刚乙胺，可通过阻止病毒脱壳及其核酸释放，抑制病毒复制和增殖。M_2 蛋白为甲型流感病毒所特有，因而此类药物只对甲型流感病毒有抑制作用，用于甲型流感病毒的早期治疗和流行高峰期预防用药。但该类药物目前耐药率很高。②神经氨酸酶抑制剂：主要包括奥司他韦、扎那米韦和帕拉米韦。各型流感病毒均存神经氨酸酶，此类药物可通过黏附于新形成病毒微粒的神经氨酸酶表面的糖蛋白，阻止宿主细胞释放新的病毒，并促进已释放的病毒相互凝聚、死亡。③阿比多尔：阿比多尔是一种广谱抗病毒药物，对无包膜及有包膜的病毒均有作用，其抗病毒机制主要是增加流感病毒构象转换的稳定性，从而抑制病毒外壳 HA 与宿主细胞膜的融合作用，并能穿入细胞核直接抑制病毒 RNA 和 DNA 的合成，阻断病毒的复制，另外还可能具有调节免疫和诱导干扰素的作用，增加抗病毒效果。④帕利珠单抗：帕利珠单抗是一种 RSV 的特异性单克隆抗体，可用于预防呼吸道合胞病毒感染。

（2）抗 DNA 病毒药物：①阿昔洛韦：又称无环鸟苷，属核苷类抗病毒药物，为嘌呤核苷衍生物，在体内可转化为三磷酸化合物，干扰病毒 DNA 聚合酶从而抑制病毒复制,故为抗 DNA 病毒药物。②更昔洛韦:又称丙氧鸟苷,为阿昔洛韦衍生物,其作用机制及抗病毒谱与阿昔洛韦相似。③西多福韦:是一种新型开环核苷类抗病毒药物,与阿昔洛韦不同的是,该药只需非特异性病毒激酶两次磷酸化催化,即可转化为活性形式,故对部分无法将核苷转化成单磷酸核苷(核酸)的 DNA 病毒有效。西多福韦具有强抗疱疹病毒活性,对巨细胞病毒感染疗效尤为突出,可用于免疫功能低下患者巨细胞病毒感染的预防和治疗。

广谱抗菌药:①利巴韦林:广谱抗病毒药物,其磷酸化产物为病毒合成酶的竞争性抑制剂,可抑制肌苷单磷酸脱氢酶、流感病毒 RNA 聚合酶和 mRNA 鸟苷转移酶,阻断病毒 RNA 和蛋白质合成,进而抑制病毒复制和传播。②膦甲酸钠:为广谱抗病毒药物,主要通过抑制病毒 DNA 和 RNA 聚合酶发挥其生物效应。

(三)抗休克治疗

感染性休克属于血容量分布异常的休克,存在明显的有效血容量不足,治疗上首先应进行充分的液体疗法,尽早达到复苏终点:中心静脉压 $8 \sim 12 cmH_2O$、平均动脉压(MAP)$\geqslant 65 mmHg$,尿量$\geqslant 0.5 ml/(kg \cdot h)$,混合血氧饱和度($SvO_2$)$\geqslant 70\%$。在补充血容量后若血压仍未能纠正,应使用血管活性药物。根据病情可选择去甲肾上腺素等;若存在心脏收缩功能减退者,可联合应用多巴酚丁胺,同时应加强液体管理,避免发生或加重肺水肿,影响氧合功能及抗感染治疗效果。

(四)肾上腺糖皮质激素

肾上腺糖皮质激素具有稳定溶酶体膜,减轻炎症和毒性反应,抑制炎症介质的产生,对保护各个脏器功能有一定作用。常用甲泼尼龙,主张大剂量、短程(不超过3 天)治疗,必须在有效控制感染前提下应用,在感染性休克中,糖皮质激素的应用越早越好,在组织细胞严重损害之前应用效果尤佳。一般建议应用氢化可的松 $200 \sim 300 mg/d$,分 $2 \sim 3$ 次,疗程共 $5 \sim 7$ 天。

(五)呼吸支持

见急性肺损伤与急性呼吸窘迫综合征。

(六)加强营养支持

重症肺炎患者早期分解代谢亢进,目前建议补充生理需要量为主,过多的热量补充反而对预后不利,且加重心脏负荷。病情发展稳定后则需根据患者体重、代谢情况而充分补充热量及蛋白,一般补充热量 $30 \sim 35 kcal/kg$,蛋白质 $1 \sim 1.5 g/kg$。改善营养状态,有利于病情恢复及呼吸肌力增强、撤离呼吸机。

（七）维持或纠正重要器官功能

随着病情进展，重症肺炎可引起多器官功能损害，常见有肾、消化道、肝、内分泌、血液等器官或系统的功能损害，故在临床上应密切监测机体各器官功能状况。一旦出现器官功能受损，根据程度的不同而采用相应的治疗措施。

八、最新进展

（一）肺真菌病

多数学者认为肺真菌病以肺曲霉病最多见，而肺念珠菌病尤其是念珠菌肺炎和肺脓肿少见，其依据是国内外尸检结果极少发现真正意义的念珠菌肺炎。但纵观国内外文献，大多数的病原菌统计来自血液恶性肿瘤和造血干细胞移植的患者，由于这些患者存在粒细胞缺乏，曲霉感染率高是毋庸置疑的。但普通内科、呼吸科和 ICU 的患者，由于通常不存在粒细胞缺乏，其肺真菌病的种类一直缺乏可靠的流行病学资料。近年来在我国肺念珠菌病并不少见，仅次于肺曲霉病，由刘又宁教授牵头进行的我国第一项大规模的多中心研究结果显示，依据目前国内外公认的侵袭性真菌感染的确诊和临床诊断标准，在非血液恶性疾病患者中最终确定的位于前 7 位的肺真菌病依次为肺曲霉病 180 例（37.9%），肺念珠菌病 162 例（34.2%），肺隐球菌病 74 例（15.6%），肺孢子菌病 23 例（4.8%），肺毛霉病 10 例（2.1%），肺马内菲青霉病 4 例，组织胞浆菌病 2 例，与肺曲霉病的比例非常接近。此外，肺隐球菌病的报道不断增多，尤其在南方。此次回顾性调查结果显示肺隐球菌病占第 3 位，达 15.6%，这与肺穿刺活检广泛开展有关。隐球菌病最常见病原为新型隐球菌，与其他肺真菌病比较，肺隐球菌病社区发病多，且大多不合并有基础疾病和其他免疫功能低下等因素，发病年龄相对较轻，预后较好。侵袭性真菌感染的危险因素一般认为与血液恶性肿瘤和造血干细胞移植导致的粒细胞缺乏关系最为密切，这类患者发生感染时也最易想到真菌感染，但最近美国 1000 多家医疗机构对 11881 例侵袭性真菌感染患者的统计结果显示，最易发生侵袭性真菌感染的基础疾病患病群体中，COPD 占第 1 位（22.2%），其次是糖尿病（21.7%），第 3 位才是恶性血液病（9.6%），这提示临床医生尤其是内科及 ICU 医生应警惕 COPD 和糖尿病患者并发侵袭性肺真菌病，特别是肺曲霉病的风险。SMZ-TMP 一直是治疗卡氏肺孢子虫病的有效药物之一，但不良反应常见，且对磺胺类过敏的患者不能应用。二氢叶酸还原酶是甲氧苄啶和乙胺嘧啶的作用靶位，越来越多的卡氏肺孢子虫病患者该基因发生突变，临床医生应当密切监测患者对标准肺孢子菌治疗的反应，同时应不断研究新的药物治疗靶点。肺孢子菌细胞壁的主要成分是(1,3)-β-

D-葡聚糖,卡泊芬净是(1,3)-β-D-葡聚糖合成酶抑制剂,因与 SMZ-TMP 作用机制不同,两者合用具有协同作用,所以,HIV 感染的患者发生卡氏肺孢子虫病时,可在 SMZ-TMP 标准治疗的基础上加用卡泊芬净,尤其是脏器功能不全且不能耐受 SMZ-TMP、克林霉素等抗肺孢子菌药物的患者,更适合选择安全性高的(1,3)-β-D-葡聚糖合成酶抑制剂。对于免疫健全宿主,建议给予口服氟康唑治疗,推荐起始予氟康唑 400mg/d,临床稳定后减量至 200mg/d,也可选择伊曲康唑 400mg/d,总疗程 6 个月,并随诊 1 年。对免疫缺陷宿主而言,多伴有脑膜炎、播散性病灶或症状较严重者,推荐使用两性霉素 B[0.7～1.0mg/(kg・d)]＋氟胞嘧啶[100mg/(kg・d)],总疗程在 10 周左右。应用氟胞嘧啶治疗的患者,有条件者应根据血药浓度调整剂量。对于 AIDS 且 CD4$^+$T 细胞计数＜200/μl,隐球菌感染已有播散病灶或累及中枢神经系统的患者,建议氟康唑 200mg/d 维持治疗并可无限期延长,直至 CD4$^+$T 细胞计数＞200/μl,HIV RNA 持续 3 个月检测不到,患者病情稳定达 1～2 年。变应性支气管肺曲霉菌病(ABPA)是一种非侵袭性的过敏性疾病,治疗的目标是预防和治疗该病的急性加重,并预防肺纤维化的发生,系统性使用糖皮质激素是根本的治疗方法,推荐泼尼松(或其他等剂量糖皮质激素),起始剂量为 0.5mg/(kg・d),症状改善后逐渐减量。轻度急性发作可应用吸入糖皮质激素和支气管扩张药,白三烯受体调节剂作为辅助用药可能发挥一定的作用。

(二)呼吸道病毒感染

可引起呼吸道的感染病毒多达 100～200 余种,有 RNA 病毒和 DNA 病毒两种类型,其中最常见的致病病毒包括流感病毒、副流感病毒、呼吸道合胞病毒、腺病毒、鼻病毒及冠状病毒等。博卡病毒、麻疹病毒、水痘-疱疹病毒和巨细胞病毒等感染相对少见。但近年来,不断出现一些不同种类以感染呼吸道为主的新型高致病性病毒,如严重急性呼吸综合征冠状病毒、甲型 H5N1 人禽流感病毒、2009 年新甲型 H1N1 流感病毒和 2013 年甲型 H7N9 人禽流感病毒等,加之社会人口老龄化、器官移植、免疫抑制剂在免疫相关疾病中的应用、人类获得性免疫缺陷综合征发病率增加和患病人数的累积等因素,使新发或再发呼吸道病毒感染的发病率不断增加,而且有些病毒感染所致的病死率极高。

(三)甲氧西林耐药的金黄色葡萄球菌

甲氧西林耐药的金黄色葡萄球菌(MRSA)是引起医院相关性和社区相关性感染的重要致病菌之一,自 1961 年首次发现以来,其临床分离率不断增加,2010 年我国 10 个省市 14 所不同地区医院临床分离菌耐药性监测(CHINET)结果显示,临床分离出的 4452 株金黄色葡萄球菌(以下简称金葡菌)中 MRSA 比例高达

51.7%,占革兰阳性球菌的第一位。MRSA 已是医院相关性感染最重要的革兰阳性球菌,国外已报道金葡菌(VRSA)对万古霉素耐药。而更令人震惊的是近年来世界各地不断报道危及生命的社区获得性 MRSA 感染,防治形势极为严峻。MRSA 肺炎(无论 HA-MRSA 还是 CA-MRSA 肺炎),推荐应用万古霉素、利奈唑胺或克林霉素治疗,疗程 7~21 天。伴脓胸者,应及时引流。MRSA 非复杂性血流感染患者至少给予两周万古霉素或达托霉素静脉滴注,而对于复杂性血流感染者,依据感染的严重程度建议疗程 4~6 周。到目前为止全球共报道 9 株耐药金黄色葡萄球菌(VRSA),大量耐药监测数据显示万古霉素对 MRSA 仍保持很好的抗菌活性。

(四)鲍曼不动杆菌感染

鲍曼不动杆菌已成为我国院内感染的主要致病菌之一。根据 2010 年中国 CHINET 细菌耐药性监测网数据显示,我国 10 省市 14 家教学医院鲍曼不动杆菌占临床分离革兰阴性菌的 16.11%,仅次于大肠埃希菌与肺炎克雷伯菌。首先明确了鲍曼不动杆菌的相关概念,如多重耐药鲍曼不动杆菌(MDRAB)是指对下列 5 类抗菌药物中至少 3 类抗菌药物耐药的菌株,包括:抗假单胞菌头孢菌素、抗假单胞菌碳青霉烯类抗生素、含有 β-内酰胺酶抑制剂的复合制剂(包括哌拉西林/他唑巴坦、头孢哌酮/舒巴坦、氨苄西林/舒巴坦)、氟喹诺酮类抗菌药物、氨基糖苷类抗生素。广泛耐药鲍曼不动杆菌(XDRAB)是指仅对 1~2 种潜在有抗不动杆菌活性的药物(主要指替加环素和/或多黏菌素)敏感的菌株。全耐药鲍曼不动杆菌(PDRAB)则指对目前所能获得的潜在有抗不动杆菌活性的抗菌药物(包括多黏菌素、替加环素)均耐药的菌株。在治疗方面给予了指导性建议:非多重耐药鲍曼不动杆菌感染:可根据药敏结果选用 β-内酰胺类抗生素等抗菌药物;MDRAB 感染:根据药敏选用头孢哌酮/舒巴坦、氨苄西林/舒巴坦或碳青霉烯类抗生素,可联合应用氨基糖苷类抗生素或氟喹诺酮类抗菌药物等;XDRAB 感染:常采用两药联合方案,甚至 3 药联合方案。两药联合方案包括:①以舒巴坦或含舒巴坦的复合制剂为基础的联合以下一种:米诺环素(或多西环素)、多黏菌素 E、氨基糖苷类抗生素、碳青霉烯类抗生素等;②以多黏菌素 E 为基础的联合以下一种:含舒巴坦的复合制剂(或舒巴坦)、碳青霉烯类抗生素;③以替加环素为基础的联合以下一种:含舒巴坦的复合制剂(或舒巴坦)、碳青霉烯类抗生素、多黏菌素 E、喹诺酮类抗菌药物、氨基糖苷类抗生素。3 药联合方案有:含舒巴坦的复合制剂(或舒巴坦)+多西环素+碳青霉烯类抗生素、亚胺培南+利福平+多黏菌素或妥布霉素等。上述方案中,国内目前较多采用以头孢哌酮/舒巴坦为基础的联合方案如头孢哌酮/舒巴坦+多西环素(静脉滴注)/米诺环素(口服);另外含碳青霉烯类抗生素的联合方案主要用于同时合并多重耐药肠杆菌科细菌感染的患者。④PDRAB 感染:常需通过联合药敏试验筛选有效的抗菌药物联合治疗方案。

(五)肺炎支原体

肺炎支原体(MP)因无细胞壁而对 β-内酰胺类、万古霉素等作用于细胞壁生物合成的药物完全不敏感,但肺炎支原体含有 DNA 和 RNA 两种核酸,所以可选择干扰和抑制微生物蛋白质合成的大环内酯类抗生素(红霉素、螺旋霉素、交沙霉素、罗红霉素、阿奇霉素和克拉霉素等);还可选择作用于核糖体 30s,阻止肽链延伸和细菌蛋白质合成、抑制 DNA 复制的四环素类抗生素(如多西环素、米诺环素等)和抑制 DNA 旋转酶并造成染色体不可逆损害以阻断 DNA 复制的喹诺酮类抗菌药物(如诺氟沙星、环丙沙星、左氧氟沙星、吉米沙星和莫西沙星等)。据报道:67 例流动人员成人肺炎支原体肺炎,大环内酯类耐药高达 69%。有学者调查显示,与喹诺酮类相比,大环内酯类抗生素对支原体肺炎的治疗整体疗效不佳,表现为治疗疗程延长、发热及呼吸道症状改善缓慢、影像吸收延迟,与同类抗生素疗效的比较显示,阿奇霉素和红霉素疗效相仿,左氧氟沙星和莫西沙星之间的疗效比较,差异无统计学意义。但 Goto 最近报道,克拉霉素治疗成人肺炎支原体肺炎有效率达96.8%。

第三节　急性肺栓塞

一、基本概念

肺栓塞(PE)是以各种栓子阻塞肺动脉系统为其发病原因的一组疾病或临床综合征的总称,包括肺血栓栓塞症(PTE)、脂肪栓塞、羊水栓塞、空气栓塞、肿瘤栓塞、细菌栓塞等。

PTE 为来自静脉系统或右心的血栓阻塞肺动脉或其分支所致的疾病,以肺循环障碍和呼吸功能障碍为其主要特征。PTE 是最常见的 PE 类型,通常所称的 PE即指 PTE。PE 所致病情的严重程度取决于以上机制的综合和相互作用。栓子的大小和数量、多个栓子的递次栓塞间隔时间、是否同时存在其他心肺疾病、个体反应的差异及血栓溶解的快慢对发病过程有重要影响。肺动脉发生栓塞后,若其支配区的肺组织因血流受阻或中断而发生坏死,称为肺梗死(PI)。

引起 PTE 的血栓主要来源于深静脉血栓形成(DVT)。PTE 常为 DVT 的并发症。PTE 与 DVT 共属于静脉血栓栓塞症(VTE)，为 VTE 的两种类别。

急性 PE 是指深静脉血栓等栓子突然脱落进入肺循环，造成肺动脉较广泛阻塞，可引起肺动脉高压，至一定程度导致右心失代偿，右心扩大，出现急性肺源性心脏病。临床上常表现为呼吸困难、胸痛、咯血，严重者可以导致猝死。

PTE 和 DVT 近数十年已经超过感染性疾病和肿瘤，成为全球性的重要医疗保健问题，其发病率较高，病死率也高。西方国家 DVT 和 PTE 的年发病率分别约为 1.0‰和 0.5‰。在美国，VTE 的年新发病例数约为 20 万，其中 1/3 为 PE，成为美国的第 3 位死亡原因，未经治疗的 PTE 的病死率为 25%～30%。由于 PTE 发病和临床表现的隐匿性和复杂性，对 PTE 的漏诊率和误诊率普遍较高。近年来随着 PE 指南及各种专家共识发表和普及，PE 不再是少见病，普遍受到临床医生尤其是骨外科、神经内科等科室医务人员的重视。随着国人出行增多，临床也出现了所谓的经济舱综合征和旅行者血栓形成等新型 PE 名称。

二、常见病因

任何可以导致静脉血液淤滞、静脉系统血管内皮损伤和血液高凝状态的因素都可以导致 DVT，而 DVT 是急性 PE 的主要原因。DVT 危险因素包括原发性和继发性两类。

原发性危险因素由遗传变异引起，可导致参与抗凝、凝血、纤溶的抗凝蛋白缺乏和凝血因子活性异常增强，包括抗凝血酶缺乏、先天性异常纤维蛋白原血症、血栓调节因子异常、高同型半胱氨酸血症、抗心磷脂抗体综合征、纤溶酶原激活物抑制因子过量、Ⅻ因子缺乏、V因子 Leiden 突变、纤溶酶原缺乏、纤溶酶原不良血症、蛋白 S 缺乏、蛋白 C 缺乏等，常以反复静脉血栓形成和 PE 为主要临床表现。

继发性危险因素是指后天获得的易发生 DVT 和 PTE 的多种病理和病理生理改变。包括血小板异常、克罗恩病、脊髓损伤、充血性心力衰竭、外科手术后、急性心肌梗死、恶性肿瘤、肿瘤静脉内化疗、肥胖、脑卒中、因各种原因的制动/长期卧床、肾病综合征、长途航空或乘车旅行、中心静脉插管、口服避孕药、慢性静脉功能不全、真性红细胞增多症、吸烟、高龄、巨球蛋白血症、妊娠/产褥期、植入人工假体、静脉注射毒品等。

三、发病机制

各种栓塞物如静脉血栓等通过血液循环进入肺循环，阻塞肺动脉主干或其分支，产生机械梗阻，并通过神经体液因素产生一系列继发病理生理学变化。

1.血流动力学异常

栓子阻塞肺动脉及其分支达一定程度后,通过机械阻塞作用,加之神经体液因素和低氧所引起的肺动脉收缩,导致肺循环阻力增加、肺动脉高压;右心室后负荷增高,右心室壁张力增高,至一定程度引起急性肺源性心脏病、右心室扩大,可出现右心功能不全,回心血量减少,静脉系统淤血;右心扩大致室间隔左移,使左心室功能受损,导致心排出量下降。

外周 DVT 后脱落,随静脉血流移行至肺动脉内,形成肺动脉内血栓栓塞,体循环低血压或休克;主动脉内低血压和右心房压升高,使冠状动脉灌注压下降,心肌血流减少,特别是右心室内膜下心肌处于低灌注状态,加之 PTE 时心肌耗氧增加,可致心肌缺血,诱发心绞痛。

若急性 PTE 后肺动脉内血栓未完全溶解,或反复发生 PTE,则可能形成慢性血栓栓塞性肺动脉高压,继而出现慢性肺源性心脏病、右心代偿性肥厚和右心衰竭。

2.呼吸功能异常

栓塞部位的肺血流减少,肺泡无效腔量增大;肺内血流重新分布,通气/血流比例失调;右心房压升高,可引起功能性闭合的卵圆孔开放.产生心内右向左分流;神经体液因素可引起支气管痉挛;栓塞部位肺泡表面活性物质分泌减少;毛细血管通透性增高,间质和肺泡内液体增多或出血;肺泡萎陷,呼吸面积减小;肺顺应性下降,肺体积缩小,并可出现肺不张;如累及胸膜,则可出现胸腔积液。以上因素导致呼吸功能不全,出现低氧血症、代偿性过度通气(低碳酸血症)或相对性低肺泡通气。

3.肺梗死

当肺动脉阻塞时,被阻塞远端肺动脉压力降低,富含氧的肺静脉血可逆行滋养肺组织,同时由于肺组织接受肺动脉、支气管动脉和肺泡内气体弥散等多重氧供,故 PTE 时较少出现肺梗死。如存在基础心肺疾病或病情严重,影响到肺组织的多重氧供,则可能导致肺梗死。

四、临床特征

急性 PE 临床表现多种多样,临床表现主要取决于栓子的大小、数量、栓塞的部位及患者是否存在心、肺等器官的基础疾病。较小栓子可能无任何临床症状,较大栓子可引起呼吸困难、紫绀、昏厥、猝死等。有时昏厥可能是急性 PE 的唯一或首发症状,不同病例常有不同的症状组合,但均缺乏特异性。各病例所表现症状的严重程度亦有很大差别,可以从无症状到血流动力学不稳定,甚或发生猝死。PE三联征(胸痛、呼吸困难、咯血)临床发生率仅20%~30%,过分强调这些症状容易引起漏诊和误诊。

1.症状

(1)呼吸困难:是最常见的症状,尤以活动后明显,80%~90%的患者可以有不同程度的胸闷、气短。

(2)胸痛:包括胸膜炎性胸痛,占40%~70%,或心绞痛样疼痛,占4%~12%。部分患者可以没有胸痛表现。

(3)咯血:常为小量咯血,大咯血少见。

(4)昏厥:可为PTE的唯一或首发症状,11%~20%的患者可有昏厥。

(5)其他:烦躁不安、惊恐甚至濒死感(55%);咳嗽(20%~37%);心悸(10%~18%)。

2.体征

呼吸急促,呼吸频率>20次/分,是最常见的体征;心动过速,血压变化,严重时可出现血压下降甚至休克;紫绀;发热,多为低热,少数患者可有中度以上的发热;颈静脉充盈或搏动;肺部可闻及哮鸣音(5%)和(或)细湿啰音(18%~51%),偶可闻及血管杂音;出现胸腔积液时可有相应体征;肺动脉瓣区第二音亢进或分裂,$P_2>A_2$,三尖瓣区可闻及收缩期杂音。

3.深静脉血栓的症状与体征

当注意PTE的相关症状和体征,并考虑PTE诊断时,要注意是否存在DVT,特别是下肢DVT。下肢DVT主要表现为患肢肿胀、周径增粗、疼痛或压痛、浅静脉扩张、皮肤色素沉着、行走后患肢易疲劳或肿胀加重,约半数或以上的下肢深静脉血栓患者无自觉临床症状和明显体征,应测量双侧下肢的周径来评价其差别。大、小腿周径的测量点分别为髌骨上缘以上15cm处,髌骨下缘以下10cm处,双侧相差>1cm即考虑有临床意义。

五、辅助检查

1.动脉血气分析

动脉血气分析是诊断急性PE的初筛指标,常表现为低氧血症、低碳酸血症、肺泡-动脉血氧分压差[$P(A-a)O_2$]增大。部分患者的结果可以正常,部分患者由于过度通气可以出现呼吸性碱中毒。

2.心电图

大多数病例表现有非特异性的心电图异常,较为多见的表现包括 $V_1 \sim V_4$ 的 T 波改变和 ST 段异常;部分病例可出现 S Ⅰ Q Ⅲ T Ⅲ 征,即 Ⅰ 导 S 波加深,Ⅲ 导出现 Q 波及 T 波倒置;其他心电图改变包括完全或不完全右束支传导阻滞;肺型 P 波;电轴右偏,顺钟向转位等。心电图改变多在发病后即刻开始出现,以后随病程的发展演变而呈动态变化。观察到心电图的动态改变较之静态异常对于提示 PTE 具有更大意义。

3.胸部 X 线检查

急性 PE 患者胸部 X 线检查多有异常表现,但缺乏特异性。可表现为:区域性肺血管纹理变细、稀疏或消失,肺野透亮度增加;肺野局部浸润性阴影;尖端指向肺门的楔形阴影;肺不张或膨胀不全;右下肺动脉干增宽或伴截断征;肺动脉段膨隆以及右心室扩大征;患侧横膈抬高;少-中量胸腔积液征等。仅凭 X 线胸片不能确诊或排除 PTE,但在提供疑似 PTE 线索和除外其他疾病方面,X 线胸片具有重要作用。

4.超声心动图

超声心动图在提示诊断和除外其他心血管疾患方面有重要价值。对于严重的 PTE 病例,超声心动图检查可以发现右室壁局部运动幅度降低;右心室和(或)右心房扩大;室间隔左移和运动异常;近端肺动脉扩张;三尖瓣反流速度增快;下腔静脉扩张,吸气时不萎陷。这些征象说明肺动脉高压、右室高负荷和肺源性心脏病,提示或高度怀疑 PTE,但尚不能作为 PTE 的确定诊断标准。超声心动图为划分次大面积 PTE 的依据。检查时应同时注意右心室壁的厚度,如果增厚,提示慢性肺源性心脏病,对于明确该病例存在慢性栓塞过程有重要意义。若在右房或右室发现血栓,同时患者临床表现符合 PTE,可以作出诊断。超声检查偶可因发现肺动脉近端的血栓而确定诊断。

5.血浆 D-二聚体

D-二聚体是交联纤维蛋白在纤溶系统作用下产生的可溶性降解产物,为一个特异性的纤溶过程标记物。在血栓栓塞时,因血栓纤维蛋白溶解致其血中浓度升高。D-二聚体对急性 PTE 诊断的敏感性达 $92\% \sim 100\%$,但其特异性较低,仅为 $40\% \sim 43\%$。手术、肿瘤、炎症、感染、组织坏死等情况均可使 D-二聚体升高。在临床应用中 D-二聚体对急性 PTE 有较大的排除诊断价值,若其含量低于 $500\mu g/L$,可基本除外急性 PTE。酶联免疫吸附法(ELISA)是较为可靠的检测方法,建议采用。

6.核素肺通气/灌注扫描

肺通气/灌注扫描检查是 PTE 重要的诊断方法。典型征象是:呈肺段分布的肺灌注缺损,并与通气显像不匹配。但是由于许多疾病可以同时影响患者的肺通气和血流状况,致使通气/灌注扫描在结果判定上较为复杂,需密切结合临床进行判读。一般可将扫描结果分为 3 类:

(1)高度可能。其征象为至少一个或更多叶、段的局部灌注缺损,而该部位通气良好或 X 线胸片无异常。

(2)正常或接近正常。

(3)非诊断性异常。其征象介于高度可能与正常之间。

7.CT 肺动脉造影(CTPA)

CTPA 能够发现段以上肺动脉内的栓子,是 PTE 的确诊手段之一。PTE 的直接征象为:肺动脉内的低密度充盈缺损,部分或完全包围在不透光的血流之间(轨道征),或者呈完全充盈缺损,远端血管不显影(敏感性为 53%～89%,特异性为 78%～100%)。间接征象包括:肺野楔形密度增高影,条带状的高密度区或盘状肺不张,中心肺动脉扩张及远端血管分支减少或消失等。CT 扫描可以同时显示肺及肺外的其他胸部疾患,对亚段 PTE 的诊断价值有限。电子束 CT 扫描速度更快,可在很大程度上避免因心跳和呼吸的影响而产生的伪影。

8.核磁共振成像(MRI)

MRI 对段以上肺动脉内栓子诊断的敏感性和特异性均较高,避免了注射碘造影剂的缺点,与肺血管造影相比,患者更易于接受。适用于碘造影剂过敏的患者。MRI 具有潜在的识别新旧血栓的能力,有可能为将来确定溶栓方案提供依据。

9.肺动脉造影

为诊断 PTE 的经典与参比方法。直接征象有:肺动脉内造影剂充盈缺损,伴或不伴轨道征的血流阻断;间接征象有:肺动脉造影剂流动缓慢,局部低灌注,静脉回流延迟等。肺动脉造影是一种有创性检查技术,有发生致命性或严重并发症的可能性,故应严格掌握其适应证,CTPA 广泛应用以来肺动脉造影已经很少。

10.下肢深静脉检查

由于 PTE 和 DVT 关系密切,且下肢静脉超声操作简便易行,因此下肢静脉超声在急性 PE 诊断中的价值应引起临床医师重视,对怀疑 PE 的患者应检测有无下肢 DVT。除常规下肢静脉多普勒超声检查外,对可疑患者推荐行加压静脉多普勒超声成像诊断下肢 DVT,静脉不能被压陷或静脉腔内无多普勒超声信号是 DVT 特征性超声征象。

六、诊断思路

PTE 的临床表现多样，具有胸痛、咯血、呼吸困难三联征者仅约 20% 左右。早期准确诊断 PTE 的关键是对有疑似表现、特别是高危人群中出现疑似表现者以及时安排相应检查。诊断程序一般包括疑诊、确诊、求因 3 个步骤，同时注意与相关疾病鉴别诊断。

（一）诊断

存在危险因素的患者出现不明原因的呼吸困难、胸痛、晕厥、休克，或伴有单侧或双侧不对称性下肢肿胀、疼痛等，应进行血 D-二聚体、血气分析、心电图、胸部 X 线检查、超声心动图以及下肢深静脉血管超声检查。疑诊病例可安排 CT 肺动脉造影（CTPA）、核素肺通气-血流灌注扫描、磁共振扫描或磁共振肺动脉造影（MRPA）进一步检查以明确 PTE 的诊断（确诊）。经典的肺动脉造影临床应用日渐减少，需注意严格掌握适应证。对某一病例只要疑诊 PTE，无论其是否有 DVT 症状，均应进行体检，并行静脉超声、放射性核素或 X 线静脉造影、CT 静脉造影（CTV）、MRI 静脉造影（MRV）、肢体阻抗容积图（1PG）等检查，以帮助明确是否存在 DVT 及栓子的来源。

（二）临床分型

1.大面积 PTE（PTE）

临床上以休克和低血压为主要表现，即体循环动脉收缩压<90mmHg，或较基础值下降幅度≥40mmHg，持续 15 分钟以上。须除外新发生的心律失常、低血容量或感染中毒症所致的血压下降。

2.非大面积 PTE（PTE）

不符合以上大面积 PTE 的标准，即未出现休克和低血压的 PTE。非大面积 PTE 中一部分病例临床出现右心功能不全，或超声心动图表现有右心室运动功能减弱（右心室前壁运动幅度<5mm），归为次大面积 PTE（PTE）亚型。

（三）鉴别诊断

1.冠状动脉粥样硬化性心脏病（冠心病）

一部分 PTE 患者因血流动力学变化，可出现冠状动脉供血不足、心肌缺氧，表现为胸闷、心绞痛样胸痛，心电图有心肌缺血样改变，易误诊为冠心病所致心绞痛或心肌梗死。冠心病有其自身发病特点，冠脉造影可见冠状动脉粥样硬化、管腔阻塞证据，心肌梗死时心电图和心肌酶水平有相应的特征性动态变化。而急性 PE 患者心电图典型改变为 S I Q III T III 征，很少出现动态演变。

2.主动脉夹层

PTE可表现胸痛,部分患者可出现休克,需与主动脉夹层相鉴别。后者多有高血压、疼痛较剧烈。胸片常显示纵隔增宽,心血管超声和胸部CT造影检查可见主动脉夹层征象。

3.其他原因所致的胸腔积液

PTE患者可出现胸膜炎样胸痛,合并胸腔积液,需与结核、肺炎、肿瘤、心功能衰竭等其他原因所致的胸腔积液相鉴别。其他疾病有其各自临床特点,胸水检查常有助于作出鉴别。

4.其他原因所致的晕厥

PTE有晕厥时,需与迷走反射性、脑血管性晕厥及心律失常等其他原因所致的晕厥相鉴别。

5.其他原因所致的休克

PTE所致的休克,需与心源性、低血容量性、过敏性休克、血容量重新分布性休克等相鉴别。

此外尚需与肺血管炎、原发性肺动脉肿瘤、先天性肺动脉发育异常等少见疾病鉴别。

七、救治方法

早期诊断,早期治疗;根据危险度分层决定不同治疗策略和治疗手段,急性PE危险度分层见表15-1;基于危险度分层的急性肺血栓栓塞(APTE)治疗策略;处理深静脉血栓和防治慢性血栓栓塞性肺动脉高压。

表15-1　急性肺栓塞危险度分层

APTE死亡危险	休克或低血压	心肌损伤	右心功能不全	推荐治疗
高危(>15%)	+	+	+	溶栓或肺动脉血栓摘除术
	−	+	+	
中危(3%~15%)		−	+	住院加强治疗
	−	+	−	
低危(<3%)	−	−	−	早期出院或门诊治疗

1.一般治疗

对高度疑诊或确诊PTE的患者,应该严密监测患者神志、呼吸、心率、血压、血氧饱和度、静脉压、心电图及血气的变化;绝对卧床,保持大便通畅,避免用力;可适当使用镇静、止痛、镇咳等相应的对症治疗。低氧血症可采用经鼻导管或面罩吸氧纠正。对于出现右心功能不全,但血压正常者,可使用多巴酚丁胺和多巴胺;若出现血压下降,可增大剂量或使用其他血管加压药物,如去甲肾上腺素等。对于液体负荷疗法须持审慎态度,一般所给负荷量限于 $500\sim1000\mathrm{mL}$ 之内。出现呼吸衰竭者可以行无创或者有创机械通气治疗。

2.溶栓治疗

适应证为大面积 PTE 病例;对于次大面积 PTE,若无禁忌证可考虑溶栓,但存在争议。溶栓治疗时间窗一般定为 14 天以内。

溶栓治疗主要是通过溶栓药物促进纤溶酶原转化为纤溶酶,以降解血栓中的纤维蛋白原,从而溶解肺动脉内血栓,使肺动脉再通。其主要并发症为出血,最严重的是颅内出血,发生率 $1\%\sim2\%$,近半数死亡。用药前应充分评估出血的危险性,必要时应配血,做好输血准备。溶栓前应留置外周静脉套管针,以方便溶栓中取血监测,避免反复穿刺血管。

溶栓治疗的绝对禁忌证有活动性内出血、近期自发性颅内出血。相对禁忌证有:10 天内的胃肠道出血;2 周内的大手术、分娩、器官活检,或不能以压迫止血部位的血管穿刺;15 天内的严重创伤;1 个月内的神经外科或眼科手术;2 个月内的缺血性脑卒中;难于控制的重度高血压(收缩压 $>180\mathrm{mmHg}$,舒张压 $>110\mathrm{mmHg}$);近期曾行心肺复苏;血小板计数 $<100\times10^9/\mathrm{L}$;妊娠;细菌性心内膜炎;严重肝、肾功能不全;糖尿病出血性视网膜病变等。对于致命性大面积 PTE,上述绝对禁忌证应被视为相对禁忌证。

常用的溶栓药物有尿激酶(UK)、链激酶(SK)和重组组织型纤溶酶原激活剂(rt-PA)。溶栓方案与剂量:①2 小时溶栓方案:尿激酶:按 $20000\mathrm{IU/kg}$ 剂量,持续静滴 2 小时。②链激酶:负荷量 $250000\mathrm{IU}$,静注 30 分钟,随后以 $100000\mathrm{IU/h}$ 持续静滴 24 小时。链激酶具有抗原性,故用药前需肌注苯海拉明或地塞米松,以防止过敏反应。链激酶 6 个月内不宜再次使用。③rt-PA:$50\sim100\mathrm{mg}$ 持续静脉滴注 2 小时。

溶栓治疗结束后,应每 $2\sim4$ 小时测定一次凝血酶原时间(PT)或活化部分凝血活酶时间(APTT),当其水平降至正常值的 2 倍时,即应开始规范的肝素抗凝治疗。

3.抗凝治疗

临床疑诊 PTE 时,即可使用肝素或低分子肝素进行有效的抗凝治疗。抗凝的禁忌证:活动性出血、凝血功能障碍、未予控制的严重高血压等。对于确诊的 PTE

病例,大部分禁忌证属相对禁忌证。

(1)普通肝素:予 3000～5000IU 或按 80IU/kg 静注,继之以 18IU/(kg·h)持续静滴。在开始治疗后的最初 24 小时内每 4～6 小时测定 APTT 一次,根据 APTT 调整剂量,尽快使 APTT 达到并维持于正常值的 1.5～2.5 倍。达稳定治疗水平后,改每天测定 APTT 一次。肝素亦可用皮下注射方式给药。一般先予静注负荷量 3000～50001U,然后按 250IU/kg 剂量每 12 小时皮下注射一次。调节注射剂量,使注射后 6～8 小时的 APTT 达到治疗水平。

因肝素可能会引起肝素诱导的血小板减少症(HIT),在使用肝素的第 3～5 天必须复查血小板计数。若较长时间使用肝素,尚应在第 7～10 天和 14 天复查。若出现血小板迅速或持续降低达 30% 以上,或血小板计数＜$100×10^12$/L 应停用肝素。

(2)低分子肝素:根据体重给药,建议每次 100IU/kg,皮下注射每日 1～2 次。使用该药的优点是无需监测 APTT,但对肾功能不全的患者需谨慎使用低分子量肝素,并应根据抗 Xa 因子活性来调整剂量。对于有严重肾功能不全的患者在初始抗凝时,使用普通肝素是更好的选择(肌酐清除率＜30mL/mm),因为普通肝素不经肾脏代谢。对于有严重出血倾向的患者,也应使用普通肝素进行初始抗凝,因为其抗凝作用可被很快逆转。此外对过度肥胖患者或孕妇应监测血浆抗 Xa 因子活性,并据以调整剂量。而对于其他 APTE 患者,都可使用皮下注射低分子量肝素进行抗凝。低分子量肝素的分子量较小,HIT 发生率较普通肝素低,可在疗程大于 7 天时每隔 2～3 天检查血小板计数。

(3)华法林:在肝素开始应用后的第 1～3 天加用口服抗凝剂华法林,初始剂量为 3.0～5.0mg。由于华法林需要数天才能发挥全部作用,因此与肝素重叠应用至少需 4～5 天,当连续两天测定的国际标准化比率(INR)达到 2.5(2.0～3.0)时,或 PT 延长至正常值的 1.5～2.5 倍时,方可停止使用肝素,单独口服华法林治疗,华法林的剂量应根据 INR 或 PT 调节。

抗凝治疗的持续时间因人而异。一般口服华法林的疗程至少为 3～6 个月。部分病例的危险因素短期可以消除,例如服雌激素或临时制动,疗程可能为 3 个月即可;对于栓子来源不明的首发病例,需至少给予 6 个月的抗凝;对复发性 VTE、并发肺心病或危险因素长期存在者,抗凝治疗的时间应更为延长,达 12 个月或以上,甚至终生抗凝。

妊娠的前 3 个月和最后 6 周禁用华法林,可用肝素或低分子肝素治疗。产后和哺乳期妇女可以服用华法林,育龄妇女服用华法林者需注意避孕。

华法林的主要并发症是出血。华法林所致出血可以用维生素 K 拮抗。华法林有可能引起血管性紫癜,导致皮肤坏死,多发生于治疗的前几周。

(4)新型抗凝药物:选择性 Xa 因子抑制剂磺达肝癸钠起效快,不经肝脏代谢,不与非特异蛋白结合,生物利用度高达 100%,而且因药物半衰期为 15～20 小时,药代动力学稳定,可根据体重固定剂量每天皮下注射 1 次,无需监测凝血指标,但对肾功能不全患者应减量或慎用。使用剂量为 5mg(体重＜50kg);7.5mg(体重 50～100kg);10mg(体重＞100kg)。此外,直接凝血酶抑制剂阿加曲班、直接 Xa 因子抑制剂利伐沙班等均可应用。

4.肺动脉血栓摘除术

本手术风险大,死亡率高,需要较高的技术条件,仅适用于经积极的内科治疗无效的紧急情况,如致命性肺动脉主干或主要分支堵塞的大面积 PTE,或有溶栓禁忌证者。

5.肺动脉导管碎解和抽吸血栓

用导管碎解和抽吸肺动脉内巨大血栓,同时还可进行局部小剂量溶栓。适应证为肺动脉主干或主要分支的大面积 PTE,并存在以下情况者:溶栓和抗凝治疗禁忌;经溶栓或积极的内科治疗无效;缺乏手术条件。

6.腔静脉滤器放置

为防止下肢深静脉大块血栓再次脱落阻塞肺动脉,可考虑放置下腔静脉滤器。对于上肢 DVT 病例,还可应用上腔静脉滤器。置入滤器后如无禁忌证,应长期口服华法林抗凝,定期复查有无滤器上血栓形成,

八、最新进展

1.D-二聚体相关研究

D-二聚体作为肺栓塞诊断的血清学指标在临床应用十分广泛,可以作为机体高凝状态、血栓形成、继发纤溶的重要标志物。它主要通过凝血酶、FXⅢa、纤溶酶 3 个酶促反应而产生。临床常用检测方法有全血 D-二聚体检测、乳胶凝集实验、酶联免疫吸附法等。从目前研究看,纤溶过程不是 PE 的特异性病理生理过程,其诊断价值不是特异性的;由于检测方法不同,各医疗机构的检测结果有所不同。

血浆 D-二聚体水平与静脉血栓栓塞症栓子位置和负荷相关,栓子越靠近近心端,血浆栓子负荷越高,血浆 D-二聚体水平越高;其水平与 PE 死亡率相关,血浆 D-二聚体＞3000ng/mL 是肺栓塞死亡率的独立预测因子。此外,其水平与 PE 复发相关,持续异常血浆 D-二聚体水平也是静脉血栓栓塞症的独立预测因子,其危险

比达 4.1。

2.几个重要临床研究

LIFENOX 研究选取 8307 例内科急症入院患者，随机分人低分子肝素＋弹力袜组和单独应用弹力袜组，结果发现，药物预防可以有效减少静脉血栓栓塞症发生。EINSTEIN-PE 研究选取 38 国 263 个研究中心的 4832 名患者，分别接受利伐沙班治疗或者接受标准治疗（依诺肝素＋华法林），研究证实利伐沙班的疗效与标准治疗疗效相当，颅内出血和腹膜后出血发生率明显降低。PEITHO 研究讨论了溶栓治疗对于次大面积 PE 的价值，在标准溶栓治疗基础上加用溶栓治疗可以显著减低 1 周内死亡或者血流动力学恶化的风险，但也显著增加了严重出血的风险，PE 患者是否溶栓治疗需要综合考虑实施个体化治疗。

第四节　气胸与血胸

一、气胸

气胸是指肺泡和脏层胸膜破裂，肺内气体通过裂孔进入胸腔，或由于胸壁穿透伤、胸部手术、胸膜穿刺等原因使壁层胸膜破裂，气体自体外进入胸腔，导致胸腔积气。本病属呼吸科常见急诊情况，要求医师迅速做出诊断和正确处理，否则可引起不良后果。

（一）分型

特发性自发性气胸指发生于临床上肺部无明显病变者，多见于瘦长体型的青年男性，由于胸膜下气肿泡破裂，这些气肿泡可以是先天形成，与生长发育因素有关；也可以由通气异常引起。自发性继发性气胸是指多种急、慢性呼吸道疾患导致气肿泡形成。与破裂，如慢性肺气肿、哮喘、肺结核、肺纤维化、肺炎、肺脓肿等。相对于自发性气胸而言还有外伤性或医源性气胸。后者如胸膜穿刺、纤支镜肺活检、正压机械通气、胸腔置管引流等引起。

根据胸膜裂口情况，将自发性气胸分 3 类：

1.闭合性气胸

气胸发生后其裂口因肺组织压缩而闭合，肺内气体逸入胸腔，故呼吸困难等症状不会进行性加重，胸腔穿刺抽气后胸内压不会再升高。

2.开放性气胸

气胸裂口因粘连或瘢痕收缩而持续开放，气体随呼吸与外界相通，一般呼吸困难症状不明显。胸腔穿刺抽气虽抽出大量气体,但胸内压始终保持在 $0cmH_2O$ 上下。可引起纵隔摆动。由于气胸持续存在,易引起继发感染,出现胸腔积液。

3.张力性气胸

裂口形成单向活瓣状,吸气时裂口开放,气体进入胸腔,呼气时裂口关闭,气体不能排出,故胸腔内气体不断增加,胸内压由负变正,呼吸困难进行性加重。即使胸腔穿刺抽气,胸内压一度降低后又复升高。此型气胸危险性大,如未能及时发现及处理,可危及生命。

(二)临床表现和诊断

气胸最主要的症状是呼吸困难和胸痛(通常在患侧),此外尚可有咳嗽、心动过速、烦躁不安、大汗、发绀等呼吸循环衰竭的表现,易见于原有慢性心肺疾病者。体检患侧胸部膨隆,触觉语颤减弱甚至消失,叩诊呈反响过强,呼吸音减弱或消失,气管移向健侧。继发性气胸症状较特发性气胸严重,因肺本身病变已大大降低其代偿能力,即使气胸压缩程度不严重也常常有呼吸困难。胸部体征因肺原有病变,如肺气肿而不易发现以至漏诊。

根据病史、症状、体征、X 线检查,气胸诊断一般不难,但对老年人,原有慢性心、肺疾病患者,临床表现可类似于其他心肺急诊,此时需认真加以区别。

胸部 X 线检查可帮助确诊,表现为患侧透亮度增强,肺纹理消失,肺被压向肺门区,可见被压缩的肺边缘。小量气胸时常规 X 线胸片可能不易被发现,应摄深呼气胸片,或在患者深呼吸时转动体位进行透视。危重患者不能拍立位 X 线胸片,而卧位拍片时气胸显示较困难,此时应做胸部 CT 检查,小量气胸、皮下及纵隔气肿均可充分显示。对病情危急来不及进行 X 线胸片或 CT 检查,此时可在高度怀疑气胸的部位,用 2ml 注射器做诊断性穿刺,若刺入胸腔后有气体外逸至针筒内,将针芯自行推出,表示有气胸存在。上述操作要熟练,以免刺破脏层胸膜。

(三)监护

1.临床观察

对轻症或心肺基础功能正常者一般观察呼吸频率、呼吸运动、呼吸音、心率、心律、血压等。对重症如张力性或双侧气胸者或心肺基础功能受损者则除监护上述指标外,尚应密切观察神志、意识、唇、指甲皮肤颜色、体温、痰量及颜色、尿量、入液量、热量摄入及电解质情况,并进行床头心肺功能监测。

2.血气监护

原有心肺功能障碍者,即使气胸压缩肺体积不大,也可导致缺氧和 CO_2 潴留,发生呼吸衰竭。故血气分析是判断危重气胸患者病情及预后的重要指标。近年来发展的新技术简单易行无创,且可动态观察包括经皮氧分压、经皮 CO_2 分压测定等。还可采用脉氧计或耳血氧计法进行监测。呼气末 CO_2 监测也是一种无创性可连续监测的方法。

(四)治疗

1.一般处理

患者应保持安静,卧床休息,尽量避免不必要的搬动,必要时给予止痛,镇咳,保持排便通畅;呼吸困难明显或发绀者应吸氧,吸氧也有利于胸腔气体吸收。有 CO2 潴留者应低流量氧疗。合并呼吸道感染者在处理气胸同时应用抗生素。由哮喘、慢性支气管炎、肺气肿等所致气胸者,宜同时用支气管扩张剂如氨茶碱。一般情况较差者应加强支持疗法。

2.排气治疗

气胸量小,如肺压缩在 20% 以下而无明显呼吸困难者,可暂观察不排气治疗。应以限制活动、卧床休息,适当给氧为主。肺压缩大于 20% 或呼吸困难严重者可每日或隔日胸腔抽气 1 次,每次抽气以不超过 800ml 为宜。抽气后气胸无减少,或病情危急,尤其是张力性气胸,应当胸腔闭式引流,放出胸膜腔气体以解除对心肺的压力。①正压持续排气法:用粗针头或引流管插入胸膜腔内,并固定于胸壁上,将导管另一端连接于床旁的水封瓶,置于水平面下 1～2cm。②负压持续排气法:负压吸引使胸膜腔内压力保持在 $-10\sim-15cmH_2O$ 为宜。

3.外科治疗

经以上积极治疗,如一周后仍持续漏气,肺仍不能复张,或慢性气胸,支气管胸膜瘘存在,或由于胸膜粘连使胸膜破口持续开放,则需手术治疗,缝合伤口,切除肺大泡或异常组织,瘘道缝补,胸膜剥离或肺叶切除等,并使胸腔闭锁。

4.胸膜粘连术

适用于复发性气胸。方法:在肺复张后用四环素 0.5g 溶解于生理盐水 20ml 中稀释或用 20% 灭菌滑石粉悬液 2～4g 注入胸腔。注入后充分转换患者体位以使药物和胸膜表面全面接触,每种体位持续 20min。也可采用滑石粉撒粉法,即在局麻下于气胸侧插入两根胸腔引流管,A 管于第 2 前肋间,连接吹入装置,B 管于腋前线第 4～5 肋间,连接水封瓶,当氧气由吹入装置经 A 管吹入时,即将灭菌滑石粉带入胸腔,在气流传送下,使其均匀分布于脏层胸膜表面,吹入气体经由 B 管自水封瓶引流出胸腔,达到胸膜粘连的效果。

二、血胸

血胸指胸膜腔内积血。约25％的气胸及70％胸创伤中存在不同程度的血胸。

（一）血胸来源

1.肺组织裂伤出血,这是血胸最常见的原因。血液来自肺动脉,压力较低,一般量均不大,可在短期内自行停止、除非有较大的肺实质撕裂伤。

2.胸壁血管出血,来自体循环,压力较高,出血常不易自止而呈持续性,常需要开胸手术止血。

3.心脏或大血管出血,出血量大而猛烈,多为致命性,往往因现场来不及抢救而死亡。

（二）据胸腔内积血量而分类

1.少量血胸

积血量小于500ml,X线仅见肋膈角变钝消失,液面不超过膈顶。

2.中量血胸

积血量500～1000ml,X线见液上界达肺门平面。

3.大量血胸

积血量大于1000ml,X线见液上界达肺上野,严重肺压缩。

（三）血胸的临床表现

临床表现、症状、体征与胸腔内出血量有关,少量血胸可无明显症状,大多数可自行吸收;中等量以上有呼吸困难,面色苍白或休克,体检发现患侧触觉语颤降低、呼吸音减弱或消失,创伤性开放性血胸者,可见有血液随着呼吸自创口溢出。X线胸片可见积液征。

（四）诊断

据临床表现及外伤史,及胸穿抽得血液即可确诊。

1.胸腔内持续较大量的出血征象

在积极抗休克和补充血容量后,患者血压仍不稳定,或脉搏微弱,呼吸及失血症状仍无改善或情况暂时好转后再次恶化。

2.胸腔穿刺抽得血液很快凝固

胸腔穿刺抽出胸内积血后,很快又见积血增多,胸部X线显示胸内积液无变化或增长。

3.实验室检查

血红蛋白、红细胞计数、血细胞比容测定呈进行性持续下降。

4.胸腔闭式引流

闭式引流血量每小时超过 200ml,持续 3h 以上。

(五)血胸的治疗

据血胸的量和严重程度采取相应的治疗措施。

1.防止休克

积极补液、扩容。

2.胸腔穿刺术或闭式胸腔引流

少量血胸可自行吸收,或迅速反复胸穿抽液。胸腔闭式引流:可以尽快将胸腔内积血排除,有利肺复张。血胸患者胸腔闭式引流的指征:①血胸每日穿刺抽液,经 3d 以上仍未能抽吸干净者;②血液较浓稠或已有小凝块,不易抽出者;③血胸疑有感染者。

引流部位常取第 5 或第 6 肋间腋前线处进行。不宜进针过深,以免伤及胸腔内脏器。

3.开胸探查止血手术

指征:①凡已明确疑有胸腔内持续大量活动出血者;②凝血性血胸应待病情稳定后,争取在 2 周内手术;③初始胸腔闭式引流＞20ml/kg 者;④胸腔引流术中引流量在 7ml/(kg·h)者;⑤虽然给予足够的输血仍处于低血压者。

4.自体输血

通过胸腔造口术中的导管实现自身血液的重复利用。自体输血的指征:①有胸部外伤需要输血者;②血红蛋白持续下降者;③X 线提示有大量血胸者。

5.抗生素

酌情选用抗生素预防及控制感染。

第五节　肺性脑病

慢性阻塞性肺部疾病患者伴中、重度呼吸衰竭时,由于缺氧和二氧化碳潴留引起一系列神经精神系统症状及体征,并能除外其他原因者称肺性脑病。临床上,慢性阻塞性肺部疾病患者的缺氧较二氧化碳潴留更容易纠正,故造成意识障碍的主要原因可能多为二氧化碳潴留或由二氧化碳滞留所致的失代偿性酸中毒,国外文献中,普遍称为二氧化碳麻醉。

一、病因与发病机制

引起肺性脑病的确切机制还不完全清楚,可能是多种因素综合作用的结果。

(一)主要原因

1.二氧化碳潴留(高碳酸血症)

(1)二氧化碳是强有力的脑血管扩张剂,可引起脑血流量增加、颅内压增高、间质性脑水肿。临床可相继出现头昏、头痛、定向力差、血压升高、球结膜水肿、视乳头水肿等症状。

(2)$PaCO_2$ 明显增加后,可通过直接抑制大脑皮层,产生意识障碍。

(3)$PaCO_2$ 升高后可抑制呼吸中枢,产生通气障碍加重缺氧和高碳酸血症,并因此而产生恶性循环。有研究表明,吸入气中二氧化碳浓度轻度增加,能增加肺通气量,这是二氧化碳对呼吸中枢直接兴奋的结果;但当吸入气中二氧化碳浓度过度增高,则会抑制呼吸中枢。正常空气中二氧化碳含量为 0.04%,二氧化碳分压为 0.3mmHg。如吸入 4% 二氧化碳,通气量可增加 1 倍;吸入 10% 的二氧化碳,通气量增加 10 倍;但如继续上升,通气量非但不增加,反而会出现肌肉震颤、僵直及全身痉挛。吸入 20%~30% 二氧化碳能引起昏迷,直至死亡。

临床上,$PaCO_2$ 升高的程度与肺性脑病的发生率不成正比,有报道 $PaCO_2$ 升高达 120mmHg 者,神志仍十分清楚;反之,也有 $PaCO_2$ 稍升高达 70~80mmHg 时,临床即出现意识障碍,如瞳孔缩小、嗜睡,甚至昏迷。原因可能为:①个体差异:与个人大脑皮层耐受 $PaCO_2$ 升高的阈值有关。②二氧化碳潴留发生的速度:已经观察到,肺性脑病发生率与二氧化碳潴留发生快、慢或速度密切相关。急性二氧化碳潴留时,因肾脏代偿性保留 HCO_3^- 的作用尚未充分发挥(正常需 72h 以上),$PaCO_2$ 急剧下降,这时 $PaCO_2$ 虽仅 >70mmHg,也可能出现意识障碍。反之,当二氧化碳潴留逐渐产生时,大脑皮层对 $PaCO_2$ 升高的耐受程度逐渐增加,加之肾脏有足够的时间代偿性地保留 HCO_3^-,使 pH 尚能维持在正常水平,即使 $PaCO_2$ 明显高于正常水平,患者也不定出现意识障碍。

2.缺氧(低氧血症)

严格地讲,肺性脑病主要为二氧化碳潴留所致,但由于肺性脑病患者常合并不同程度的低氧血症,尤其在接受治疗以前。因此,在分析肺性脑病的发病机制时,就很难排除缺氧对意识状况的影响。

(1)脑血管通透性增高:缺氧能破坏血管基底膜的正常结构,使血管通透性增加,脑组织间质水肿。由于血脑屏障通透性也增加,故正常不能透入脑组织的水分物质易进入脑组织，致脑组织内液体增加，脑组织水肿。有学者对死于肺性脑病的患者尸检，发现脑 10 织重量增加、脑血管充血、脑回变平等脑水肿的改变明显。也有发现脑血管扩张、红细胞外渗、毛细血管内皮细胞肿胀及退行性变。国内有学者报告，17 例肺性脑病患者尸检均发现脑的各部广泛性充血与水肿，脑膜和脑实质的血管明显扩张、淤血；10 例还有点片状出血，部分病例有血栓形成、栓塞、梗死或出血。

（2）脑血管代谢机能障碍：严重缺氧使脑细胞线粒体代谢障碍，乳酸堆积，三磷腺苷能量消耗，脑的能量供给不足，产生机能障碍。

（3）pH 下降（酸中毒）：主要表现为脑组织内酸中毒。正常脑脊液内 $PaCO_2$ 比血液高 8mmHg，且由于 HCO_3^- 透入血脑屏障的速度较慢，故脑脊液缓冲能力低于血液。当二氧化碳急剧潴留时，脑组织内酸中毒得不到缓冲，故其酸中毒较血液明显。酸中毒时脑细胞内外离子交换，Na^+ 进入细胞内，脑组织内钠潴留产生水肿；H^+ 进入细胞内，脑组织细胞内酸中毒。酸中毒可使脑神经胶质细胞和脑皮层细胞内的溶酶体破裂，释放各种组织、蛋白水解酶，各种脂酶、磷酸酶。这些强有力的水解酶释放到细胞内，破坏细胞内膜精细结构，促使脑细胞自溶而死亡，临床出现一系列精神、神经症状。有尸检发现神经细胞变性，以大脑皮层包括海马和小脑浦肯野细胞为显著。

（二）次要原因

除缺氧和二氧化碳潴留以外，有些次要因素也可能参与和促进肺脑的发生。

1.肝肾功能障碍

继发于低氧血症之后，肝肾功能障碍所致的去氨作用障碍（肝合成尿素功能下降和肾分泌氨作用障碍），血氨升高，在肺脑发病中占一定地位。另外，当二氧化碳潴留致细胞内酸中毒时，NH_3 为嗜酸性，当细胞内酸中毒，NH_3 易于进入细胞内，可使血氨潴留，但血氨并不一定升高，机制不详。

2.酸碱平衡失调

最常见有两种类型。

（1）呼吸性酸中毒：临床表现以皮层抑制型多见。

（2）呼吸性酸中毒合并代谢性碱中毒：多见于经治疗后，如利尿、补碱、吸氧、激素、呼吸兴奋剂、呼吸器等，对患者的主要危害在于代谢性碱中毒所致的 pH 上升。①碱中毒时，脑血管收缩，脑组织缺氧加重。②碱中毒能抑制呼吸。③碱中毒时氧离曲线左移，氧合血红蛋白亲和力强，脑组织缺氧加重。④碱中毒时游离钙降低，低钙时肌张力增强，肌肉兴奋性升高，抽搐和震颤使耗氧量增高，加重组织缺氧。

3.水、电解质紊乱

肺性脑病治疗过程中的脱水、利尿、激素应用,加之患者长期饮食障碍,很容易导致低钠、低钾、低氯、低钙。其中低钠可以引起患者表情淡漠、倦怠、反应性差、全身乏力,甚至嗜睡、昏迷、抽搐;低钾和低氯很容易造成碱中毒,并发精神症状。

对上述这些原因引起的神经、精神症状障碍是否归于肺性脑病尚有争论,有人主张这类患者神经精神障碍,并非与二氧化碳潴留有关,故应另当别论。

(三)诱发因素

1.病源性

(1)感染:呼吸道感染加重时,支气管黏膜充血、水肿和分泌物增加、通气功能下降能加重缺氧和CO_2潴留,80%~90%以上肺性脑病患者为感染造成。

(2)呼吸道梗阻:慢性阻塞性肺部疾病患者除原有的小呼吸道阻塞构成了缺氧和CO_2潴留发生的病理基础,有时晚期患者长期卧床,咳嗽和排痰能力降低所致的呼吸道分泌物阻塞和消化液反流或误吸造成的窒息,也可能成为肺性脑病发病和加重的诱因。

2.医源性

(1)不适当应用镇静剂:已报道诱发肺性脑病的镇静剂很多,如异丙嗪、苯巴比妥、氯氮䓬、眠尔通、罗通定、地西泮、奋乃静,也有报道水合氯醛者。镇静剂能抑制大脑皮层,抑制呼吸中枢,使呼吸抑制,诱发肺性脑病。因此,对有慢性二氧化碳潴留的慢性阻塞性肺部疾病患者,应禁用和慎用各种镇静剂。

(2)高浓度吸氧:有慢性二氧化碳潴留的慢性阻塞性肺部疾病患者,呼吸中枢对二氧化碳浓度增高引起的兴奋性敏感减低。有报道:$PaCO_2$达65~70mmHg,呼吸中枢对二氧化碳敏感性降低10%~20%;$PaCO_2$达90~100mmHg,呼吸抑制,此时依靠低氧血症刺激周围化学感受器,如颈动脉体和主动脉体以维持呼吸。如给予患者吸入较高浓度的氧气,在纠正缺氧的同时,有可能引起患者的意识障碍,轻者嗜睡、定向力减退,重者可造成昏迷。因此,有二氧化碳潴留的患者,应避免吸入高浓度氧,即使缺氧严重,也应将吸入气氧分压控制在40%以下。用机械通气的患者,机械通气替代或维持呼吸,即使患者的自主呼吸受到抑制,也不会给对患者造成危害,故属于例外。

(3)不适当应用利尿剂:大剂量快速应用利尿剂,能造成大量钾和氯的丢失,易诱发低钾、低氯性碱中毒,引起脑血管收缩,脑血流量下降,脑缺氧加重,脑水肿形成,诱发肺性脑病。故对这类患者同样应慎用利尿剂,尤其是排钾的利尿药,如氯氢噻嗪、呋塞米等。

（4）二氧化碳排出过快又称为二氧化碳排出过快综合征：常见于应用大剂量呼吸兴奋剂及人工呼吸后。引起的原理不清，可能因二氧化碳排出过快，脑血管收缩，血流量下降，加重脑缺氧；此外，大量二氧化碳迅速排出，原来体内代偿性地保留的过多的 HCO_3^- 排除过慢，HCO_3^- 相对增多所致的代谢性碱中毒使脑血管收缩，血流量下降，脑缺氧加重。HCO_3^- 通过血脑屏障作用比二氧化碳慢得多，故脑组织发生代谢性碱中毒比全身其他组织明显。碱中毒抑制呼吸，加重脑缺氧，同样也包括碱中毒时氧离曲线左移所致的脑细胞缺氧。

二、临床表现与分级

除原发肺部疾病和肺功能衰竭的临床表现外，肺性脑病因发病严重程度不同，部位不同，临床表现也多种多样。

（一）临床症状

1.神经精神系统症状

根据临床神经精神系统的表现特征不同，可分为 3 种类型。

（1）抑制型：此种类型意识障碍依据程度分为嗜睡、浅昏迷、昏迷。早期可能仅表现为表情淡漠、记忆力减退、头昏或头痛、动作欠灵活等；晚期则发展为嗜睡、谵语，甚至昏迷。抑制型出现在酸中毒的患者中多，病死率相对低，为 36％。

（2）兴奋型：表现为谵妄、多语、躁动、动作离奇或重复动作，如抓空、搔头、打人、幻觉、失定向力、迫害妄想、失语等等。因狂躁，语无伦次，有时被误认为精神分裂症。兴奋型肺性脑病在合并碱中毒时多见，病死率高，约为 80％。

（3）混合型：明显的意识障碍和兴奋症状，甚至精神错乱交替出现，病死率约为50％。这类患者中，医源性因素诱发的多见，可能与治疗方案不够恰当有关。

2.运动性精神症状

（1）面部及肢体肌肉颤动、肢体抽搐、癫痫样发作、牙关紧闭、颈强直、肌张力增加、面瘫、二便失禁或潴留、腱反射消失或亢进、踝阵挛、各种病理反射阳性等。

（2）颅内压升高症状：肺性脑病患者也可以出现颅内压升高的症状和体征，如剧烈头痛、呕吐、血压升高等，但多数患者这类症状和体征并不明显。

3.眼部征象

（1）球结合膜充血，水肿：往往是二氧化碳潴留的眼部主要表现，可能与二氧化碳潴留使脑血管扩张、脑血流增加和颅内压升高、静脉回流障碍等因素有关。

（2）瞳孔改变：多以瞳孔缩小最为常见，是肺性脑病的早期表现，一旦出现瞳孔忽大忽小或两侧瞳孔不对称，多提示有脑水肿并发脑疝形成的可能。

（3）眼底改变：观察眼底，可能发现部分患者出现不同程度的眼底视网膜静脉曲张、视神经乳头水肿，甚至眼底出血等。

（二）动脉血气分析

动脉血气分析对肺性脑病患者的诊断、治疗和病情判断均十分重要，是肺性脑病的主要的实验室检查依据。肺性脑病的主要病理生理改变是缺氧与二氧化碳潴留，动脉血气分析的特点常因病情的轻重和发病的缓急、机体代偿能力的不同及有无并发症，以及是否接受治疗等因素，表现为不同类型的酸碱平衡失调。常见的酸碱平衡失调中可能有以下几种类型。

1.呼吸性酸中毒

在未经治疗的肺性脑病中，呼吸性酸中毒最为见。主要表现是 $PaCO_2$ 升高，pH 下降或正常，BE≥＋2.5mmol/L。

2.呼吸性酸中毒合并代谢性碱中毒

也是常见的酸碱平衡失调类型，主要表现是 $PaCO_2$ 升高，pH 升高或正常，BE＞＋2.5mmol/L，多见于经过治疗的肺性脑病患者，如脱水、利尿、应用机械通气后等。

3.呼吸性酸中毒合并代谢性酸中毒

是肺性脑病中较严重的一种酸碱平衡失调类型，经常出现在重度和晚期肺性脑病的患者中，合并肾功能不全或严重缺氧的患者中也常见，主要表现为 $PaCO_2$ 升高、pH 下降、BE＜－2.5mmol/L。

（三）临床分级

由于肺性脑病患者的神经精神系统症状与 $PaCO_2$ 升高的程度不成正比，因此肺性脑病的严重程度不是依据 $PaCO_2$ 升高的水平，而是依据临床神经精神系统症状的轻重和并发症，肺性脑病可分为轻、中、重度 3 型。

1.轻度

临床仅出现神志恍惚、表情淡漠、嗜睡、精神轻度异常和兴奋、多语等表现，无神经系统异常体征。

2.中度

临床出现浅昏迷、谵妄、躁动、肌肉轻度抽动或语无伦次等神经精神系统症状，伴有球结膜充血、水肿、瞳孔缩小、对光反射迟钝或消失，但尚无消化道应激性溃疡和弥散性血管内凝血等并发症。

3.重度

昏迷、抽搐或癫痫样发作，同时伴球结膜充血、水肿、瞳孔扩大、对光反射消失、眼底视神经乳头水肿,对各种刺激无反应或出现神经系统异常体征,可合并消化道应激性溃疡和弥散性血管内凝血等。

三、诊断与鉴别诊断

(一)诊断标准

肺性脑病的诊断标准并不复杂,在慢性阻塞性肺部疾病的基础上,因慢性呼吸功能不全,引起意识障碍等一系列神经精神系统的临床症状和体征,动脉血气分析提示二氧化碳潴留或伴缺氧,排除其他可能引起类似神经精神系统症状和体征的疾病,肺性脑病就可以确诊。其中慢性阻塞性肺部疾病、二氧化碳潴留和精神系统症状是诊断肺性脑病的主要依据。慢性阻塞性肺部疾病以肺源性心脏病及其有关疾病,如慢性支气管炎、阻塞性肺气肿、不可逆性支气管哮喘等最为多见。

(二)鉴别诊断

1.缺氧性脑病

缺氧经常是引起意识障碍的主要原因,尤其是脑缺氧,许多原因均可以造成不同程度的脑缺氧,如一氧化碳中毒等。严格地讲,单纯缺氧所致的脑功能障碍,并不属于肺性脑病的范畴。因此,在缺氧的同时,必然造成二氧化碳潴留,且主要病理基础是慢性肺部疾病所致的肺功能不全。

2.各种电解质紊乱所致的意识障碍

电解质紊乱也可造成不同程度的意识障碍和神 CT 神系统症状,如低钠、低镁、低钾、低氯等。其中低钠综合征的表情淡漠、无言、疲乏无力、神志恍惚,甚至嗜睡、昏迷、抽搐等十分类似于肺性脑病,主要鉴别要点是是否合并高碳酸血症。其他类型的电解质紊乱也是

3.中枢系统疾病

许多中枢系统疾病可以引起意识障碍和神经精神系统症状和体征,如脑血管意外等,当这些患者同时合并慢性肺部疾病时,有时很难鉴别。主要鉴别要点除了以是否合并高碳酸血症外,还得了解患者是否以呼吸道症状加重为主要诱发因素。其次,必要的头颅 CT 和磁共振检查是最可靠的鉴别依据。

四、治疗

(一)给氧疗法(氧疗)

低浓度持续给氧($<40\%$)是慢性阻塞性肺部疾病氧疗的原则,对肺性脑病患者更是如此,应用机械通气时例外。经鼻导管或鼻塞吸氧的吸入氧浓度换算为

$21+4×$氧流量$(L/min)=FiO_2(\%)$。肺性脑病虽然以二氧化碳潴留为主要临床特征,缺氧也是主要的临床表现。因此,氧疗是不可缺少的治疗措施。

1.适应证(给氧指征)

氧疗的指征是以PaO_2水平为准,尤其是对同时合并高碳酸血症的患者更应严格掌握。一般来说,凡是低氧血症均是氧疗的指征。低氧血症是指在呼吸空气时,$PaO_2<60mmHg$、$SaO_2<90\%$。依据$PaO2$的水平高低,可将低氧血症分为轻、中、重度。

(1)轻度低氧血症:PaO_2 50～60mmHg,$SaO_2\leqslant80\%$。

(2)中度低氧血症:PaO_2 40～50mmHg,$SaO_2\leqslant70\%$～80%。

(3)重度低氧血症:$PaO_2\leqslant40mmHg$,$SaO_2\leqslant60\%$～70%,此时发绀明显、嗜睡、昏迷,可伴有严重呼吸困难。

严重缺氧而不伴或伴轻度CO_2潴留时,主要因弥散功能障碍或通气/血流比例失调情况下,可给予高浓度氧吸入,如合并突发性自发性气胸、肺不张等。

2.给氧途径

临床最常用的给氧途径是经鼻导管或鼻塞给氧,其次是面罩给氧,最有效的给氧途径是气管内给氧,如气管插管或切开后射流给氧或机械通气给氧。

慢性阻塞性肺部疾患患者的主要病理生理障碍是通气功能障碍,由于氧和二氧化碳的物理特征,通气功能障碍的早期主要引起缺氧,只有当通气功能障碍发展到晚期时,才可能引起二氧化碳的弥散障碍,造成二氧化碳潴留。此外,通气功能障碍所致的缺氧易于纠正,一般的情况下,仅鼻导管或鼻塞给氧就可以纠正这类患者的缺氧。但二氧化碳潴留并不是十分容易纠正,有时氧疗还会加重二氧化碳潴留。

(二)抗感染

感染常是肺性脑病发病的主要诱因,抗感染治疗是重要的环节。

1.原则

(1)大剂量:肺性脑病是病情发展的重要阶段,一旦发展为肺性脑病,常意味着病情的严重程度,随时有危及生命的可能。因此,抗感染治疗容不得等待和观望,加之这类患者多为慢性病患者,平时可能经常应用抗生素,一旦感染加重,主张大剂量应用抗生素,以求尽快控制感染,缩短病程。

(2)联合用药:这类患者由于感染严重,机体抗病能力也差,往往单用一种抗生素很难奏效,一般主张联合用药,将作用于不同杀菌和抑菌环节的抗生素联合应用,多能取得较好疗效。

（3）静脉给药：为加强抗感染治疗，给药途径以静脉给药为妥，且24h内均匀给药，如每8～12h静脉注射，以维持有效血液浓度。目前并不主张气管内喷雾或注射给药，这种局部给药方法很容易产生耐药菌株。

2.抗生素选择

抗感染治疗过程中，抗生素的选择是一门很重要的学问。一般应以病原学检查为依据，但由于病原学检查的周期长，这类患者的病情重，容不得等待，一般发病初期只能在积极进行病原学检查的同时，先凭经验选择1～2种抗生素，待病原学检查结果出来后，再结合临床酌情调整。

（1）经验选择：首先凭经验判断感染的病原菌是属于革兰阴性或阳性，并选择相应的敏感抗生素；然后依据抗生素的抗菌谱及杀菌和抑菌的效力，选择合适的抗生素。

一般应从低档到高档，如头孢类抗生素应从1代或2代开始，以后再选择3代；对病情危重的患者，有时可酌情直接选择"高档"的抗生素，以尽快控制病情，缩短病程，防止病情急剧恶化，危及生命；对平时经常应用抗生素的患者，因耐药菌株产生的机会多，可适当选择"高档"或耐药菌株机会少一些的抗生素。

2种或2种以上抗生素联合应用时，应兼顾不同类型或作用机制的抗生素合理搭配。如青霉素＋链霉素，红霉素＋氯霉素，头孢类＋氨基糖苷类，头孢类＋喹诺酮等。

（2）根据病原学检查选择：肺性脑病患者的病原学检查主要依据痰或呼吸道分泌物培养和药物敏感试验，一般连续3次或3次以上是同一种菌株，就有相当可靠的临床参考价值。依照药敏可选用相应的抗生素。

有时药敏试验是在试管或实验室内的结果，不能完全反映临床患者体内的情况，这时也可根据经验，选用相应的抗生素。肺性脑病患者呼吸道感染多为革兰阴性菌，其中较常见的可能为铜绿假单胞菌、肺炎克雷伯杆菌、大肠杆菌、醋酸钙不动杆菌等。绿脓杆菌一般对羟苄青霉素、复达欣、泰能等抗生素敏感，金黄色葡萄球菌可能对新青霉素Ⅱ、氧哌嗪青霉素及头孢类抗生素敏感，肺炎支原体可能对大环内酯类抗生素敏感。总之，即使有药物敏感试验结果，也应结合临床症状、体征及治疗效果综合评定或选择。

3.疗程

肺性脑病抗感染治疗的疗程一定得足，静脉注射抗生素一般至少10～15d，以后依据临床症状缓解情况酌情改肌内注射或口服，以巩固疗效。

（三）保持呼吸道通畅

1.排痰

是保持呼吸道通畅的重要手段。排痰的方法很多,依照肺部感染的严重程度,可依次选用以下途径。

(1)物理疗法:翻身、拍背、叩捶、鼓励主动咳嗽和咳痰是最基本和最简便易行的排痰的方法,无论对清醒或非清醒的患者均应如此。

(2)祛痰药:使痰液稀释,易于咳出,也是排痰的方法之一,一般可选用药物或雾化吸入。使痰液稀释的药物有氧化铵、必嗽平、沐舒坦等;雾化吸入,尤其是超声雾化吸入对痰液稀释和排痰十分有效。有时为加强超声雾化吸入的痰液稀释和排痰效果,还可在吸入的生理盐水中加入 α-糜蛋白酶;也有加入适当抗生素,如庆大霉素等,有时能获得较好的抗感染效果。

(3)建立人工呼吸道:经人工呼吸道进行呼吸道湿化、痰液稀释和吸引排痰是最好地保持呼吸道通畅、促进排痰的方法,但因气管插管和气管切开对患者总有不同程度的损伤,有时很难被患者本人和家属接受。此外,人工呼吸道建立后,呼吸道开放,水分蒸发多,如果湿化不充分或不及时,呼吸道黏膜干燥,纤毛上皮细胞运动受阻,人体呼吸道非特异性的防御功能受损;加上呼吸道开放后,呼吸道压无法升高,患者主动排痰能力下降;这些均可导致反复呼吸道或下肺单位感染。因此,人工呼吸道建立主要适用于严重感染、呼吸道分泌物多,一般方法排痰不满意的患者。

2.解痉

解除支气管痉挛也是保持呼吸道通畅的主要手段,常用的方法是药物,如茶碱类、β_2 受体激动剂、糖皮质激素等。

（四）呼吸兴奋剂应用

呼吸兴奋剂可直接或间接兴奋呼吸中枢,使呼吸幅度增加,增加通气量,改善缺氧和二氧化碳潴留,是治疗肺性脑病,纠正或控制二氧化碳潴留的首选方法。

1.应用指征

二氧化碳潴留是应用呼吸兴奋剂的直接指征,一般以 $PaCO_2 > 50 \sim 60mmHg$。当伴有意识障碍症状和体征,如头痛、嗜睡、昏迷等,更应考虑及时应用呼吸兴奋剂。因此,肺性脑病诊断一旦确立,就是应用呼吸兴奋剂的指征。当呼吸兴奋剂应用效果不佳,患者的意识障碍明显加重时,应及时应用机械通气。

2.呼吸兴奋剂选择

(1)尼可刹米(可拉明):是最常用的呼吸兴奋剂,兴奋延髓呼吸中枢作用较强,对大脑皮层和脊髓亦有兴奋作用。一般以 3～10 支(0.375g/支)加入 250ml 或 500ml 液体内静脉滴注。尼可刹米剂量过大可出现出汗、皮肤潮红、心率快、烦躁不安、四肢震颤、抽搐等症状,故最好以输液泵或注射泵控制滴速,同时配合排痰和保持呼吸通畅。一旦意识状况逐渐好转立即减量,维持有效浓度,减少不良反应。出现不良反应,应减慢滴速或停用。该药作用迅速而短暂,数小时就有意识好转表现。如果 12h 后仍未见效,$PaCO_2$ 继续有增高趋势,应考虑行气管插管和机械通气,以免延误病情。

(2)洛贝林:兴奋颈动脉窦化学感受器,反射性兴奋呼吸中枢,作用快而短,不良反应小,疗效确切。多与尼可刹米合用,3～10 支(3mg/支)静脉滴注。剂量过大可引起心动过速、传导阻滞、抽搐等,同样主张输液泵或注射泵控制滴速。

(3)二甲弗林:对呼吸中枢有强烈的兴奋作用,能提高潮气量、改善最大通气量和通气/血流比率,静脉给药作用快,可维持 2～4h,但静脉注射速度应慢;也可 16～32mg 加入液体中静脉滴注或肌内注射 8mg/次;其不良反应也是引起惊厥。

(4)利他林(哌醋甲酯):对大脑和延髓上部有兴奋作用,20～40mg 静脉注射 1次/分,不良反应是使血压升高。

(五)糖皮质激素的应用

糖皮质激素有抗炎、抗过敏、抗休克和间接解除支气管痉挛的作用,能改善肺通气功能,纠正缺氧,降低细胞膜的通透性,减轻脑水肿作用。长期慢性缺氧患者,肾上腺皮质功能低下,糖皮质激素可代替其作用。因此,凡病情严重、有低血压休克、顽固性支气管痉挛、颅内压增高,采用其他治疗无效者时可使用。糖皮质激素有使感染扩散、诱发上消化道出血、保钠排钾等不良反应,一般主张短期内应用,如氢化可的松 200～300mg/d 或地塞米松 10～20mg 静脉注射。一旦病情缓解,立即停用。有消化道出血或溃疡病者慎用。

(六)呼吸机治疗

在慢性阻塞性肺部疾病患者中,肺性脑病是应用机械通气最多的病例。这类患者应用呼吸机最大的顾虑是呼吸机依赖。因此,一般首选呼吸兴奋剂和病因治疗,只有当二氧化碳潴留和意识障碍无法缓解或进行性加重时,才考虑应用机械通气。机械通气能迅速纠正二氧化碳潴留,改善患者的意识状况,避免缺氧和二氧化碳潴留对患者其他脏器造成的危害,也为肺部感染的控制赢得时间,是十分有效的急救和治疗措施。

1.适应证

用一般方法无法缓解的肺性脑病,均是应用呼吸机的适应证。

2.人工呼吸道选择

肺性脑病主要见于慢性阻塞性肺部疾病患者,这类患者多是由于肺部感染造成通气功能障碍加重,导致缺氧和二氧化碳潴留。当考虑应用呼吸机时,鉴于这类患者的肺部感染有可能反复发作,为减轻患者的痛苦和减少损伤,在选择人工呼吸道时,一般均首选气管插管。气管插管的途径应该以经鼻插管为妥,但倘若病情不允许或者操作者不熟练时,也可先考虑经口气管插管,待病情缓解或稳定后,再酌情改为经鼻气管插管。这类患者一般不考虑做气管切开。有报告应用面罩连接呼吸机,这样损伤性小,也无气管插管破坏呼吸道防御能力、易诱发反复感染的顾忌,但应做好面罩密闭和预防胃肠胀气的训练工作,尤其对有意识障碍的肺性脑病患者,更应谨慎使用。

3.呼吸机类型、模式、功能选择

肺性脑病患者的缺氧和二氧化碳潴留主要为通气功能障碍所致,呼吸道阻力增加和动态肺顺应性降低是慢性阻塞性肺部疾病患者的主要病理生理改变特点,呼吸机能通过改善通气纠正缺氧和二氧化碳潴留。选择呼吸机类型时,考虑到患者的呼吸道阻力增加和动态肺顺应性降低,应选择定容性呼吸机,以保证恒定的通气量。通气功能障碍的患者不需要特殊的呼吸模式和功能,IPPV足以纠正患者的缺氧和二氧化碳潴留。但这类患者很容易出现呼吸依赖,依赖的主要原因大多为原有的慢性呼吸功能不全和呼吸肌疲劳,在准备脱机的过程中常需要间断脱机或借助压力支持的功能,锻炼呼吸肌。因此,为这类患者选择呼吸机时,可考虑选用有 SIMV 和 PSV 模式和功能的呼吸机。

4.呼吸机参数设置

肺性脑病的特点与慢性阻塞性肺部疾病相同,主要是呼吸道阻力增加、肺弹性回缩力下降和阻塞性肺气肿。应用呼吸机时,为减少由于气流速度增加引起的呼吸道阻力增加,保证有效肺泡通气量,有利于增加二氧化碳排出,在设置呼吸机参数时,一般主张慢呼吸频率和高潮气量,吸:呼应$\geq 1:1.5$ FiO_2 不宜过高,一般均$<60\%$。为防止二氧化碳排出过快诱发的碱中毒,初用呼吸机时,可将潮气量和呼吸频率设置在较低水平,吸:呼为 $1:1.5\sim2.0$,切勿$>1:2.0$;以后根据动脉血气分析逐渐调节潮气量、呼吸频率、吸/呼比,以使 $PaCO_2$ 逐渐缓慢下降为妥。

5.脱机标准

(1)神志恢复清醒。

(2)生命体征稳定,如血压、脉搏、呼吸等。

(3)在较低的呼吸机条件下($FiO_2<35\%\sim40\%$、呼吸频率 12～16 次/分或

SIMV 呼吸频率 5～8 次/分而自主呼吸频率仍 12～16 次/分），$PaCO_2 <$ 50mmHg、$PaO_2 > 60mmHg$。

（4）排痰能力强：能主动和有效地排痰，或者依靠雾化吸入或旁人帮助排背等，能有效地排痰。

（5）肺部感染控制：可根据临床咳嗽、咳痰及体温、血常规情况，结合胸部 X 线片综合分析判断。

6.脱机方法

肺性脑病患者多伴有不同程度的肺功能障碍，对有明显肺功能障碍的患者脱机比较困难；一般均得分次逐步进行。

（1）脱机前准备：如训练患者应用腹式呼吸，增强患者对脱机成功的信心。

（2）采用 SIMV 和 PSV 过度：具备脱机标准后，将通气模式改为 SIMV，并将 SIMV 呼吸频率逐渐降低，直至 5～8 次/min 后，患者仍能维持正常水平 $PaCO_2$ 时，则可考虑脱机；在应用 SIMV 通气模式期间，为增加胸壁活动幅度，锻炼呼吸肌的力量，预防呼吸肌衰竭，可应用一定水平的 PSV，以后逐渐下降，直至完全去除后，SIMV 呼吸频率（5～8 次/分）仍能维持正常水平 $PaCO_2$ 时，则可考虑脱机。

（3）脱机后

①呼吸兴奋剂应用：肺性脑病脱机后应常规应用呼吸兴奋剂，刺激呼吸中枢，增强自主呼吸，维持 $PaCO_2$ 与 PaO_2 在正常水平。

②呼吸道护理：脱机后不能急于将人工呼吸道拔除，而应在积极做好呼吸道护理的同时，严密观察呼吸和神志情况，尤其是 $PaCO_2$ 与 PaO_2 改变，如 $PaCO_2$ 有进行性上升趋势，伴意识障碍，应用呼吸兴奋剂无效，即使 PaO_2 在正常水平，也应重新应用呼吸机治疗。

③继续加强肺功能锻炼：如鼓励患者主动咳嗽和排痰，锻炼腹式呼吸，定时翻身、拍背等。

④加强气道雾化吸入：稀释痰液，以利痰液引流。

（4）人工呼吸道解除：脱机后，人工呼吸道射流给氧，患者的 $PaCO_2$ 与 PaO_2 能维持在正常水平，且咳嗽、排痰能力较强时，即可考虑拔管，解除人工呼吸道。

（5）加强护理：人工呼吸道解除后，仍应继续加强护理，包括鼓励患者主动咳嗽和排痰，锻炼腹式呼吸，定时翻身、拍背等所有能增强患者呼吸功能的措施。

（七）纠正酸碱平衡失调

肺性脑病可因心肺功能不全或衰竭、强心、利尿等诱发水、电解质紊乱和酸碱平衡失调，改善通气、纠正缺氧、慎用利尿剂，是预防水、电解质紊乱和酸碱平衡失调的关键。

1.失代偿性呼吸性酸中毒

是肺性脑病中常出现的临床酸碱平衡失调类型,主要见于二氧化碳潴留急剧增加、肾脏尚未来得及保留过多的 HCO_3^- 的患者。此时 $PaCO_2$ 升高和 pH 下降明显,pH 有时可<7.30,甚至 7.10~7.20,BE 可以正常或轻度下降。

应当指出,呼吸性酸中毒不是补碱的绝对指征,对失代偿呼吸性酸中毒患者的补碱应持慎重态度,以计算补碱药物剂量的 1/3 缓慢静脉滴注,然后再观察血液化验结果。因为呼吸性酸中毒患者,由于肾脏的代偿性,BE 为正常正值(<+3),如果稍补碱不慎重,可能会合并代谢性碱中毒。当患者 pH>7.45,$PaCO_2$>50mmHg,BE>+3 或更高,肺性脑病可能由原来呼吸性酸中毒引起的抑制型变为混合型(抑制兴奋)或兴奋型,患者的水电解质与酸碱平衡紊乱可能更为复杂,治疗也更加困难,预后较差,病死率将明显增高,可能达80%。

补碱公式:[-3-(患者 BE 值)]×体质量(kg)×细胞外液(20%)-补碱量(mmol/L)

总之,对呼吸性酸中毒的患者,应以改善肺的通气为主,积极的病因治疗是改善通气的主要环节,严重时只能借助于机械通气。

2.代偿性呼吸性酸中毒

多见于二氧化碳潴留缓慢增加的患者,肾脏代偿性保留过多的 HCO_3^-,以使pH 尚能维持在正常范围或仅轻度增高或下降,但 $PaCO_2$ 仍明显升高。主要以改善肺的通气为主,不需要补充碱性药物。

3.呼吸性酸中毒合并代谢性碱中毒

是肺性脑病最常出现的临床酸碱平衡失调类型,主要见于二氧化碳潴留逐渐增加,肾脏代偿性地保留过多的 HCO_3^-,以使 pH 维持在正常范围;有时因患者同时合并低钾和低氯,此时 $PaCO_2$ 升高仍然明显,但 pH 和 BE 值也增高。当代谢性碱中毒严重时,BE 甚至可以>+15mmol/L。

(1)碱中毒危害性

①抑制呼吸,使 CO_2 潴留进一步加重。

②低血钾:碱中毒时,肾脏的离子交换改变,如 H^+-Na^+ 交换减少、K^+-Na^+ 交换增加,细胞内外的离子交换,可使血清钾减少,并引起心律失常,其中最严重的是室性心动过速和室颤,如处理不及时,随时可造成患者死亡。

③血液 2,3-二磷酸甘油酯(DPG)与 50%氧压(P50)下降,氧离曲线左移,组织缺氧加重。

④血清 Ca^{2+} 与 Mg^{2+} 下降。

⑤脑血管痉挛,脑组织缺氧,脑水肿形成,肺性脑病加重。

(2)治疗

①纠正低钾与低氯。

②口服氯化铵或稀盐酸液。

③醋氮酰胺:作为碳酸酐酶抑制剂,能影响组织 CO_2 运转,尤其加重脑组织中 CO_2 聚积,应慎用。250mg 口服,2 次/d。

④盐酸精氨酸:应用其中盐酸纠正碱中毒。优点是作用快、不含钠、不加重水肿、无促进心力衰竭之忧。此外,精氨酸是鸟氨酸循环重要环节,能促进尿素合成与排氨,适用于肺、脑、肝、肾功能不全,排氨功能减低的患者。方法是每次 10～20g,以 5％葡萄糖液 500～1000ml 缓慢静脉滴注(4h 以上),24h 总量为 20～40g。

4.呼吸性酸中毒合并代谢性酸中毒

除 $PaCO_2$ 升高外,pH 明显降低,是补碱的绝对适应证。多因同时合并肾功能不全或严重缺氧和饥饿,机体无氧酵解或分解增加,产酸过多所致。

(八)补钾问题

慢性呼吸性酸中毒和肺性脑疾患者,因厌食或禁食,钾的摄取不足,加之利尿剂和激素的使用等,钾的排泄量增加,输入葡萄糖和大量青霉素钠盐的应用,也可降低血清钾。酸中毒本身,使钾和钠在远端肾小管的交换增加,钾排泄量增加。

呼吸性酸中毒合并代谢性碱中毒,血清钾、氯均降低。但由于钾的代谢比较缓慢,血清钾的浓度并不能真实地反应体内钾的情况。碱中毒越重,碱剩余为正值＞＋3,HCO_3 越高,而 Cl^- 越低。总之,碱中毒患者,不管血清钾是否正常,体内总是缺钾。每克 KCl 内含 K^+ 13.3mmol/L,体内丢钾 200～400mmol/L,相当于 KCl 15～30g,临床即出现严重低血钾症状,应在 5～7d 内补足。可根据病情,每日静脉补给 3～6g,6d 后改 3g/d 维持剂量。见尿补钾始终是补钾的原则,每日尿量应保持在 500ml 以上。

(九)镇静药的使用

镇静药能抑制咳嗽反射,加重痰液引流不畅,加重二氧化碳潴留,加重呼吸性酸中毒,甚至抑制呼吸中枢而导致死亡,应尽量避免使用,特别是对呼吸中枢有选择性抑制剂,如吗啡、哌替啶、地西泮等应为禁忌。如果患者极度躁动,引起耗氧量增加和影响治疗措施的实施时,作为临床紧急措施,可选择对呼吸中枢影响较小的药物,如奋乃静口服、10％水合氯醛灌肠、苯巴比妥肌内注射。应用机械通气的患者,上述镇静药可以应用,此时无需顾忌这些药物对呼吸中枢的抑制,只应注意血管扩张所致的血容量相对不足和(或)血压下降。

(十)利尿剂

肺性脑病的患者,利尿剂的应用易造成电解质紊乱,如低钾低氯性碱中毒,故应慎用。一般原则是尽可能不用,非用不可时应小量、间歇应用,最好是排钾和保钾的利尿剂合用,如氨苯蝶啶(50mg,2～3 次/天)或安体舒通与双氢克尿噻(25mg,2 次/天)合用。应用过程中,注意监测血电解质改变与 24h 尿量,并随时补充电解质,调整各种利尿剂的用量。

(十一)脱水治疗

脱水并不是肺性脑病的常规治疗,只有当出现脑水肿、脑疝等症状时,脱水治疗才成为必要的治疗措施。

肺性脑病患者除呼吸衰竭外,肝、肾功能障碍和电解质紊乱常同时存在,患者常有不同程度的失水和痰液黏稠。失水可造成血液黏滞度增加和血流缓慢,从而增加脑细胞缺氧和血管内凝血的危险性。因此,对肺性脑病患者的脱水疗法,一直存在分歧。

1.适应证

(1)凡有脑水肿或脑疝症状和体征者,如头痛、脑脊液压力升高、眼底视神经乳头水肿、眼底血管扩张,伴有神经精神症状或运动紊乱及呼吸节律改变者。

(2)重症患者通过综合治疗,意识障碍仍逐渐加重者。

2.药物及用法

(1)20%甘露醇或 25%山梨醇:主要分布在细胞间隙,不进入细胞内,降脑压后,不发生反跳现象,性质稳定,无毒性。应用广泛,应用剂量意见不一致。为防止电解质紊乱,250ml 静脉注射,1 次/12h,疗效好。

(2)50%葡萄糖:能提高血浆渗透压,有脱水、利尿作用,并可供在体内迅速氧化;因其可透过血脑屏障,易引起颅内压"反跳现象",故降颅压效果差。80～100ml 静脉注射,1 次/6～12h。

(3)甘油果糖:对肾功能损害小,250ml 静脉注射,1 次/12h。

3.应用脱水剂注意事项

(1)有心力衰竭者,应慎用能加重心脏负担的脱水剂,如甘露醇等。

(2)循环不稳定时,应禁止使用,必要时可用血管活性药提高血压,然后再适当应用脱水剂。

(3)用后尿量少者,不能再使用,否则加重心力衰竭和脑水肿。此类患者可考虑改用呋塞米,但快速利尿药易引起电解质紊乱,不宜多用。

(4)应用脱水与利尿药物时,应定时监测血电解质。

(5)血液浓缩与红细胞显著增多者,也应慎用脱水和利尿剂。

此外,低分子右旋糖酐注射液,能降低血液黏稠度,并可改变红细胞膜的电荷状态,从而改善微循环,预防和消除红细胞凝集,起到通脉祛瘀的作用。每次用量250~500ml 静脉滴注。开始根据心力衰竭情况,以后逐渐加快。亦有人主张 2 次高渗剂之间使用低分子右旋糖酐,以克服脱水带来的不利影响。

(十二)促进脑细胞代谢药物

1.细胞色素 C

本品系牛心、猪心和酵母中提取的细胞呼吸激活剂,是含铁卟啉的蛋白质,作用机制与辅酶相似,有氧化型(含 Fe^{3+})和还原型(含 Fe^{2+})2 种状态。在酶的参与下相互转变,经过氧化、还原,完成传递作用。

在氧化过程中,细胞色素 C 为一传递氢体,但它不接受 H^+ 而接受氢的电子,起着传递电子的作用。氢原子的电子被氧化型细胞色素 C(含 Fe^{3+})接受后,H^+ 便游离于溶液中,细胞色素 C 接受 2 个电子后,便成为还原型细胞色素 C(含 Fe^{2+});再经过细胞色素氧化的作用,将 2 个电子传递给氧,使其成为 $[O^-][O^-]$ 再与游离的 2 个 H^+ 化合成 H_2O。因此,细胞色素 C 在生物氧化细胞的呼吸过程中,是极其重要的,是有效呼吸电子传递体。细胞呼吸过程中,绝大部分均有此传递体参加。

组织缺氧时,细胞膜的渗透性增高。注入的细胞色素 C 容易进入细胞内,起到矫正细胞呼吸和物质代谢的作用,故可作为组织缺氧治疗的辅助药物,可用于肺性脑病、一氧化碳中毒、休克、缺氧、冠状动脉硬化性心病等。成人 15~30mg,1~2次/天。

2.三磷腺苷

有扩张血管、降低血压,与葡萄糖合用可增加脑血流量,并可使末梢血管抵抗力降低,脑血管阻力降低,改善脑循环和促进细胞代谢作用。可用于脑缺氧、脑和冠状血管硬化、心肌梗死、肝炎、肾炎、进行性肌萎缩等疾病。成人 20~40mg,2~3次/天,肌内注射或静脉滴注、静脉注射均可。

此外,细胞色素 C、三磷腺苷和辅酶 A 也可联合静脉滴注。

(十三)强心剂应用

1.原则

(1)慎用:缺血性心脏病的患者,应慎用洋地黄类强心剂,以免引起洋地黄类药物中毒。

(2)小量分次:选用作用发生快和排泄快的西地兰类药物,小量分次应用十分安全。

(3)不能单以心率快慢与颈静脉怒张判断心力衰竭：肺心病和肺气肿患者,由于肺功能不全和呼吸衰竭,缺氧可能始终存在。缺氧本身就可使心率增快(>100次/分);另外,肺气肿患者胸廓负压小,静脉回流障碍,颈静脉怒张明显,但肝颈反流(一)。

2.应用指征

有体静脉瘀血体征,如下肢水肿、颈静脉怒张、肝反流(十)、心率增快等。

(十四)几个新方法

1.α受体阻滞剂——酚妥拉明

(1)原理：①扩张支气管和肺血管,降低肺动脉压。②扩张支气管平滑肌。过去对气管、支气管平滑肌内是否存在α受体有争论,现已得到证实。③Szentirang(1968)首先指出哮喘发作病的β受体阻滞学说：哮喘发作,β受体功能低下,α受体活性增高,参与控制支气管平滑肌张力,内源性儿茶酚胺由次要的α受体兴奋作用变成主要作用,引起支气管平滑肌痉挛。α受体阻滞剂能阻断这一作用,并显著增加腺苷酸环化酶活性,恢复其对β-肾上腺素能的反应。

(2)方法：$10\sim20$mg/(50ml.d),静脉滴注。

2.肝素(小剂量)

(1)原理

①抗凝、降低血液黏滞度、疏通微循环,有利于低氧血症合并红细胞增多的高凝患者。

②缓解喉、支气管痉挛,能降低呼吸道阻力。

③降低痰液黏滞度。

④抗炎、抗过敏。

(2)方法

①监测血小板、出凝血时间,纤维蛋白原,凝血酶原时间。

②肝素50mg(6350U)+10%葡萄糖$50\sim100$ml静脉滴注,1次/天,7d为1个疗程。

③应用中经常复查出、凝血时间,及出血倾向。

3.莨菪类药

如东莨菪碱与山莨菪碱。

(1)原理：①改善微循环,从而改善肺、脑、肾等器官功能。②抑制大脑皮质,兴奋呼吸,适用于兴奋型肺性脑病患者,以避免呼吸兴奋大脑皮质,加重或诱发抽搐的副作用,也避免镇静药在控制抽搐同时抑制呼吸的弊端。③调节自主神经,解除平滑肌痉挛,抑制迷走神经兴奋,减少呼吸道腺体分泌物,改善通气功能。

(2)方法:东莨菪碱 0.3～0.6mg/次静脉滴注或山莨菪碱 10～20mg/次静脉注射或静脉滴注。

(3)不良反应:常出现不同程度的心率增快,精神兴奋和肠蠕动减少等,停药后缓解。

第六节　慢性阻塞性肺疾病急性加重

慢性阻塞性肺疾病(COPD)是一种具有气流受限特征的疾病,气流受限不完全可逆、呈进行性发展,与肺部对有害气体或有害颗粒的异常炎性反应有关。在漫长的病程中,反复急性加重发作,病情逐渐恶化,呼吸功能不断下降,最终导致呼吸衰竭,以致死亡。因此加强对 COPD 急性加重期(AECOPD)的判定与治疗是治疗和控制 COPD 进展的关键。

一、COPD 急性加重的原因

1.基本原因

(1)吸烟:吸烟既是 COPD 重要的发病因素,也是促使 COPD 不断加重的诱发因素。吸烟者肺功能的异常发生率高,FEV_1 的年下降率较快,死于 COPD 的人数较非吸烟者明显多。

(2)职业性粉尘和化学物质:当职业性粉尘及化学物质(烟雾、过敏原、工业废气及室内空气污染等)的浓度过大或接触时间过久,均可导致 COPD 发生,进而使气道反应性增加,使 COPD 急性加重。

(3)空气污染:化学气体如氯、氧化氮、二氧化硫等,对支气管黏膜有刺激性和细胞毒性作用。空气中的烟尘或二氧化硫明显增加时,COPD 急性发作显著增多。其他粉尘如二氧化硅、煤尘、棉尘、蔗尘等也刺激支气管黏膜,使气道清除功能受损害,为细菌侵入创造了条件。烹调时产生的大量油烟和生物燃料产生的烟尘与 COPD 发病有关,生物燃料所产生的室内空气污染可能与吸烟具有协同作用,可引起 COPD 急性发作。

(4)感染:呼吸道感染是 COPD 发病和加剧的另一个重要因素,肺炎链球菌和流感嗜血杆菌可能为 COPD 急性发作的主要病原菌。病毒也对 COPD 的发生和发展起作用。儿童期重度下呼吸道感染和成年时的肺功能降低及呼吸系统症状发生有关。

(5)气道功能受损：吸烟、率气污染、有害颗粒均损害支气管纤毛上皮；支气管黏膜过度产生黏液，抑制分泌物的正常排泄；巨噬细胞和中性粒细胞的吞噬功能受损，影响下气道的清除功能。

(6)社会经济地位：COPD 的发病与患者社会经济地位相关，社会经济地位相对差的人群发病率较高，这可能与各自的生活环境、空气污染的程度不同、营养状况、医疗水平不同等因素有关。

2.诱发因素

常见诱发因素有：①寒冷、气候变化或受凉；②空气污染；③劳累、精神刺激等；④上呼吸道感染，大约 2/3 的病例由感染所致，其中非典型微生物和病毒感染约占 1/3。COPD 急性加重的诱因与引起 COPD 发病因素往往一致，这些因素促使 COPD 发生、发展，因此避免这些诱发因素，可预防 COPD 的发生，对于 COPD 患者来说，可预防急性加重的发作，避免病情恶化。

二、COPD 所致呼吸衰竭的病理生理

COPD 是一种具有气流受限特征的疾病，其气流受限不完全可逆，呈进行性发展，与肺部对有害气体或有害颗粒的慢性异常炎性反应有关，慢性炎性反应累及全肺，在中央气道(内径＞2～4mm)主要改变为杯状细胞和鳞状细胞化生、黏液腺分泌增加、纤毛功能障碍，临床表现为咳嗽、咳痰；外周气道(内径＜2mm)的主要改变为管腔狭窄，气道阻力增大，延缓肺内气体的排出，使患者呼气不畅、功能残气量增加。其次，肺实质组织(呼吸性细支气管、肺泡、肺毛细血管)广泛破坏导致肺弹性回缩力下降，使呼出气流的驱动压降低，造成呼气气流缓慢。这两个因素使 COPD 患者呼出气流受限，在呼气时间内肺内气体呼出不完全，形成动态肺过度充气(DPH)。由于 DPH 的存在，肺动态顺应性降低，其压力容积曲线趋于平坦，在吸入相同容量气体时需要更大的压力驱动，从而使吸气负荷增大。DPH 时呼气末肺泡内残留的气体过多，呼气末肺泡内呈正压，称为内源性呼气末正压(PEEPi)。由于 PEEPi 存在，患者必须首先产生足够的吸气压力以克服 PEEPi，才可能使肺内压低于大气压而产生吸气气流，这也增大了吸气负荷。肺容积增大造成胸廓过度扩张，并压迫膈肌使其处于低平位，造成曲率半径增大，从而使膈肌收缩效率降低，辅助呼吸肌也参与呼吸。但辅助呼吸肌的收缩能力差，效率低，容易发生疲劳，而且增加了氧耗量。COPD 急性加重时上述呼吸力学异常进一步加重，氧耗量和呼吸负荷显著增加，超过呼吸肌自身代偿能力，使其不能维持有效的肺泡通气，从

而造成缺氧及 CO_2 潴留,严重者发生呼吸衰竭。

三、COPD 急性加重期的判断

1.根据临床表现判断

COPD 急性加重是患者就医住院的主要原因,但目前尚无明确的判断标准。一般来说,是指原有的临床症状急性加重,包括短期咳嗽、咳痰、痰量增加、喘息和呼吸困难加重,痰呈脓性或黏液脓性,痰的颜色变为黄色或绿色提示有细菌感染,有些患者会伴有发热、白细胞升高等感染征象。此外,亦可出现全身不适、下肢水肿、失眠、嗜睡、日常活动受限、疲乏抑郁和精神错乱等症状。

2.辅助检查

诊断 COPD 急性加重需注意除外其他具有类似临床表现的疾病,如肺炎、气胸、胸腔积液、心肌梗死、心力衰竭(肺心病以外的原因所致)、肺栓塞、肺部肿瘤等。因此,当 COPD 患者病情突然加重,必须详细询问病史、体格检查,并作相应的实验室及其他检查,如胸部 X 线、肺 CT、肺功能测定、心电图、动脉血气分析、痰液的细菌学检查等。

(1)肺功能测定:急性加重期患者,常难以满意地完成肺功能检查。当 $FEV_1 <$ 50%预计值时,提示为严重发作。

(2)动脉血气分析:静息状态下 $PaO_2 < 60mmHg$ 和(或)$SaO_2 < 90\%$,提示呼吸衰竭。如 $PaO_2 < 50mmHg$,$PaCO_2 > 70mmHg$,$pH < 7.30$ 提示病情危重,需进行严密监护或入住 ICU 进行无创或有创机械通气治疗。

(3)胸部 X 线影像、心电图(ECG)检查:胸部 X 线影像有助于 COPD 加重与其他具有类似症状的疾病相鉴别。ECG 对心律失常、心肌缺血及有心室肥厚的诊断有帮助。螺旋 CT、血管造影和血浆 D-二聚体检测在诊断 COPD 加重患者发生肺栓塞时有重要作用,低血压或高流量吸氧后 PaO_2 不能升至 60mmHg 以上可能提示肺栓塞的存在,如果临床上高度怀疑合并肺栓塞,则应同时处理 COPD 和肺栓塞。

(4)实验室检查:血红细胞计数及血细胞比容有助于了解有无红细胞增多症或出血。血白细胞计数增高及中性粒细胞核左移可为气道感染提供佐证。但通常白细胞计数并无明显改变。有脓性痰者,同时应进行痰培养及细菌药物敏感试验。血液生化检查有助于确定引起 COPD 加重的其他因素,如电解质紊乱(低钠、低钾和低氯血症等)、糖尿病、营养不良等。

3.COPD 严重程度分级

COPD 严重程度评估分级需根据患者的症状、肺功能改变程度、是否存在合并症(呼吸衰竭、心力衰竭)等确定,其中反映气流受限程度的 FEV_1 下降有重要参考意义。根据肺功能检测结果,将 COPD 严重性分为 4 级。

Ⅰ级(轻度 COPD):其特征为轻度气流受限,患者的 $FEV_1/FVC<70\%$,但 $FEV_1\geqslant80\%$ 预计值,通常可伴有或不伴有咳嗽、咳痰。

Ⅱ级(中度 COPD):其特征为气流受限进一步恶化,$50\%\leqslant FEV_1<80\%$ 预计值,并有症状进展和气短,运动后气短更为明显。

Ⅲ级(重度 COPD):其特征为气流受限进一步恶化 $30\%\leqslant FEV_1\leqslant50\%$ 预计值,气短加剧,并且反复出现急性加重,影响患者的生活质量。

Ⅳ级(极重度 COPD):为严重的气流受限,$FEV_1<30\%$ 预计值,或者合并有慢性呼吸衰竭。此时,患者的生活质量明显下降如果出现急性加重则可危及生命。

四、COPD 急性加重期的监护

1.生命体征监测

(1)呼吸频率:对呼吸系统疾病而言,呼吸频率不仅可以反映病情的严重程度和病情的变化,而且也是反映无创或有创机械通气疗效的重要指标。如果病情好转或治疗得当,呼吸频率会逐渐趋于正常;如果病情加重或治疗不当,呼吸频率会持续增快。当二氧化碳潴留严重,导致呼吸中枢受抑时,则会出现呼吸减慢。

(2)心率:对于重症患者,心率也是反映病情的重要指标。心率的改变能够反映缺氧、二氧化碳潴留以及呼吸肌做功的增加;感染加重时心率亦明显加快。有时心率的变化早于血气或血象、胸片的改变。故密切观察心率变化能更早发现病情变化,从而及时进行相应检查,做出正确的临床判断。

(3)血压:伴有重症呼吸功能障碍的 COPD 患者,血压降低者并不少见。其原因可能是由于感染严重、心脏功能受损或并发消化道出血等所引起的感染性休克、心源性休克或失血性休克;或者是由于正压机械通气导致血流动力学不稳定;或者是由于镇静剂的使用;或者是液体入量不足。血压降低甚至休克时,重要脏器灌注障碍,可以加重病情甚至导致患者死亡。因此,应动态监测血压的变化,以及早发现病情变化,及早处理。

(4)体温:约 50%COPD 患者急性恶化的原因是感染,所以多有不同程度的发热,通常感染越重,体温越高,故应常规监测体温变化。部分患者由于久病体弱、高龄等原因,体温变化可与病情发展不平行。

(5)神志:缺氧和二氧化碳潴留均可引起神志变化,如智力或定向功能障碍、烦躁、嗜睡甚至昏迷。由于COPD患者一般年龄较大,容易合并其他系统疾病,故神志改变时还应除外脑血管病变、电解质紊乱、血糖改变或严重心律失常等。

2.其他监测

咳嗽、咳痰和气短是COPD患者最主要的症状,普通患者可以用BCSS(气短、咳嗽、咳痰评分)评分表判断症状严重度及疗效,对于伴有呼吸衰竭者,也应密切观察气道是否通畅、咳痰是否有力、痰量和性状的变化、辅助呼吸肌运动和三凹征,以及是否出现胸腹矛盾运动等表现。此外还包括心肺查体、紫绀、水肿等,生命体征监测如前所述。

3.辅助检查

(1)脉搏血氧饱和度(SaO_2):一般而言,当$SaO_2 > 92\%$时,PaO_2可维持在60mmHg以上。但是,脉搏血氧饱和度监测也存在局限性,首先其准确性受多种因素影响,例如低血压、组织灌注不良时所测得的SaO_2偏低,血中碳氧血红蛋白增高时(一氧化碳中毒)结果偏高;其次,SaO_2的变化与PaO_2并不平行,当$SaO_2 > 90\%$时,氧离曲线处于平坦部分,此时用SaO_2不能很好评估PaO_2水平,因此,仍需通过动脉血气分析了解PaO_2情况。脉搏血氧饱和度监测可以减少动脉血气分析的次数,但是不能完全取代之。

(2)经皮氧分压($PtcO_2$)和经皮二氧化碳分压($PtcCO_2$):利用经皮氧分压电极和二氧化碳分压电极紧贴于患者皮肤,电极直接测定加温后皮肤表面的血氧分压和二氧化碳分压,根据$PtCO_2$和$PtcCO_2$的变化来了解动脉血氧分压和二氧化碳分压情况。影响皮肤性质和传导性的因素,如年龄、皮肤厚度、水肿、局部循环情况或应用血管扩张剂等因素均可影响测定的准确性。此外,由于测定中需加热至43℃,因此在同一部位放置电极的时间不能超过4h,否则可引起皮肤灼伤。目前,该方法尚未作为常规监测指标。

(3)动脉血气分析:动脉血气分析对于了解患者的氧合和通气状况、有无酸碱失衡、指导药物治疗和调节机械通气参数具有重要价值。其准确度好,是目前临床上常用的监测指标。不过由于该检查需要采集动脉血,因此不可能连续监测。

(4)床旁X线摄胸片:对于COPD呼吸衰竭的患者可常规进行,但不如标准后前位胸片的质量高。根据胸片可以了解肺部病变的部位、范围及其变化,有无气胸、胸腔积液或肺不张,以及气管插管或中心静脉置管位置等。

（5）病原学检查：如痰培养（标本来源于咳痰、经气管插管或气管切开吸痰、经纤支镜抽取的气道分泌物）、肺泡灌洗液培养、血培养、胸水细菌培养以及军团菌抗体、支原体抗体等检查，对于明确诊断及指导治疗均有意义。

（6）血象：COPD 呼吸衰竭患者合并感染或感染加重时，可见白细胞计数和（或）中性粒细胞增多。

（7）肺功能：肺功能是判断气流受限的客观指标，重复性好，对 COPD 的诊断、严重度评价、疾病进展、预后和治疗反应等均有重要意义。COPD 呼吸衰竭患者一般肺功能很差，目前已有多种小型便携式肺功能测定仪用于床旁肺功能监测，这些肺功能仪体积小、重量轻、操作简便，只要求患者吹一口气，就可测量出多项呼气和吸气指标，对判断病情很有帮助，可用于危重患者呼吸功能的评价。

（8）营养：COPD 呼吸衰竭患者病情较重，常因摄入不足和呼吸功增加、发热等因素，引起能量消耗增加，多数存在混合性营养不良，会降低机体免疫功能和引起呼吸肌无力，导致感染不易控制，加重呼吸衰竭。故应通过监测体重、皮褶厚度、白蛋白、氮平衡等评价营养状况，及时处理。

（9）其他：酸碱失衡和缺氧、二氧化碳潴留和机械通气密切相关，应常规监测，此外还应进行肝肾功能、电解质、凝血功能、液体出入量，以及血流动力学如中心静脉压、肺毛细血管楔压等的监测。

4.呼吸功能监测

COPD 伴有重症呼吸功能障碍患者有时需要无创或有创机械通气，这时呼吸功能监测就变得至关重要。主要包括以下内容：

（1）气道压力：气道压对血流动力学、气体交换的影响明显，并与肺气压伤的发生密切相关，因此监测气道压很重要。

1）气道峰压：是整个呼吸周期中气道的最高压力，在吸气末测得。正常值 9～16cmH_2O。机械通气过程中应尽量使气道峰压<35～40cmH_2O，若高于此值，气压伤的发生率升高。气道峰压过低的常见原因有管道脱开或漏气、气囊漏气，此外，患者存在过度通气时胸内负压过高也可导致气道峰压降低。气道峰压升高反映了气道阻力增高或肺顺应性下降，常见原因有人-机呼吸抵抗、气道分泌物阻塞、支气管痉挛等，此外，并发胸腔积液或气胸、明显腹胀、潮气量过大、内源性和外源性 PEEP、峰流速过高等均可影响气道峰压。

2）吸气平台压：是吸气后屏气时的压力，如屏气时间足够长（占呼吸周期的10%或以上），平台压可反映吸气时肺泡压，正常值 5～13cmH_2O。机械通气时应尽量使吸气平台压<30～35cmH$_2$O,否则易出现气压伤。近年来认为,监测平台压比气道峰压更能反映气压伤的危险,因为气道峰压反映气道压力和肺胸顺应性,而吸气平台压可反映肺泡最大压力。过高的平台压和过长的吸气时间也影响肺内血循环的负荷。

3)内源性呼气末正压(PEEPi):COPD患者由于存在气流受限和过度充气,常有低水平PEEPi。COPD加重期可出现高水平PEEPi。除疾病本身可导致PEEPi外,COPD呼吸衰竭患者如果进行机械通气,小管径的气管插管和呼吸参数的设置不当如频率过快或呼气时间过短等均可能加重PEEPi。PEEPi可损害心功能、增加气压伤危险、增加呼吸功,因此需要及时治疗。降低PEEPi的方法主要有延长呼气时间、降低患者通气要求、给予支气管扩张剂以及加用适当的外源性PEEP。

4)平均气道压:平均气道压是扩张肺泡和胸壁的平均压力,其改变对呼吸机所致的气体交换(尤其是氧合)、心血管功能改变和气压伤方面均有明显影响。因此,应用平均气道压来指导呼吸参数调整的兴趣近年来正在增加。平均气道压受多种因素的影响,主要是吸气气道压、吸气时间分数和PEEP。调整呼吸参数时,为避免意外,应监测平均气道压。

(2)肺通气

1)潮气量:机械通气患者,潮气量监测很重要。定容型通气模式下潮气量应等于预设潮气量;定压型通气模式下潮气量与预设的吸气压密切相关,也与患者的气道阻力和肺顺应性相关,此时可通过调整吸气压来达到理想的潮气量。部分呼吸支持的患者,自主呼吸时潮气量越大,越有希望撤机。

2)分钟通气量:潮气量和呼吸频率的乘积即为分钟通气量,是反映通气功能的重要指标,潮气量或呼吸频率的变化均可导致分钟通气量的改变,进而影响二氧化碳水平。二氧化碳潴留表明通气不足,需增加分钟通气量。当采用部分呼吸支持时,对分钟通气量和自主分钟通气量的监测有助于呼吸参数的调整以及评估能否撤离呼吸机。

(3)气体流量:吸气峰流速是临床常用的监测指标,正常值为40～100L/min,吸气峰压和吸气时间与吸气峰流速相关。对正常肺而言,吸气峰流速越大,气道峰压和胸内压越高,潮气量也越大,但易导致局部肺泡过度扩张,易致气压伤,但这一理论并非完全适用于肺病患者。多数呼吸机可以提供多种送气流速方式,如方形波、减速波、正弦波等,以方形波和减速波最为常用,但目前并无确切证据说明孰优孰劣。

(4)气道阻力：COPD 患者气道阻力明显增加。机械通气时气管插管产生的阻力在总呼吸阻力中占很大比例，与管腔内径关系最大，其次是吸气峰流速和气管插管长度。

(5)肺顺应性：COPD 患者动态肺顺应性降低，这与气流阻塞有关，往往会导致呼吸功的增加。

(6)呼吸功：对于部分通气支持患者，由于呼吸机的切换和患者自身的呼吸动作之间存在时间差，始终存在使患者呼吸功增加的可能，故应调节好触发灵敏度、PEEP、吸气峰流速等以尽可能减少呼吸功。

(7)最大吸气压：是测定呼吸肌肌力的指标，可用于判断是否需要建立或撤离机械通气。

(8)气道闭合压：是反映呼吸中枢驱动力的指标，测定方法是在规律呼吸之外的间歇，在没有预先告知患者的情况下让气道在吸气前闭合，在患者还没有意识到气道闭合和对它做出反应之前这一瞬间(典型的为 0.1s)测出气道压改变(P0.1s)。

5.并发症的监测

(1)慢性肺源性心脏病心力衰竭：COPD 伴有重症呼吸功能障碍患者可以逐渐发展为慢性肺源性心脏病，并出现右心功能不全。可以通过临床有无颈静脉怒张、肝大、肝颈回流征、水肿、肺动脉高压或右室肥大征象，并辅以心电图、超声心动图检查以明确有无慢性肺心病以及有无右心衰竭。

(2)上消化道出血：COPD 呼吸衰竭急性加重期由于低氧、病重，可能合并上消化道出血，应注意相关征象，及时发现及时处理。

(3)其他脏器功能衰竭：危重患者应监测重要脏器功能，如肝功能、肾功能、凝血功能等，及早发现病情变化。

(4)机械通气并发症：对于机械通气的患者，还需注意监测有无机械通气并发症，如气管受压引起的溃疡、坏死、气道穿孔、气压伤、呼吸肌相关肺炎、肺不张等。

6.伴发疾病监测

COPD 呼吸衰竭患者多数是老年人，是心脑血管疾病的高危人群，合并冠心病、急性心肌梗死或急性脑血管病变者并不少见。一些需要呼吸机支持治疗的患者插管后无法用言语交流，故应注意心脏和神经系统体征，并定期检查心电图，以及早明确诊断。此外，危重患者无论既往是否有糖尿病病史，如果血糖升高或者难以控制，往往表明病情加重，应积极控制血糖。

7.药物不良反应监测

由于 COPD 伴有重症呼吸功能障碍患者往往使用的药物较多，应注意药物对肝肾功能的损害，过敏反应，以及神经精神症状，及时处理。

8.COPD 伴有重症呼吸功能障碍稳定期的监测

（1）肺功能：肺功能是评价气流阻塞程度的客观指标，定期检查肺功能有利于评价病情严重度、疾病进展和治疗效果。

（2）血气分析：血气分析监测可以了解缺氧和二氧化碳潴留情况，指导家庭氧疗和家庭呼吸机治疗等。

（3）活动耐力：COPD 患者活动耐力受多种复杂因素影响，包括通气功能、气体交换、循环、肌肉功能、营养状况以及临床症状，是评价 COPD 严重程度的更为客观综合的指标，目前多用 6min 步行距离来评价活动耐力。

（4）临床症状：患者对临床症状严重程度的记录有助于监测疾病活动、调整治疗和评价预后。BSCC 可用来评价 COPD 患者咳嗽、咳痰和气短三个主要症状的严重程度，是一稳定有效的工具，对症状变化较为敏感，可及早发现病情恶化。

（5）生活质量：COPD 疾病逐渐进展所表现出的临床症状对患者的日常生活、社会活动和情感等方面均有明显影响。有研究表明健康状况是除气流受限和年龄外与 COPD 病死率明显相关的因素之一。目前多用 St George's 呼吸问卷（SGRQ）来评价 COPD 患者的生活质量。该调查表可信性、可行性和敏感性较好，在实际应用中取得了很好的效果。

五、COPD 急性加重期的治疗

COPD 急性加重期的治疗，需在缓解期治疗的基础上有所加强，如用抗胆碱药物与 β_2 受体激动剂雾化治疗，以尽快缓解症状，常用药物有异丙托溴铵及沙丁胺醇。对呼吸困难、喘息症状明显者，全身应用糖皮质激素，可使症状缓解，病情改善。由于细菌感染是 COPD 急性加重的常见原因，尤其是病情较重者，痰量增加及痰的性状改变并为脓性者，合理使用抗菌药物对其预后至关重要。

由于 COPD 急性加重反复发作的患者常常应用抗菌药物治疗，加之细菌培养影响因素较多，痰培养阳性率不高，且难以及时获得结果，初始经验治疗显得尤为重要。因此应根据患者临床情况、痰液性质、当地病原菌感染趋势及细菌耐药情况选用合适的抗菌药物，除非病原菌明确，否则选择药物的抗菌谱不宜太窄。对伴有呼吸衰竭的患者，早期应用无创正压通气可以改善缺氧，降低动脉血二氧化碳分压，减少有创呼吸机的应用。对于痰液黏稠、气道分泌物多，容易误吸者等不适合进行无创通气者，可根据病情考虑气管插管或气管切开进行机械通气。

1.控制性氧疗

氧疗是 COPD 急性加重期住院患者的基础治疗。无严重合并症的 COPD 急性加重期患者氧疗后易达到满意的氧合水平（$PaO_2 > 60mmHg$ 或 $SaO_2 > 90\%$）。但宜给予低浓度吸氧，吸入氧浓度一般不超过 35%，吸入氧浓度过高，可能发生潜在的 CO_2 潴留及呼吸性酸中毒。给氧途径包括鼻导管或 Venturi 面罩，其中 Venturi 面罩能更精确地调节吸入氧浓度。氧疗 30min 后应复查动脉血气，以确认氧合满意，且未引起 CO_2 潴留及（或）呼吸性酸中毒。

2.抗感染治疗

COPD 急性加重多由细菌感染诱发，故抗生素治疗在 COPD 急性加重期治疗中具有重要地位。当患者呼吸困难加重，咳嗽伴有痰量增多及脓性痰时，应根据 COPD 严重程度及相应的细菌分布情况，结合当地常见致病菌类型及耐药流行趋势和药物敏感情况尽早选择敏感抗生素。如对初始治疗方案反应欠佳，应及时根据细菌培养及药敏试验结果调整抗生素。通常 COPD Ⅰ 级（轻度）或 Ⅱ 级（中度）患者加重时，主要致病菌多为肺炎链球菌、流感嗜血杆菌及卡他莫拉菌；属于 Ⅲ 级（重度）及 Ⅳ 级（极重度）COPD 急性加重时，除以上常见细菌外，尚可有肠杆菌科细菌、铜绿假单胞菌及耐甲氧西林金黄色葡萄球菌。发生铜绿假单胞菌的危险因素有：近期住院、频繁应用抗菌药物、以往有铜绿假单胞菌分离或寄植的历史等。要根据细菌可能的分布采用适当的抗菌药物治疗。抗菌治疗应尽可能将细菌负荷降低到最低水平，以延长 COPD 临床缓解期的持续时间。长期应用广谱抗生素和糖皮质激素易继发深部真菌感染，应密切观察真菌感染的临床征象并及时采用防治真菌感染的措施。

3.支气管舒张药的应用

短效 β_2 受体激动剂较适用于 COPD 急性加重期的治疗，若效果不显著，可加用抗胆碱能药物，如异丙托溴铵，噻托溴铵等。对于较严重的 COPD 急性加重者，可考虑静脉滴注茶碱类药物。由于茶碱类药物血药浓度个体差异较大，治疗窗较窄，监测血清茶碱浓度对于评估疗效和避免不良反应的发生都有一定意义。β_2 受体激动药、抗胆碱能药物及茶碱类药物由于作用机制不同，药代及药动学特点不同，且分别作用于不同大小的气道，所以联合应用可获得更大的支气管舒张作用。但联合应用 β_2 受体激动剂和茶碱类时，应注意心脏方面的副作用。

4.糖皮质激素的应用

COPD 急性加重期住院患者宜在应用支气管舒张药的基础上，口服或静脉滴注糖皮质激素，其剂量要权衡疗效及安全性，建议口服泼尼松 30～40mg/d，连续7～10d 后逐渐减量停药；也可以静脉给予甲泼尼龙 40mg，每日 1 次，3～5d 后改为口服。延长给药时间或加大激素用量不能增加疗效，反而会使不良反应增加。

5.机械通气治疗

可根据病情需要给予无创或有创机械通气，一般首选无创性机械通气。机械通气，无论是无创或有创方式，都只是一种生命支持方式，在此条件下，通过药物治疗消除 COPD 急性加重的原因，使急性呼吸衰竭得到逆转。

(1)无创性机械通气(NIPPV)：使用 NIIPPV 要注意掌握合理的操作方法，提高患者依从性，避免管路漏气，从低压力开始，逐渐增加辅助吸气压和采用有利于降低 $PaCO_2$ 的方法，从而提高 NIPPV 的效果。NIPPV 的适应证(至少符合其中 2 项)：①中至重度呼吸困难，伴辅助呼吸肌参与呼吸，并出现胸腹矛盾运动；②中至重度酸中毒(pH 7.30～7.35)和高碳酸血症($PaCO_2$ 45～60mmHg)；③呼吸频率＞25 次/min。禁忌证(符合下列条件之一)：①呼吸抑制或停止；②心血管系统功能不稳定，如出现低血压、心律失常、心肌梗死等；③嗜睡、神志障碍及不合作者；④易误吸者(吞咽反射异常，严重上消化道出血)；⑤痰液黏稠或有大量气道分泌物，不易自行排出者；⑥近期曾行面部或胃食管手术者；⑦头面部外伤，固有的鼻咽部异常；⑧极度肥胖；⑨严重的胃肠胀气。

(2)有创性机械通气：在积极药物和 NIPPV 治疗后，患者呼吸衰竭仍进行性恶化，出现危及生命的酸碱失衡和(或)神志改变时，宜用有创性机械通气治疗。病情好转后，根据情况可采用无创机械通气进行序贯治疗。

有创机械通气指征：①严重呼吸困难，辅助呼吸肌参与呼吸，并出现胸腹矛盾运动；②呼吸频率＞35 次/min；③危及生命的低氧血症(PaO_2＜40mmHg 或 PaO_2/FiO_2＜200mmHg)；④严重的呼吸性酸中毒(pH＜7.25)及高碳酸血症；⑤呼吸抑制或停止；⑥嗜睡、神志障碍；⑦严重心血管系统并发症(低血压、心律失常、心力衰竭)；⑧其他并发症，如代谢紊乱、脓毒血症、肺炎、肺血栓栓塞症、气压伤、大量胸腔积液等；⑨无创通气失败或存在无创通气的禁忌证。

临床使用最广泛的三种通气模式为辅助控制通气(A-CMV)，压力支持通气(PSV)或同步间歇指令通气(SIMV)与 PSV 联合模式(SIMV＋PSV)。因 COPD 患者广泛存在内源生呼气末正压(PEEPi)，为减少因 PEEPi 所致吸气功耗增加和人机不协调情况，可常规加用一适度水平(为 PEEPi 的 70%～80%)的外源性呼气末正压(PEEP)。COPD 的撤机可能会遇到困难，需设计和实施一周密方案。有创-无创序贯机械通气被用于帮助早期脱机,并已取得良好的效果,可推荐应用。

　　6.其他治疗措施

　　在严密监测液体出入量和血电解质的情况下,适当补充液体和电解质,注意维持液体和电解质平衡;注意补充营养,对不能进食者需经胃肠补充要素饮食或给予静脉高营养;对卧床、红细胞增多症或脱水的患者,无论是否有血栓栓塞性疾病史,均需考虑使用肝素或低分子肝素,预防深静脉血栓形成和肺栓塞;采用物理方法排痰和应用化痰排痰药物,积极排痰治疗;识别并治疗冠心病、糖尿病、高血压等伴随疾病和其他合并症,如休克、弥散性血管内凝血、上消化道出血、肾功能不全等。

第十六章　支气管镜检查和支气管肺泡灌洗

第一节　纤维支气管镜检查

一、概述

支气管镜检查主要包括纤维支气管镜检查和硬质支气管镜检查,由于纤维支气管镜的独特优势,应用越来越普遍,本节主要讨论纤维支气管镜检查。

纤维支气管镜(简称纤支镜)的研制成功和作为一项内镜检查技术应用于临床仅仅几十年的时间,但从硬质支气管镜发展到纤支镜却经历了 100 多年的历史。1897 年德国人 Kilian 首次用长 25cm,直径 8mm 的食管镜从气管内取出骨性异物获得成功,开创了硬质镜能进入气管并可进行操作的新纪元。1907 年美国人 Jackson 将微型电灯珠用在镜管的前端,创造了金属硬质支气管镜,同时制造了各种样式的钳子来钳夹组织和异物,用于诊断和治疗气管、支气管及肺部疾病。1964 年日本人 Ikeda 将纤维光导学应用于支气管镜的设计,由 Olympus 制造的可曲式纤维支气管镜正式产生。后来又在纤支镜上安装带有摄像、录像和微电脑控制的电子装置,称之为电子纤维支气管镜。2004 年 11 月 Olympus 公司将"超声波引导下穿刺技术"应用于纤支镜,进一步完善了纤支镜检查的各种功能。

随着纤支镜产品的不断更新,使其具有如下优点:①管径小,可视范围大,可进入全部段支气管,74% 的亚段支气管和 38% 的亚亚段支气管;②可弯曲,操作方便,被检查者可取座位、半卧位或卧位,对颈椎病、张口困难患者可从鼻腔插入,呼吸功能不全者,可同时连接呼吸机进行检查;③照明好,采用冷光源照明,亮度强,图像清晰,且光源无热,不会造成黏膜灼伤;④使用安全,患者痛苦小,易接受;⑤功能全,可在直视下采集呼吸道分泌物和细胞标本刷/刮检;对气道、肺、纵隔行活组织钳取/针吸;纤支镜肺泡灌洗可对肺泡内细胞和可溶性成分进行检查;局部注药可对一些疾病进行治疗;并可安装视教镜或电视屏幕进行教学,也可摄影、录像以积累资料。

虽然纤支镜基本上在所有诊断适应证中已取代了硬质支气管镜,但必须明确以下情况在全麻下硬质支气管镜更具优势:大量咯血止血;支气管支架放置;气管-支气管树扩张;气道新生物激光(钕:钇-铝-石榴石)摘除;支气管内放射治疗短导管放置;纤支镜无法摘除的异物;以及支气管结石的去除;硬镜也用于儿童。

二、适应证和禁忌证

(一)适应证

(1)原因不明的咯血或痰中带血,需明确出血部位和咯血原因。在大咯血时一般不宜进行检查。

(2)原因不明的持续刺激性咳嗽、局部喘鸣,难以用吸烟或支气管炎解释,需进一步明确者,或原有的咳嗽在质上发生了变化,特别是中老年人。

(3)支气管阻塞,表现为局限性肺气肿,局限性干性啰音或哮鸣音,以及反复出现同一部位阻塞性肺炎或肺不张,抗生素治疗无效,临床怀疑肺癌者。

(4)任何肺部肿块阴影,临床表现和 X 线检查难以对良恶性作出鉴别、需要活检病理组织学证实时。

(5)痰细胞学检查阳性,而肺内影像学无异常发现者。

(6)原因不明的喉返神经麻痹或膈神经麻痹以及上腔静脉综合征等原因待查者。

(7)诊断不明的支气管、肺部感染性疾病或弥散性肺部疾病诊断困难,需经纤支镜检查,做肺活检、刷检或冲洗、灌洗等,进行细胞学及细菌学检查。

(8)原因不明的胸腔积液或通过实验室检查对良恶性胸腔积液难以确定,怀疑肺内肿瘤胸膜转移者。

(9)观察气管食管瘘,协助选择性支气管造影.能有针对性地显示支气管畸形、扩张程度和范围;做引导性经鼻气管插管,其准确性强、成功率高。

(10)纤支镜检查在治疗上的应用,如移除分泌物、治疗肺不张、支气管内膜结核、支气管扩张、钳取异物、止血、吸引冲洗、引流肺脓疡、灌洗治疗肺泡蛋白沉积症、肺癌气管内局部化疗、放疗、用激光、高频电刀解除气管内梗阻,了解病变范围、确定外科手术方式,评价治疗效果等。

(二)禁忌证

纤支镜检查已经积累了丰富的经验,其使用禁忌证范围也日益缩小,或仅属于相对禁忌证。患者能否进行纤支镜检查决定于患者的综合情况,操作者根据自己的技术情况和单位条件设备情况。比如气管内肿瘤患者,可能是适应证,进行气管内局部化疗、放疗或用激光、高频电刀解除气管内梗阻；也可能是禁忌证，因气管狭窄严重，检查可能导致窒息。因此，进行纤支镜检查时应权衡利弊，决定是否进行。下列情况进行检查风险高于一般人群，应注意判断。

(1)一般情况极差，体质十分虚弱者。

(2)肺功能严重损害，呼吸明显困难，严重低氧血症者以及严重肺动脉高压活检可能发生严重出血者。

(3)严重心脏病，心功能不全或频发心绞痛，明显心律紊乱，新近发生过心肌梗死者以及严重高血压者。

(4)精神高度紧张/精神失常，不能合作者。

(5)主动脉瘤，有破裂危险。

(6)近期有活动性大咯血，哮喘急性发作，则需暂缓进行。

(7)出、凝血机制严重异常。

(8)对麻醉药过敏不能用其他药物所代替者。

(9)近期急性支气管肺部感染、高热，纤支镜检查可使炎症扩散，则需暂缓进行。

(10)气管部分狭窄，估计纤支镜不易通过，且可导致严重的通气受阻者。

(11)尿毒症患者，活检时可能发生严重出血。

三、纤支镜检查操作方法

(一)术前准备

(1)全面了解患者病史、仔细查体及实验室检查，复习近期胸片、CT片，确切掌握病变部位，以便评估病情，有目的地进行纤支镜检查，防止镜检中发生意外，减少并发症，提高纤支镜检查效果。

(2)严格掌握适应证，了解患者术前病情变化，老年人常规作心电图、血小板计数、出、凝血时间等检查，对有肺功能不全者，应作血气分析或血氧饱和度测定检查。对呼吸道急性炎症期、气道反应较高的以及严重高血压及严重心脏病患者，如果检查不能避免时，术前应予以必要的对症治疗。一般认为，进行纤支镜检查时，患者的动脉血氧分压平均下降1.33～2.66kPa(10～20mmHg)，并有可能发生心律失常。

(3)备好急救药品、氧气、开口器和舌钳，检查活检钳及活检刷头有无松动、断裂，确保血压、血氧、心电监护仪、吸痰器性能良好，必要时备好人工复苏器。

(4)向患者充分说明纤支镜术对疾病诊断和治疗的必要性和安全性，介绍检查方法,讲清操作要点,同时又要向家属讲明术中、术后可能出现的并发症,耐心细致地做好解释工作,使患者消除顾虑,解除紧张情绪,以取得患者主动配合检查。必要时可让家属陪伴身旁予以心理支持;患者或家属签订纤支镜检查知情同意书。

(5)了解有无可经血液传播的病史,必要时检查肝功能、乙肝表面抗原、艾滋病等;了解有无麻醉药物等过敏史。

(6)术前禁食禁水 4～6 小时;禁吸烟。

(7)术前给药:为减少患者检查时的分泌物及消除患者的紧张情绪,术前半小时肌注阿托品 0.5mg、地西泮 5～10mg 或吗啡 5～10mg。慢阻肺患者慎用吗啡,年迈体弱、重症患者用量酌减,呼吸功能不全者禁用。前列腺肥大者用阿托品可能造成排尿困难,需慎重。舒喘灵、喘乐宁气雾剂,均为 β_2 肾上腺素受体选择性兴奋剂,可舒张支气管。对于气道反应较高的患者,术前适量吸入此类药物,可减轻镜检刺激引起的气道痉挛。

(8)取下口腔义齿;检查时患者头部用消毒巾包裹(或戴消毒帽),并用 75％乙醇溶液纱布擦拭其鼻、唇周围皮肤。

(9)检查前纤支镜的插入部分和活检钳、细胞刷、吸引管等应浸泡在 1：2000 洗必泰溶液中消毒 20 分钟。气管镜的操作部和目镜部用 75％乙醇溶液纱布擦拭。术前应仔细检查纤支镜是否清晰,管道是否通畅,弯曲调节钮是否灵活将自动吸引接头接在纤支镜吸引管外套管内,连接吸引器并检查吸引装置有无堵塞;检查冷光原亮度、曝光系数是否适宜,检查使用的电源必须接可靠地线,装置稳压器、连接光源。

(二)操作要点

1.麻醉

鼻咽部:常用 2％利多卡因喷雾麻醉或超声雾化吸入。气管内:采用纤支镜直接滴入或环甲膜穿刺,注入 1％～2％利多卡因 5ml,后者效果准确可靠,但穿刺的针眼难免有少许血液流入气管、支气管内易于病理性出血混淆。

2.体位选择

患者多取仰卧位,肩部略垫高,头部摆正,略向后仰,鼻孔朝上。这种体位,患者肌肉放松,比较舒适,并可预防晕厥,更宜于老年、体弱、精神紧张者检查。如患者有呼吸困难或颈、胸部、脊柱畸形等情况不能平卧时可采取座位,但注意镜检所见标志与仰卧位相反。

3.选择插入途径

根据患者的具体病情和检查目的要求选择:经鼻、口腔、气管套管或气管切开处插入。经鼻腔插入:操作方便,患者痛苦小,能自行咳出痰液,检查中可以了解鼻咽部病变,是最常用的方法;经口腔插入:不能由鼻腔插入者,可选择口腔路径进入,其缺点是容易引起恶心反射以及舌翻动,使纤支镜不易固定而导致插入困难,呼吸道分泌物不能自行咳出,需放咬口器,以免咬损插入部;经气管套管或气管切开处插入仅用于已行气管切开和气管插管的危重患者气道管理。

4.检查步骤及顺序

开启冷光源,调节好光源亮度,用屈光调节环调整视野清晰度。操作时术者左手握纤支镜的操作部,拇指拨动角度调节钮,使插入管末端略向上翘,以适应鼻腔的弧度将镜的前端送入鼻腔,边插边调节角度旋钮使镜端沿咽后壁进入喉部,窥见会厌与声门,观察声带活动,充分麻醉,通过张开的声门将纤支镜送入气管。注意观察气管黏膜以及软骨环的情况,直至隆突,确认两侧主支气管管口,先检查健侧后患侧,病灶不明确的先右侧后左侧,自上而下依次检查各叶、段支气管。健侧支气管检查完毕后将镜退回隆突,再依次检查患侧,如果发现病变根据情况决定相应检查。注意检查时保持视野位于支气管管腔中央,避免碰撞管壁,引起支气管痉挛,且极易造成黏膜损伤。

5.标本采集

纤支镜检查过程中,肉眼虽可对管腔内病变进行观察,作出初步诊断,但进一步明确,必须有组织学、细胞学或细菌学的证据。为此必须进行标本采集,常用方法有:

(1)钳检:是获取病理标本的重要手段。采取标本前应吸除支气管内分泌物,窥清病变部位,若活检前病灶已有渗血,或者估计到钳夹后出血较多,可能造成视野模糊,应于活检局部先滴入 1∶10000 肾上腺素。调整好内镜的深度、方向及末端弯曲度,使选定的活检部位恰当地呈现在视野中间,助手插入活检钳控制钳舌关闭,术者在视野中看到钳末端伸出,再将钳送至系近活检的部位,此时,请助手张开钳舌,继续推进,准确压住病变部位,嘱助手关闭钳舌,同时,术者迅速将活检钳往外拽出,不宜用力过猛。标本取出后放在小片滤纸上,立即浸入盛有 10% 福尔马林溶液的小瓶内固定送检。对镜下所见的黏膜病变或肿物的阳性率可达 90% 左右。对有苔病变先将苔吸出或钳出,暴露病变后取材。对肿物在中间或基底部取 3~4 块组织较为适宜。出血较多时,可再滴入 1∶10000 肾上腺素止血。

(2)刷检:分为标准刷和保护性套管刷。前者一般在直视下,必要时在 X 线透视下进行。将细胞刷插入病变部位,稍加压力旋转刷擦几次后将其退至纤支镜末端和纤支镜一起拔出,涂片 2~3 张送检,送细胞学检查的涂片置入 95% 乙醇溶液中固定。保护性套管刷包括单套管、双套管,加塞或不加塞等方法,主要用于细菌学检查。双套管毛刷有内外两层,外套管顶端有小塞封闭管口,毛刷在内套管中。刷检时,将内套管向前推送,外套管末端的小塞被顶掉,再将毛刷向前推送,伸出内套管刷检,取毕标本退入内套管中。纤支镜与套管毛刷一起拔出,剪除外露套管顶端有污染的部分,伸出毛刷浸入少量消毒盐水中做细菌培养。

(3)针吸活检:用特制的穿刺针,在 CT 引导下经纤支镜对纵隔肿大的淋巴结穿刺活检或经支气管针吸肺活检(TBNA)。2004 年 11 月奥林巴斯医学系统公司发布了利用具有超声波功能的支气管内窥镜技术,通过超声波图像来确认淋巴结,用专门的抽吸式活检针进行穿刺来提取标本。针吸活检对纵隔、肺门淋巴结的性质,肺癌的诊断和分期有重要的临床意义。

(4)经支气管肺活检(TBLB):根据有无引导条件分为:无 X 线透视引导下行 TBLB,即"盲取"。在 X 线透视引导下行 TBLB;在 CT 引导下 TBLB。用于对弥散性肺病变或周边型肿块取活组织做病理检查。

(5)支气管肺泡灌洗:是利用纤支镜向支气管肺泡注入生理盐水、并随即抽吸,收集肺泡表面衬液,检查其细胞成分和可溶性物质的一种方法。主要用作有关疾病的临床诊断,研究肺部疾病的病因、发病机制以及评价疗效和预后等。

四、并发症及术后护理

(一)并发症的预防及处理

虽然纤支镜检查认为是一种安全的检查方法,但随着检查范围的扩大,并发症的发生率亦在增多,其发生率在 0.3%,严重并发症为 0.1%,死亡率 0.01%。常见并发症为:

1.麻醉药过敏

良好的麻醉是纤支镜检查顺利进行的基本条件,可减轻咳嗽,减少喉、支气管痉挛的发生。但不当的麻醉可引起严重并发症,甚至造成死亡。少数患者因为麻醉药物过量或体质因素发生中毒或过敏反应,以地卡因较多见,但现已不采用。目前多应用利多卡因局麻,以避免麻醉药物过敏。因此喷药前应注意询问患者有无麻醉药物过敏史或先喷少许药液,仔细观察 2~3 分钟,如无过敏反应再继续进行局麻。麻醉药不要超过常规剂量,一旦出现过敏中毒反应,应立即停止用药,并立即抢救,给予吸氧、保持呼吸道通畅、输液、可肌注或静往肾上腺素、甲强龙或地塞米松、非那根等,必要时行气管插管及对症处理。

2.喉头、气管、支气管痉挛

多发生在纤支镜通过声门时。患者出现明显紫肿,呼吸困难,严重可死亡。主要因为麻醉不充分或检查刺激引起,因此操作前应充分麻醉,向患者讲明操作步骤,充分取得配合,操作者动作要轻柔减少刺激。

3.出血

最常见。表现为短暂的鼻少量出血、痰中带血或咯血一般无需特殊处理。多由于细胞刷检或活检后黏膜被撕裂或损伤引起。癌组织脆性大,活检易出血,及时注入1∶1000肾上腺素于出血部位。当出现大咯血时,可将纤支镜堵在出血支气管内,或立即拔出纤支镜,患者其侧卧位,并及时采取肌注安络血、止血敏等止血措施,必要时行气管插管吸引。

预防:如从鼻孔进入,先检查患者哪个鼻孔较通畅。纤支镜从通畅的鼻孔进入。术前常规作血小板计数,出凝血时间测定。有出血素质及其倾向的患者,要提高警惕。如检查指征不迫切,最好不行纤支镜检查。否则应进行相应的治疗并作好必要的急救、止血准备,患者有反复大咯血或估计病变有出血可能者,避免用锐利的活检钳,取活组织时应避开血管。检查时各项操作都要轻柔,避免用力过猛,作好表面麻醉,减少检查过程中的剧烈咳嗽。对血管丰富的癌肿组织,也有人主张在活检前先滴入1∶10000肾上腺素2～3ml,可使癌肿表面血管收缩,待癌组织颜色变浅后再行活检,这样可使出血大为减少。

4.发热、感染

少数情况与消毒不严格、无菌操作不够、肺出血有关。一般认为对高龄或肺部有明显的慢性阻塞性肺疾病的患者,检查后发热,感染机会多于其他人。也有个别患者在纤支镜检查及活检后,发生肺炎和败血症。防治:每次检查前、后应严格消毒纤支镜,特别是镜管中有痰液残留者,消毒前多次用蒸馏水吸冲,之后用消毒液连续吸引冲洗,然后将纤支镜浸泡消毒液中。对已有肺部感染的患者,检查前、后均应用抗生素治疗,对发热38℃以上者,肺部炎症明显者,检查前应积极抗感染治疗,最好等体温下降,肺部炎症控制再行纤支镜检查。如术后患者出现发热,应立即行血常规检查,必要时拍胸片,肺部浸润或肺炎可适当应用抗生素处理。

5.气胸

主要见于活检,特别是经支气管镜肺活检。由于活检位置过深,肺活检时撕裂胸膜导致。预防方法活检时尽可能在X线帮助下行肺活检,不要靠近胸膜,钳夹时如患者感到相应部位疼痛时,表示触及壁层胸膜,应立即松钳,后退少许试夹。一旦发生,按气胸处理。

6.低氧血症

一般认为纤支镜检查时,PaO_2 平均下降 $1.33\sim2.7kPa(10\sim20mmHg)$。检查过程中咳嗽或吸痰时 PaO_2 下降明显,操作时间的延长 PaO_2 下降明显。对有慢性阻塞性肺病或肺损伤范围较大或术前应用镇静剂等,PaO_2 下降更为明显。在检查后低氧血症可持续 $1\sim2$ 小时。故应严格掌握适应证。防治:PO_2 低于 $70mmHg$ 时应慎重,尽可能缩短检查时间,对有心肺功能障碍应作心电图和血氧饱和度监测。对肺功能较差的患者应避免应用抑制呼吸作用的镇静剂。术中应给予吸氧。

7.心脏呼吸骤停

原因可能为患者原有心脏病基础,情绪不稳定,麻醉不充分,操作手法不当。由于纤支镜检查时的刺激,特别是纤支镜通过隆突时易出现室颤,所以并发症要多于、重于无心脏疾病患者,对患有冠状动脉疾患的患者进行纤支镜检查时,有一定危险,需要慎重考虑适应证和并发症,检查时应作心电监护、吸氧,同时准备好必要的抢救仪器。即使无心脏病史的患者,当麻醉不全时,强烈的刺激可能引起反射性心跳骤停。因此术前应做心电图,术中心脏监护观察,如有明显的心律紊乱,严重心脏病、大面积心肌梗死,禁做纤支镜检查。如遇意外立即抢救处理。

(二)术后护理

1.一般护理

拔镜后嘱患者卧床或静坐休息 30 分钟,禁食 3 小时,以免误吸。门诊患者应由家人陪护休息半小时到 1 小时后可回家。告诫患者少讲话,利于声带休息。多休息,不可用力咳嗽、咯痰,可能出现鼻腔咽喉不适、疼痛、鼻衄、声嘶、头晕、胸闷、吞咽不畅等,休息后可逐渐缓解。3 小时后可试进少量温凉流食。

2.呼吸观察

术后注意观察呼吸频率、深度、节律的变化和口唇颜色,呼吸不畅者予以吸氧 $2\sim3L/min$。

3.咯血的观察和护理

进行纤支镜活检术出现少量咯血属正常现象,一般不必特殊处理,$1\sim3$ 天可自愈。一旦出现大咯血,及时治疗、抢救,并采取有效的护理措施:①去枕平卧,头偏向患侧,或头低脚高位,轻拍背部,消除鼻腔、口咽内的积血,保持呼吸道通畅;②消除患者的恐惧、紧张情绪,必要时给小量镇静剂应用,避免用力咳嗽,吸氧 $3\sim4L/min$;③建立静脉输液通道,给予止血药应用,必要时输血;④严密观察生命体征变化,观察有无面色苍白、皮肤湿冷等休克状态,准备好抢救药品、器械,避免窒息致死的后果发生。

4.抗生素治疗

术后发热、咳嗽、多痰,可给予对症或抗生素治疗。必要时检查血象,胸部 X 线等检查,以防肺部感染及并发症发生。

五、纤维支气管镜检查在诊断上的应用

(一)肺部症状和体征

1.咳嗽

咳嗽是一种常见症状,本身是一种旨在清除呼吸道异物的防御机制,临床医生常常遇到的问题是患者是否需要进行镜检。如果慢性咳嗽者,咳嗽性质或频率的改变,持续 4~6 周,提示支气管内可能发生新的病理改变,如局部性狭窄,原因可能是支气管肿瘤、支气管结核、异物、支气管炎症或支气管痉挛等。应当考虑纤支镜检查。

2.咯血

作为一种症状,本身很少有诊断价值,然而咯血会受到患者和临床医师的关切,尤其是大咯血提示病情严重。引起咯血的疾病比较多,主要来自于气管、支气管及肺,常见的病因有支气管扩张、肺癌、支气管内膜结核、肺结核、支气管炎、肺炎、肺动脉高压、肺梗死、肺脓肿、肉芽肿、外伤、肺血管异常等。病因不明的咯血患者都应行纤支镜检。检查的目的在于确定出血的原因,特别是排除肿瘤的存在,还可用于确定以后不能预测的大出血的部位。在活动性出血期或 48 小时内进行镜检,发现出血部位的可能性最大,即使超过 48 小时来诊,同样应做镜检,通常绝大部分患者的咯血原因都能明确,但有少数咯血原因始终不能确定。大咯血的患者(24 小时内咯血在 500ml 以上,或一次量 300~500ml),因为纤支镜的吸引孔过细,且吸引能力有限,不能吸出血块,最直接的危险是血液、血凝块引起的急性窒息,原则上纤支镜检是禁忌的,应使用硬质支气管镜,以保持呼吸道通畅和进行充分的吸引。

3.局部喘鸣和肺不张

需纤支镜检来鉴别肿瘤和其他阻塞的原因。找不出原因的声带麻痹或新近发生的膈肌麻痹的患者也应进行纤支镜检。怀疑有支气管、气管受到物理、化学因素侵害,可行纤支镜检估计其严重程度,在处理上和预测继发性肺并发症的严重性是有帮助的。肺不张发生的部位最多为肺中叶,其次左右肺上叶,左全肺,左肺下叶,右全肺,右肺下叶。常见原因肺癌 55.63%,炎症 37%,结核 3.89%,较少见的异物、肉芽肿、结石症、血块及痰栓阻塞等。

（二）肺癌的纤支镜检查

发生在主支气管的肿瘤，早期可出现咳嗽、咯血、喘鸣，胸部 X 线检查，可以有也可没有异常发现，纤支镜检通常可发现病变，若能看到肿瘤，组织学诊断率可达94%～100%。

早期肺癌的发现：早期肺癌系指病变局限，可顺利进行切除预后良好甚至可以治愈的肺癌；痰细胞学检查发现癌细胞，而 X 线胸片、肺 CT 片、磁共振等项检查均无异常发现，这类患者在临床上称之为隐匿性肺癌，此时利用纤支镜独特的优点，直视下观察支气管内黏膜的异常征象，进行活检/刷检，可获得令人满意结果。

中心型病灶：若位于大气道，X 线检查常常漏掉，纤支镜检却可以发现；胸部 X 线或 CT 显示肿块位于肺门附近，根据病变的不同情况进行钳取活检、穿刺抽吸、支气管刷检和冲洗，多可获得满意的结果。

周围型病灶：胸部 X 线检查示结节和团块状阴影位于肺的周围，纤支镜不能完全达到病变部位，此时纤支镜对诊断是困难的，但 X 线/CT 引导下作经支气管肺活检、刷检可提高诊断率。

转移性病灶：各个器官的恶性肿瘤在其病程的早期或晚期均可经血液或淋巴或直接转移至肺部，在肺内发生转移。肺转移性肿瘤大部分无自觉症状，常易漏诊或误诊。病灶形状多为球形结节阴影，有的可为卵圆形或分叶状，一般边缘光滑。数目可多可少，常分布于两肺中、下野及肺周边胸膜下，直径一般为 1～2cm。应用纤支镜检查可获得较高的阳性率。

肿瘤能否手术切除的估计：估计支气管内肿瘤手术切除的可能性是纤支镜检查程序的一个重要部分。应当确定肿瘤的范围，特别要确定病变边缘距隆凸的最近距离。累及隆凸或扩散到气管的肿瘤在技术上是不能切除的。局部淋巴结和支气管外结构受累可通过观察正常呼吸、用力呼吸和咳嗽时的支气管树动度来判断，纤支镜见有气管、隆凸或支气管主干外压迫征象存在可以做支气管针吸活检。

（三）下呼吸道感染

纤支镜检查其主要是针对不能确诊的严重肺炎、快速进展的肺炎、多种抗生素治疗效果欠佳的肺炎、医院内感染肺炎或机械通气过程中进展的肺浸润灶及感染不典型而且严重的免疫受损患者。支气管肺感染时，咳出的痰由于受到上气道微生物的污染不一定反映出下气道的菌丛。纤支镜检是搜集相对未污染标本的一种可行和安全的方法。选择性培养是将一灭菌的带鞘的双导管毛刷装置插入到感染部位刷检标本或脓液进行培养。特别是在感染病因不明，而且伴有免疫受损患者。原则上应尽早应用，以免诊断上的延迟等导致病情的进一步恶化、侵袭性检查的危险性及出现并发症的机遇增加。

（四）支气管肺泡灌洗

作为研究肺病的病因、发病机制、诊断、评价疗效和判断预后的一项手段。主要适用于石棉、肺泡蛋白沉着症，卡氏肺囊虫的诊治和肺感染性疾病病原菌的检查等。

（五）弥散性肺疾病的经纤支镜支气管肺活检

该项检查在研究或诊断中占有一定地位，但是通过此种方法得到的肺组织标本小不一定能做出准确的诊断，除非多次多部位活检。没有透视下活检阳性率较低（36%～62%），但从放射线检出的受累肺区进行钳检可提高组织学阳性率。诊断率不但取决于病因，还取决于取材部位、方法、技术程度。一般认为结节病诊断率高，结节病Ⅱ期、Ⅲ期诊断率高于Ⅰ期；致纤维化性肺泡炎阳性率较低，此外对肺泡蛋白沉积症、胶原性肺部疾病、肺原发性淋巴瘤也有一定价值。

（六）对结核的诊断

目前我国约有 71.8% 的肺结核患者痰菌为阴性，这些患者中临床症状不典型，X 线也不典型，易导致误诊和漏诊，影响治疗。通过纤支镜直接从病灶处取材查结核杆菌或作病理学检查，确诊率为 60.4%～95.0%。

对于支气管内膜结核纤支镜充分显示黏膜充血、水肿、溃疡、糜烂、干酪样坏死物堵塞、管腔狭窄等表现，在诊断上具有重要价值。典型的支气管内膜结核镜下特点为：①炎症型：黏膜局限性充血、肿胀，间嵴增宽，管腔向心性狭窄，软骨轮廓不清；②溃疡型：单发或多发溃疡面，常常相互融合成糜烂面，底部及周围充血，表面覆盖干酪样分泌物；③肉芽肿型：单个或多个大小不等的肉芽肿结节，表面光滑，周围组织界限清楚，因向管腔内突出，易造成支气管管腔狭窄、阻塞性肺不张，易与支气管肺癌管内型相混淆；④瘢痕型：黏膜粗糙、肥厚，纵行皱襞粗大，管腔呈漏斗状狭窄，导致叶、段支气管障碍，易发生永久性肺不张；⑤混合型：以上四种部分或共同存在。纤支镜钳检，刷检和结核菌培养阳性率可达 93%。

六、纤支镜在治疗上的应用

纤支镜可以在直视下进入支气管树，因此可用于解除支气管阻塞和局部用药，尤其适用于取出呼吸道异物。在危急患者监护时，通过支气管镜来吸引和清除黏稠的分泌物；通过支气管镜进行镍钛记忆合金气管内置入来解除局部的气道狭窄。

（一）纤支镜用于异物取出

经纤支镜摘取异物的成功率，在很大程度上取决于应用的器械\异物的部位\种类以及操作者技术的熟练程度。一般选用口径较大的纤支镜。异物位于支气管者，最好应用硬支气管镜。停留于较周围的段或小支气管内的较小异物使用纤支镜更容易取出，吸入性异物大多发生在儿童（15 岁以下儿童占 94％），异物更宜于在全麻下用硬支气管镜取出。常用取异物器具有：①钢丝篮主要用于取出较大的易破碎的异物；②钢丝爪可取出大多数金属异物和有机异物；③Olympus 钳仅适用于较细小的金属异物；④ACMI 钳可抓取各种金属异物；⑤W、V 型异物钳适用于摘取骨性异物。

（二）重危患者的纤支镜检查

主要应用于：①经纤支镜吸引清除气道分泌物阻塞：重危患者不论是否在使用机械通气，经常有意识障碍并伴有咳嗽反射和气道净化功能抑制，特别容易发生气道分泌物潴留从而导致支气管阻塞，通气障碍和呼吸衰竭。采用吸引导管盲目吸引，60％有效，但 X 线检查若出现一侧肺实变或肺不张，盲目吸引往往不能解除梗阻，应采用床边局麻下纤支镜直视下冲洗、吸引；②纤支镜引导经鼻气管插管建立人工气道：建立人工气道是抢救呼吸衰竭和心肺复苏的主要手段。以往采用经口气管插管或气管切开方法，创伤大，感染机会增加，且经口气管插管清醒患者难以接受。应用纤支镜经鼻气管插管，创伤小，且能直视声门，插管准确快速，又能经纤支镜吸痰及注入表面麻醉药，气管黏膜刺激小，清醒患者可接受。特别当颈部伸张受限插管困难时，可将气管内导管套在纤支镜管径上，作为一种导引器插入气管，并将气管内导管送至恰当的位置。如果对气管内导管位置有怀疑，可用纤支镜检来核对。气管插管拔除后，可用纤支镜检查由插管造成的气管、声带及声门的损伤。

（三）介入治疗气道肿瘤

近十年来，经纤支镜介入治疗肺部肿瘤的飞速发展，为肺癌尤其是晚期肺癌开辟了新的治疗途径。对堵塞主气道而不能手术切除的支气管内肿瘤，有时可通过支气管镜给予一种姑息疗法来代替放射疗法。通过支气管镜施行的各种方法包括支气管网架的植入、冷冻疗法、电灼疗法、激光疗法、置入放射性金颗粒、纤支镜介入腔内后装机放射治疗晚期肺癌以及向肿瘤组织注射抗癌药物、无水乙醇等的局部应用，可使瘤体缩小。

（四）在肺部其他疾病中的应用

纤支镜导管介入治疗耐多药肺结核痰菌阴转率为 90.2％,病灶显效率为 86.6％,空洞闭合率为 32.9％,明显高于对照组。也有对初治或复治病例在全身化疗同时,局部给予抗痨药物,效果明显。

支气管肺泡灌洗(BLA)已在多种疾病中应用如全肺灌洗治疗急性期尘肺、肺泡蛋白沉着症、吸入放射性微粒疗效好。对弥散性肺泡细胞癌向一侧肺各叶、段支气管注入抗癌药物 2～3 次/周,两肺轮流注药也有报道。

支气管扩张、肺脓肿、肺炎等,由于支气管黏膜充血、肿胀及脓性分泌物增加,使引流的支气管被阻塞,全身用药难以达到有效药物浓度,感染往往难以控制。用 BAL 治疗可使传统方法难以见效的患者获得满意效果。灌洗液可选用青霉素、头孢唑林、头孢呋辛、头孢他啶及妥布霉素等,也可根据细菌培养选用抗生素,加入适量地塞米松,一般 2 次/周为宜。

第二节　支气管肺泡灌洗

支气管肺泡灌洗(BAL)是利用纤维支气管镜向支气管肺泡注入生理盐水、并随即抽吸,收集肺泡表面衬液,检查其细胞成分和可溶性物质的一种方法。主要用作有关疾病的临床诊断,研究肺部疾病的病因、发病机制以及评价疗效和预后等。应当注意,BAL 与为稀释气道分泌物等而应用少量液体(10～30ml)注入支气管所进行的支气管冲洗以及为治疗肺泡蛋白沉积症等所采用的大量液体(10～20L)灌注的全肺灌洗不同。自 1974 年 Rynold 和 Newball 在 1964 年池田发展的纤维支气管镜基础上发展了支气管肺泡灌洗技术以来,这一检查方法已在世界得到广泛的应用与发展,对不明原因的弥散性肺病已成为标准的诊断手段。

一、支气管肺泡灌洗的适应证和禁忌证

BAL 为一创伤性小、并发症低的检查方法,患者易于接受,故广泛用于各种弥散性间质性肺病(DILD)以及感染、肿瘤等疾病的病因、发病机制、诊断、疗效和预后判断等。通过 BAL,可以对某些疾病作出明确诊断或鉴别诊断,如肺泡蛋白沉积症等。该技术也是肺活检病理组织学检查的一种补充手段。

BAL 检查的禁忌证包括:①严重心脏病变者,如心力衰竭、严重心律不齐、新近发生的急性心肌梗死患者;②肺功能严重受损者,如呼吸衰竭、动脉血氧分压低于 60mmHg(6.67Kpa)者;③新近(一周内)发生大咯血者;④活动性肺结核未经治

疗者。

二、支气管肺泡灌洗方法

（一）术前准备

BAL 为在纤维支气管镜检查时进行，通常在纤维支气管镜检查气道完毕后，于活检、刷检前做 BAL，以免因出血而影响结果分析。用于做支气管肺泡灌洗的纤维支气管镜顶端直径最好在 5.5～6.0mm 左右，以利于紧密嵌入段或亚段支气管管口，防止大气道分泌物混入和灌洗液外溢，保证支气管肺泡灌洗液（BALF）回收量。术前准备与纤维支气管镜术前准备相同。术前 30 分钟肌内注射阿托品 0.5mg。局部麻醉剂为 2％利多卡因，咽喉部局部麻醉，并可在要灌洗的肺段支气管经活检孔注入 2％利多卡因 1～2m 局部麻醉，但在作 BAL 前应清除气道内的药物，避免影响回收灌洗液中细胞的活性分析等。在灌洗过程中咳嗽反射必须得到充分的抑制，否则易引起支气管壁黏膜损伤而造成灌洗液的混入血液，同时影响回收量，故有人主张在术前常规肌内注射吗啡（5～8mg）或地西泮（5～10mg）或苯巴比妥（100mg），但对有呼吸衰竭者应避免应用，年老患者应慎用或减量。

（二）灌洗部位选择

对弥散性间质性肺疾病灌洗部位通常选择"标准部位"右肺中叶（B4 或 B5）或左肺舌段，因这两个部位纤维支气管镜比较容易嵌入，回收液量和细胞数比下叶多 10％～20％左右。对大多数弥散性肺疾病，在一个部位回收的 BALF 就可以获得足够的临床资料，通常可以代表全肺。但对弥散性间质性肺病的肺部病变不均匀时，可能会出现叶间差异，故也有人提出选择一个以上的部位灌洗以减少标本误差。对局限性病变如炎症浸润、恶性肿瘤，应选择相应有病变的肺段或最大的异常区进行 BAL。

（三）灌洗液的选择

灌洗所用的液体必须为无致热热原的盐溶液，多用静脉注射用 0.9％的灭菌生理盐水，温度最好为 37℃，此温度较少引起咳嗽和支气管痉挛，也可用室温下（25℃左右）的生理盐水。

（四）灌洗液的注入与回收

将纤维支气管镜顶端紧密嵌入段或亚段支气管开口处，经活检孔快速注入灌洗液，每次 20～50ml，总量 100～300ml，但临床多用 100ml，能获得较满意结果且安全。一般来说 BALF 回收细胞数与灌洗液量呈正相关，低灌洗液量往往增加混杂支气管分泌物,但灌洗量过大会产生一些副作用,如咳嗽、发热、呼吸困难等。灌洗液注入后立即用机械吸引器以 $50\sim100$mmHg($6.67\sim13.3$kPa)负压吸引回收灌洗液,不要用过高的负压,以避免支气管镜末端远侧的气道萎陷或支气管黏膜表面创伤影响结果。通常回收率应达 $40\%\sim60\%$(下叶或其他肺叶为 30% 以上)。

(五)灌洗液的处理

将回收液体立即用双层无菌纱布过滤除去黏液,但也有人认为作为常规诊断应避免过滤以免导致细胞和其他成分的丢失。应记录灌洗液总量,并装入硅塑瓶或硅化灭菌玻璃容器中(减少细胞特别是巨噬细胞黏附),置于含有冰块的保温瓶中,立即送往实验室检查,在 2 小时内处理。分次注入的灌洗液每次回收后可混合一起进行细胞计数和分类,但有人认为第一份回收的标本往往混有支气管内成分,为防止混有支气管内成分,也可将第一份标本与以后收集的标本分开进行检查。一份合格的 BALF 标本应是:BALF 中没有大气道分泌物混入,回收率 $>40\%$,存活细胞占 95% 以上;红细胞 $<10\%$(除外创伤/出血因素),上皮细胞 $<3\%\sim5\%$;涂片细胞形态完整,无变形,分布均匀。上皮细胞 $>5\%$ 表明肺泡标本被支气管炎症细胞污染。

三、支气管肺泡灌洗液(BALF)实验室检查

(一)BALF 细胞总数和分类计数检测

(1)将回收的灌洗液装入塑料离心管内,以 1200r/min 离心 10 分钟,上清液(原液或 10 倍浓缩)-70℃储存.用作可溶性成分的检测。

(2)经离心沉淀的细胞成分用 Hank's 液(不含 Ca^{2+}、Mg^{2+})在同样条件离心冲洗 2 次,每次 5 分钟。弃去上清后加 Hank's 液 $3\sim5$ml 制成细胞悬液。也可以应用灌洗原液以减少细胞丢失。

(3)在改良的 Neubauer 计数台上计数 BALF 中细胞总数,一般以 $1\times10^9/L$ 表示。如果细胞数过高时,再用 Hank's 液稀释,调整细胞数为 $5\times10^9/L$,并同时将试管浸入碎冰块中备用。

(4)细胞分类计数:采用细胞离心涂片装置,加入备用细胞悬液(细胞浓度为 $5\times10^9/L$)$100\mu l$,以 1200r/min 离心 10 分钟,通过离心作用将一定数量的 BALF 细胞直接平铺于载玻片上。取下载玻片立即用冷风吹干,置于无水乙醇中固定 30 分钟后进行染色,一般用 Wright 或 HE 染色。

(5)在 40 倍光学显微镜下计数除上皮细胞及红细胞外的所有细胞(巨噬细胞、淋巴细胞、粒细胞等)200 个,进行细胞分类计数。

（二）BALF 中 T 淋巴细胞亚群的检测

（1）采用间接免疫荧光法，将上述获得的 BALF 细胞成分，用 10％小牛血清 RPMI 1640 培养液 3～5ml 制成细胞悬液。

（2）将细胞悬液倒入平皿中，置于 37℃ 5％ CO_2 培养箱中孵育 2 小时，进行贴壁处理，去除肺泡巨噬细胞。

（3）取出细胞悬液，再用 Hank's 液冲洗离心 1 次，弃上清留 20～100μl。经贴壁处理后的细胞悬液中，肺泡巨噬细胞显著减少，淋巴细胞相对增多。

（4）将经贴壁处理之细胞悬液分装 3 个小锥形离心管内，每管 20～30μl，用微量加样器向标本中加单克隆抗体 $CD3^+$、$CD4^+$ 和 $CD8^+$ 各 20～40μl，混匀置于 4℃冰箱中作用 1～2 小时。

（5）取出标本，先用 Hank's 液冲洗离心 2 次，以 1200r/分钟离心 20 秒，然后加羊抗鼠荧光抗体各 20～40μl，置于 4℃冰箱作用 30 分钟。

（6）取出标本用 Hank's 液以同样速度和时间离心冲洗 2 次，弃上清留 20μl 充分混匀细胞，取 1 滴于载玻片上加盖玻片。荧光显微镜下数 200 个淋巴细胞并计算出标有荧光细胞的阳性率。

（三）可溶成分的检测

将 BALF 离心、使上清液与细胞分离后，上清液进行可溶性成分分析。通常将分离得的上清液贮存在 －20℃ 冰箱备用，若贮存时间在 3 个月以上，则应放在 －70℃ 冰箱内。由于 BALF 中可溶性成分检测受诸多检测因素影响，如灌注量和回收量、肺泡上皮通透性等，致使肺泡衬液稀释度亦有所不同。尽管在做 BALF 可溶性成分检测时采用内或外标记物进行标化，但检测结果仍存在着差异，其临床价值有限，多用于研究工作。作为标化或参照物的物质有白蛋白、钾、亚甲蓝、尿素等，但目前大多数研究是用白蛋白作为假定标准，即将 BALF 中的白蛋白稀释成同一浓度，这可使研究组之间所得结果进行比较。然而由于各种疾病均可改变毛细血管膜的完整性，故使肺疾病患者 BALF 白蛋白和正常人测定值之间的结论复杂化。BALF 中检测的可溶成分包括总蛋白、白蛋白、免疫球蛋白、α_2-巨球蛋白、α_1-抗胰蛋白酶、癌胚抗原（CEA）、神经元烯醇化酶（NSE）及细胞角质片段抗原 19-9（CYFRA21-1）、端粒酶、转铁蛋白、纤维连接素、弹性蛋白酶、胶原酶、血管紧张素转化酶、前列腺素（PG）、血栓素 B、肿瘤坏死因子（TNF-α）、白介素-8（IL-8）等。

（四）尘粒和矿物质的检测

BAL 技术是检测肺内无机尘的一种敏感方法，在下列情况下有助于诊断：①在常规 BALF 细胞学扫描中检测出某些类型的尘粒，具有临床诊断价值，提示应注意询问职业病史,并考虑职业病的可能性。有尘粒接触史者,在灌洗细胞的普通玻片上用光学显微镜常规细胞计数,常可观察到尘粒。细胞内含铁小体的存在是接触各种尘粒的标志。②矿物学分析能鉴定尘粒,特别有助于接触史不明的病例,还能阐明有混合尘接触史的病例。③尘粒定量(如 BALF 平均含铁小体总数等)也有助于确定肺尘水平与疾病发生间的接触关系,并期待着可明确表示诊断价值的界限。

(五)感染性病原体的检测

BAL 是收集免疫受损患者合并肺部感染时下呼吸道标本的可取方法。

1.卡氏肺孢子虫(PC)检测

目前 BAL 是检测 PC 最有力的方法,如技术适当,其敏感性超过 90%,可用 Wright-Giemsa 或 Weigert 染色,为防止 PC 丢失,BALF 不应当用纱布过滤。

2.巨细胞病毒(CMV)和其他病毒的检测

应用免疫酶标技术(PAP)染色标本的直接细胞学检查能显示 CMV 或疱疹病毒特有的病毒包涵体,阳性率约 31%。

3.分枝杆菌的检测

用细胞离心标本经适当培养技术,或用 Ziehj-Neelsen 直接染色能够检测。应用 PCR 技术检测 BALF 中的分枝杆菌 DNA,具有快速、敏感、特异的优点。

4.真菌的检测

真菌如念珠菌、曲菌、隐球菌、诺卡氏菌和组织胞浆菌,均能用细胞离心标本或浓缩涂片,经嗜银染色、Gram-Weigert 染色等鉴定。

5.细菌的检测

BALF 标本的定量培养对下呼吸道感染细菌学确定有重要的意义,阳性率约 43%。由于 BAL 取样区比保护性刷检区明显增大,故 BALF 定量培养结合血培养将会成为与免疫受损者细菌性肺炎相符合的肺浸润的可供选择的方法。一般认为 BALF 标本≥104cfu/ml 对确定感染病原有重要价值。

6.其他微生物的检测

用 Wright-Giemsa 染色等直接检查,偶可见其他微生物,如弓形体、隐孢子虫等。

(六)肺部恶性肿瘤细胞的检测

利用 BAL 诊断恶性肿瘤进行 BALF 细胞学检查,对于弥散性或周围型肺癌在经纤维支气管镜刷检、活检难以取得病理依据者有重要意义。有作者曾比较 BAL、经支气管镜肺活检(TBLB)、刷检、纤维支气管镜术后痰脱落细胞学检查 4 种方法.对肿瘤细胞诊断阳性率仍以 BAL 为最高,但亦有作者持不同意见,认为仍以 TBLB 为最高。

四、BALF 检测的正常值和影响因素

(一)BALF 细胞学检测

1.健康非吸烟者 BALF 细胞学检测正常参考值

由于受灌洗液量等因素的影响,不同作者所得结果有一定差异,国内参考值见表 16-1。

表 16-1　健康非吸烟者 BALF 细胞学检测正常参考值

检测项目	正常参考值
细胞总数($\times 10^9$/L)	0.09~0.26
肺泡巨噬细胞(%)	93±3
淋巴细胞(%)	7±1
中性粒细胞(%)	<1
嗜酸粒细胞(%)	<1
总 T 细胞(CD_3^+)/总淋巴细胞(%)	70
T 辅助细胞(CD_4^+)(%)	50
T 抑制细胞(CD_8^+)(%)	30
CD_4^+/CD_8^+ 比值	1.5~1.8

2.BALF 细胞计数的影响因素

(1)BALF 的回收量:BALF 的回收量不足是大多数细胞变量的决定性因素,BALF 中巨噬细胞的百分比与 BALF 回收量成正相关,但巨噬细胞数/ml 不受回收量的影响,当回收量增加时巨噬细胞增加伴有中性粒细胞减低。

(2)吸烟:吸烟几乎可影响 BALF 的全部定量,是影响 BALF 细胞计数的重要因素。现时吸烟组 BALF 细胞总数是从未吸烟组的 3 倍,戒烟组与从未吸烟组之间无明显差异。现时吸烟组 BALF 的巨噬细胞数为从未吸烟组的 4 倍,中性粒细胞数为从未吸烟组的 8 倍,淋巴细胞数及淋巴细胞百分率相对减低。吸烟对 BALF 细胞学影响结果见表 16-2。

表 16-2　不同吸烟状况下 BALF 细胞学预期值的比较

检测项目	非吸烟者	曾吸烟者	现吸烟者
细胞总数($\times 10^4$/ml)	12.9±2.0	13.9±1.1	41.8±4.5
巨噬细胞数($\times 10^4$/ml)	9.9±0.8	11.9±0.9	39.0＋4.3
巨噬细胞(%)	85.2＋1.6	86.0±1.4	92.5＋1.0
淋巴细胞数($\times 10^4$/ml)	14.9±0.25	1.69±0.31	1.74±0.28
淋巴细胞(%)	11.8±1.1	11.4＋1.2	5.2＋0.9
中性粒细胞数($\times 10^4$/ml)	0.11±0.0001	0.27±0.05	0.82±0.18
中性粒细胞(%)	1.6±0.1	2.1±0.5	1.6±0.2
嗜酸粒细胞($\times 10^4$/ml)	0.02±0.001	0.08±0.003	0.028±0.09
嗜酸粒细胞(%)	0.2±0.06	0.5±0.2	0.6±0.1
总 T 细胞(CD+3)(%)	70.27±3.56	74.23±4.31	69.2±4.32
T 辅助细胞(CD+4)(%)	4.4±3.71	46.88±3.69	32.21±2.71
T 抑制细胞(CD+8)(%)	20.73±2.17	20.65±2.14	29.2±3.0
CD+4/$CD_8{}^+$ 比值	2.61±0.29	2.78±0.32	1.64±0.29

(3)其他：年龄、性别、种族等对 BALF 细胞分类影响不大。

(二)BALF 中可溶性物质检测

(1)BALF 中可溶性物质检测的正常值，见表 16-3。

表 16-3　BALF 中监测的可溶性物质正常参考值

溶质	浓度近似值
总蛋白	70μg/ml
白蛋白	20μg/ml
免疫球蛋白	
IgG	2.5～10μg/ml
IgA	2.5～6μg/ml
IgM	100ng/ml
IgE	0.06～0.3ng/ml
α_1-抗胰蛋白酶	1～2μg/ml
α_2-巨球蛋白	0.04μg/ml

溶质	浓度近似值
癌胚抗原	0.8ng/ml
转铁蛋白	4μg/ml
纤维连接蛋白	30～150ng/ml
白细胞弹性蛋白酶	（＋）
胶原酶	（＋）
血管紧张素转换酶	（＋）
极性脂质	78μg/ml
非极性脂质	45μg/ml
前列腺素 E	200～2000pg/ml
6 酮(基)PGF$_1$	20～400pg/ml
血栓素 B	25～85pg/ml
前列腺素 F2α	30pg/ml

（2）BALF 中可溶性物质检测的影响因素如前所述，由于 BALF 的影因素较多，可能会导致稀释程度的差异，造成研究中的大多数变异，故目前主要用于研究工作。其他如年龄、性别、体重等都有一定的影响，但变化不大。

五、BAL 对肺间质性疾病的诊断意义

肺间质性疾病是一组不同类型的非特异性的侵犯肺泡壁及肺泡周围组织的疾病，其病因很多，有 200 多种，大多数发病机制不清，临床及影像学表现相似，临床诊断困难。BAL 通过对 BALF 的细胞学、免疫、生化学检测，为此类疾病的发病机制、临床诊断、鉴别诊断、疗效评价及预后判断提供帮助。

在部分肺部疾病中，BAL 具有很高的诊断价值并可能代替肺活检（表 16-4）。在另外一些情况下，BALF 虽没有特异性改变，但通过对 BALF 中细胞分类增多特点的分析具有辅助诊断意义，结合病史、临床表现、实验室检查和放射学检查结果，特别是高分辨率 CT（HRCT）的特点，可提高诊断的准确性（表 16-5）。即使有些患者 BALF 不具有诊断意义并且正常，它也有助于排除某些诊断，如过敏性肺炎、嗜酸粒细胞性肺炎、肺泡出血等，从而注重其他疾病的诊断。

表 16-4　具有诊断价值的 BALF 特征

BAL 特征	诊断
卡氏肺孢子虫、真菌、巨细胞病毒包含体	机会性感染
灌洗液呈牛奶样、PAS 染色阳性的无细胞小体、泡沫样巨噬细胞	肺泡蛋白沉积症
含铁血黄素沉着的巨噬细胞、巨噬细胞内红细胞片段、游离红细胞	肺泡出血综合征
实体肿瘤、淋巴瘤、白血病的恶性细胞	恶性病变
巨噬细胞内尘埃颗粒、石棉小体	尘肺
嗜酸粒细胞（25%）	嗜酸粒细胞性肺病
铍淋巴细胞转化试验阳性	慢性铍病
CD+1 阳性的朗格汉斯细胞增加	肺朗格汉斯组织细胞增多症

表 16-5　具有辅助诊断价值的 BALF 细胞分类

细胞分类	可能的疾病
淋巴细胞增多	结节病、过敏性肺炎、慢性铍肺、结缔组织疾病、药物性肺炎、淋巴细胞性间质性肺炎（LIP）、矽肺、结核、HIV 感染、病毒性肺炎、恶性病变、Crohn 病、原发性胆汁性肝硬化
中性粒细胞增多（嗜酸粒细胞增多）	特发性肺纤维化（IPF）、脱屑性间质性肺炎（DIP）、急性间质性肺炎（AIP）、闭塞性细支气管炎、弥散性泛细支气管炎、急性呼吸窘迫综合征（ARDS）、细菌性肺炎、结缔组织疾病、石棉肺、Wegner 肉芽肿
嗜酸粒细胞增多	嗜酸粒细胞性肺炎、Churg-Strauss 综合征、嗜酸粒细胞增多综合征、过敏性支气管肺曲菌病（ABPA）、IPF、药物反应
混合性细胞增多	闭塞性细支气管炎伴机化性肺炎（BOOP）、非特异性间质性肺炎（NSIP）、结缔组织疾病

下面分别介绍 BAL 在部分较常见疾病中的诊断意义：

1.肺泡蛋白沉积症（PAP）

肺泡蛋白沉积症患者 BALF 肉眼观察呈乳状为特征性表现。光镜下见 BALF 炎症细胞间有大量形态不规则、大小不等的嗜酸性颗粒状脂蛋白物质，过碘酸雪夫（PAS）染色阳性。巨噬细胞数目及体积明显增加，呈泡沫状。BALF 检查结合病史、临床表现、胸部 X 线检查，可对大多数 PAP 患者作出诊断。BALF 细胞计数与分类可表现为细胞总数增加、淋巴细胞增多，但对本病诊断意义不大。

2.弥散性肺泡出血

主要见于继发于心脏、肺血管病变的继发性含铁血黄素沉着症、原发性肺含铁血黄素沉着症、结缔组织病、肺出血肾炎综合征等。BALF可呈血性、有游离红细胞,巨噬细胞内有红细胞及(或)含铁血黄素,尤其是肺泡巨噬细胞内发现含铁血黄素,有较大诊断意义。含铁血黄素沉着的肺泡巨噬细胞一般在出血48小时后出现,对充满含铁血黄素的巨噬细胞比例明显增高者,即使BALF不是血性、没有游离红细胞、肺泡巨噬细胞内不含红细胞,仍应高度怀疑有肺出血存在。

3.肺朗格汉组织细胞增多症(肺组织细胞增多症X)

为一种较罕见的、涉及组织细胞的慢性肉芽肿性疾病,与吸烟关系密切。应用朗格汉斯细胞单克隆抗体发现BALF中朗格汉斯细胞增多是本病的特征性改变,如大于5%有诊断意义,但阳性率仅约50%。电子显微镜检查LC细胞结构改变虽有诊断意义,但由于超微结构检查既费时又不经济,因而不易推广。BALF还可有细胞总数增加,中性粒细胞和嗜酸粒细胞轻度增加。

4.肺嗜酸粒细胞浸润性疾病

肺嗜酸粒细胞浸润性疾病主要见于过敏性嗜酸粒细胞性肺炎、支气管肺曲菌病、Churg-Strauss综合征等。这类疾病BALF中嗜酸粒细胞均增加,可达20%～90%,其中,嗜酸粒细胞性肺炎表现尤为突出,可为临床诊断提供有用的线索。某些间质性肺疾病如结节病、特发性肺纤维化、结缔组织病肺病变、药物性肺病变等,也可出现BALF中嗜酸粒细胞增多,需注意鉴别。

5.结节病

BALF的细胞成分和T淋巴细胞亚群的分析对结节病的诊断、活动性判断及预后均有一定的价值。结节病者BALF细胞总数增高,主要是T淋巴细胞增加,大于28%标志病变活动,同时CD_4^+增加,因而CD_4^+/CD_8^+比值明显增加,大于3.5,这一改变对结节病诊断有重要意义,并有助于结节病和其他肉芽肿疾病(包括外源性过敏性肺泡炎)鉴别。但应注意,$CD_4^+/CD_8^+>3.5$对结节病诊断的特异性虽高达95%,但其敏感性约为55%,因此CD_4^+/CD_8^+比值正常或降低不能排除结节病。BAL检查对估计结节病预后也有一定意义,CD_4^+/CD_8^+比值明显增高者,要紧密随访。中性粒细胞和肥大细胞增高者,可能预示病变发展为纤维化,具有标志作用,但尚不能作为肯定结论。

6.外源性过敏性肺泡炎(过敏性肺炎,EAA)

BALF中细胞总数明显增加,为正常的3～5倍。其中淋巴细胞占60%,主要是T淋巴细胞,特别是CD_8^+淋巴细胞占优势,因而CD_4^+/CD_8^+比值降低,常小于

1，为本病特征。因此当 BALF 检查发现上述特征时，高度提示外源性过敏性肺泡炎。临床认为 BAL 是外源性过敏性肺泡炎最敏感的诊断手段，优于 X 线胸片、肺功能以及血液沉淀素测定。当然，BAL 仍只是一种辅助诊断方法。

7.特发性肺纤维化(IPF)

IPF 和结缔组织病肺病变、矽肺等类似，BALF 主要是中性粒细胞增多，嗜酸粒细胞也可能增加，没有特异性，但据此可与以淋巴细胞增加为主的其他肉芽肿性肺疾病鉴别。BALF 细胞学检查对估计特发性肺纤维化皮质激素的疗效可能有一定意义。文献报道，特发性肺纤维化 BALF 淋巴细胞增加者，皮质激素的疗效较好，BALF 中性粒细胞和嗜酸粒细胞增加者，皮质激素的疗效较差。

8.肺部感染性疾病

BAL 对免疫缺陷患者所发生的各种肺部机会性感染具有重要的诊断价值，可以直接或通过培养获得特征性的病原体，如卡氏肺孢子虫、结核分枝杆菌、真菌等，从而明确诊断。

六、BAL 检查的安全性和并发症

BAL 通常是一种安全的检查方法，通常认为其并发症低于经支气管镜肺活检(TBLB)。动物实验证明，当灌注液量低于 300ml 时，未发现肺病理组织学改变。BAL 的副作用和单纯纤维支气管镜检查的副作用相近，并发症发生率约为 0～3％，迄今尚未见直接由于 BAL 引起的死亡病例报告。有作者对 119 例间质性肺疾病 BAL 并发症的报道显示，仅 4.3％有轻微并发症，主要为发热 2.5％、肺炎 0.4％、肺出血 0.7％和支气管痉挛 0.7％，一般不需特殊治疗。并发症的发生多与灌洗量有关，限制灌洗量可减少并发症的发生。

BAL 最常见的不良反应为发热，发生率约 0～30％，多于灌洗后数小时发生，与灌洗总量有关，灌洗量为 150ml 以下者很少发生，灌洗量大者发生率高。BAL 可出现短暂的肺部浸润性病变，一般在 10％以下，肺浸润阴影发生在灌洗的肺段，于 BAL 后 24 小时内发生，持续时间不长，1～2 天消退。BAL 也可引起损伤性出血或支气管痉挛，多不严重，且易控制。

BAL 检查可发生动脉血氧分压下降，其下降过程及程度和单纯作纤维支气管镜检查相似。BAL 引起低氧血症的原因主要是由于通气/血流比值下降和肺内分流增加以及气道阻塞或痉挛因素所致。BAL 检查时灌洗区域肺泡通气量明显减少，而血流仍可灌注，流经该区域的血流得不到充分氧合，未经氧合的血流直接混入动脉，造成短暂性肺内分流，动脉血氧分压下降。另外 BAL 操作过程中，由于纤维支气管镜插入气道的机械阻塞、神经反射、支气管痉挛、支气管壁水肿等原因造成支气管腔狭窄,影响通气,也是动脉血氧分压下降的原因之一。BAL 所致低氧血症一般在 BAL 操作结束后 5 分钟到 2 小时内即可恢复,6 小时内完全恢复。

对某些疾病,如支气管哮喘、低氧血症的患者,施行 BAL 易出现一定并发症,需要注意以下几点:①操作全过程要经鼻给氧;②预先可雾化吸入 β 受体激动剂;③血氧饱和度和心电图监测。BAL 检查时由于低氧血症等原因可引起心率加快或心率减慢,偶可诱发心绞痛或心肌梗死,甚至死亡,因此术前对心功能的评价非常重要。对有心脏病病史者,应做心电图、肺功能和血气检查,以充分了解和评估患者的心肺功能状况。术前应使患者的血流动力学指标处于平稳状态。术中应给予吸氧,最好能进行心电、血压和血氧等监护及病情观察,术后继续观察 24 小时。

参 考 文 献

1.应岚.呼吸系统疾病护理知识和技能问答.北京:人民军医出版社,2010

2.苗青,赵兰才.呼吸系统疾病验方妙用.北京:科学技术文献出版社,2010

3.胡成平,林江涛.呼吸系统疾病专辑.北京:人民卫生出版社,2013

4.郑劲平,汤彦.呼吸疾病戒烟治疗.北京:人民卫生出版社,2013

5.郑劲平,张子丽.呼吸疾病生物资源库-管理规范与标准操作流程.北京:人民卫生出版社,2016

6.苏惠萍.呼吸疾病安全用药手册.北京:科学出版社,2015

7.高占成,刘又宁.呼吸系统疾病合理用药问答.北京:人民卫生出版社,2014

8.李庆祥,张莹,苏敬泽.睡眠呼吸暂停与心血管疾病.北京:人民军医出版社,2015

9.赵洪文,高占成.呼吸系统症状与全身性疾病.北京:人民卫生出版社,2015

10.王刚,宋涛.呼吸系统疾病防与治.北京:中国中医药出版社,2017

11.何权瀛.基层常见呼吸疾病诊疗常规.北京:人民军医出版社,2015

12.康健.呼吸疾病临床病例精粹.北京:人民卫生出版社,2016

13.陈平,周锐,陈燕.呼吸疾病诊疗新技术.北京:人民卫生出版社,2012

14.王欢.呼吸疾病.北京:科学出版社,2011

15.朱毅.呼吸科疾病诊疗指南荟萃.南京:东南大学出版社,2013

16.邬时民.呼吸系统疾病合理用药.上海:华东理工大学出版社,2017

17.陈亚红,杨汀.慢性阻塞性肺疾病.北京:人民卫生出版社,2017

18.孟靓靓,韩丽萍.呼吸系统疾病防治手册.北京:金盾出版社,2014

19.李云霞,王静.呼吸系统疾病.北京:人民卫生出版社,2014